Hanf als Medizin

Dr. med. Franjo Grotenhermen

Hanf als Medizin

Ein praxisorientierter Ratgeber

NACHTSCHATTEN VERLAG

Impressum

Verlegt durch:
NACHTSCHATTEN VERLAG AG
Kronengasse 11
CH - 4500 Solothurn
Tel: 0041 32 621 89 49
Fax: 0041 32 621 89 47
info@nachtschatten.ch
www.nachtschatten.ch

Überarbeitete und aktualisierte Neuauflage des ursprünglich im AT-Verlag erschienenen Buches (1. Auflage 2004), basierend auf einem 1997 im Karl F. Haug Verlag erschienenen Werk.

Umschlagbild: Christian Rätsch, Hamburg
Umschlaggestaltung und Layout wurden vom AT-Verlag übernommen.
Satz: Reto Wahlen, Solothurn
Lektorat: Karin Breyer, Freiburg i.Br. für den AT-Verlag
Druck: Druckerei & Verlag Steinmeier, Deiningen
Printed in Germany
ISBN 978-3-03788-285-6

Inhalt

Vorwort

Seit der 2. Auflage hat sich in Deutschland und weltweit das Thema Hanf beziehungsweise Cannabis als Medizin politisch, rechtlich und wissenschaftlich wieder erheblich weiterentwickelt. So ist in vielen europäischen Ländern, darunter auch in Deutschland, der Cannabisextrakt Sativex arzneimittelrechtlich zugelassen worden. Eine langjährige juristische Auseinandersetzung hat das Bundesgesundheitsministerium in Deutschland zudem gezwungen, dass die Bundesopiumstelle in Bonn Ausnahmegenehmigungen zur Verwendung von Cannabisblüten aus der Apotheke erteilen muss, wenn eine solche Behandlung medizinisch erforderlich ist.

Eine zunehmende Zahl von Patienten in der Welt verwendet Cannabis und einzelne Cannabinoide aus therapeutischen Gründen, und vermehrt eröffnen Länder ihren Bürgern einen legalen Zugang zu einer solchen Behandlung. Dazu zählen vor allem viele Staaten der USA, Kanada, die Niederlande und Israel. Andere Länder wie Spanien und Tschechien erlauben den Besitz für die persönliche Verwendung, so dass auch Patienten von dieser Situation profitieren. In einigen Staaten der USA, wie Colorado, Oregon, Montana, Kalifornien und Michigan besitzen mehr als ein Prozent der Bevölkerung eine Erlaubnis zur medizinischen Verwendung von Cannabis. In Israel wird geschätzt, dass die Zahl der Patienten, die eine Erlaubnis zur Verwendung von Cannabisblüten erhalten werden, von 13 000 im Jahr 2013 in den nächsten Jahren auf 40 000 ansteigen wird.

In jüngerer Zeit sind neben den körperlichen Erkrankungen, wie chronische Schmerzen, neurologische Symptome, Appetitlosigkeit oder schwere Übelkeit aufgrund unterschiedlicher Ursachen vermehrt auch psychische Erkrankungen ins Blickfeld des medizinischen Interesses gerückt, darunter posttraumatische Belastungsstörung, Depressionen und Zwangsstörungen sowie Hyperaktivität, bei denen Cannabisprodukte oft sehr wirksam sind und den Betroffenen ein erhebliches Mass an Lebensqualität zurückgeben können. Die Forschung in diesem Bereich befindet sich allerdings noch weitgehend am Anfang. Das Interesse an einer Therapie mit dem nicht psychotropen Cannabinoid CBD (Cannabidiol) hat in den vergangenen Jahren deutlich zugenommen. Ein weiteres wichtiges Thema im

Internet ist die Verwendung von Cannabisprodukten zur Behandlung verschiedener Krebsarten, auch wenn die wissenschaftliche Datenlage bisher kaum Aussagen über mögliche Erfolgschancen zulässt.
Auch diese aktualisierte Neuauflage des Buches kann nur einen Überblick über den gegenwärtigen Stand einer dynamischen Entwicklung liefern. Cannabisprodukte, das lässt sich bereits heute sagen, werden sich zunehmend zu akzeptierten Standardtherapien entwickeln, weltweit, wenn auch länderabhängig in einem sehr unterschiedlichen Tempo.

Rüthen, im November 2014
Dr. med. Franjo Grotenhermen

Vorwort zur 2. Auflage

Seit der ersten Auflage des Buches vor nunmehr fast sieben Jahren gab es einen enormen wissenschaftlichen Erkenntniszugewinn über den medizinischen Nutzen der Cannabinoide, was eine vollständige Überarbeitung des Buches erforderlich gemacht hat. Viele Abschnitte wurden neu konzipiert und erheblich erweitert. Neu aufgenommen wurde ein Kapitel mit vielfältigen Tipps im Umgang mit Cannabisprodukten.

Auch das öffentliche Bewusstsein und die Haltung von Politik und Justiz haben sich seither positiv entwickelt. Seit 1998 darf der Cannabiswirkstoff Dronabinol (THC) in Deutschland verschrieben werden. Er ist auch in Österreich und der Schweiz erhältlich. Der Deutsche Bundestag hat im Sommer 2000 festgestellt, dass Cannabis ein therapeutisches Potenzial bei einer Anzahl von Erkrankungen besitzt. Die Bereitstellung von Cannabisextrakten zur medizinischen Verwendung wird vorbereitet. Im Jahre 2003 gab es vor einem deutschen Gericht erstmals einen Freispruch eines Multiple-Sklerose-Patienten, der illegalen Cannabis zu medizinischen Zwecken verwendete. Der Richter stellte einen rechtfertigenden Notstand fest. Auch in Österreich gab es einen solchen Freispruch für einen Aids-Patienten. In der Schweiz wird die medizinische Verwendung von sonst illegalem Cannabis von den Behörden weitgehend geduldet.

Viele Patienten, die Cannabis verwenden, erleben ihn als das beste Medikament, das sie je versucht haben, das zudem völlig nebenwirkungsfrei für sie ist. Viele Menschen, die oft an schweren Erkrankungen leiden, haben mit Cannabisprodukten endlich Linderung erfahren. Leider ist Cannabis jedoch kein Wundermittel. Viele Patienten sind daher enttäuscht, weil es ihnen nicht hilft oder die Nebenwirkungen bei ihnen zu stark sind.

Wenn Sie Ihre Krankheit oder Ihre Beschwerden als mögliches Einsatzgebiet für Dronabinol und Cannabis in diesem Buch entdecken, hilft nur eins: Probieren Sie aus, ob Sie zu jenen zählen, denen sie helfen, oder zu denen, denen sie nicht helfen. Verzagen Sie nicht gleich, wenn es eine Weile dauert, bis Sie Ihre individuelle Dosis ermittelt haben.

Dieses Buch bietet eine Übersicht der wissenschaftlich gesicherten Erkenntnisse und vermittelt zugleich persönliche Erfahrungen, die sich aus dem Kontakt mit vielen Patienten und Ärzten ergeben haben. Allen, die mir ihre Erfahrungen mitgeteilt haben, so dass ich sie weitergeben konnte, möchte ich an dieser Stelle herzlich danken. Liebe Leserin, lieber Leser, vielleicht ist Cannabis oder Dronabinol das Medikament, nach dem Sie gesucht haben, oder zumindest ein Mittel, das Ihnen ein wenig Linderung verschafft. Ich wünsche es Ihnen von Herzen!

Köln, im August 2003
Dr. med. Franjo Grotenhermen

Vorwort zur 1. Auflage

Der Wissenszugewinn in der Medizin hat dank moderner Forschungsmethoden ein atemberaubendes Tempo entwickelt. Die Geschichte der arzneilichen Verwendung der Hanfpflanze (botanisch: Cannabis sativa) lässt jedoch den Verdacht aufkommen, dass wir uns heute nicht auf der Höhe des Wissens über ihr arzneiliches Potential befinden. Dies ist zum Teil eine Nachwirkung von Kampagnen, in denen Cannabis als Mörderdroge diffamiert und als Heilpflanze diskreditiert wurde. Irrationale Vorstellungen erschweren noch heute die medizinische Forschung und die therapeutische Anwendung.

Medizinisch genutzt werden können das aus den Samen der Hanfpflanze gewonnene Öl und die vor allem im Drogenhanf enthaltenen Cannabinoide, die auch für den Cannabisrausch verantwortlich sind. Hanföl ist reich an wertvollen essentiellen Fettsäuren. Es ist als hochwertiges Speiseöl frei verkäuflich. Die Verwendung von natürlichen Drogenhanfprodukten ist dagegen seit wenigen Jahrzehnten gesetzlich verboten. Sowohl Hanfsamen und Hanföl als auch drogenhaltige Cannabisprodukte finden seit Jahrtausenden als Heilmittel Verwendung.

Vielfach drehen sich Gespräche mit Patienten, die die medizinischen Qualitäten der Cannabinoide nutzen wollen, weniger um medizinische Aspekte als vielmehr um rechtliche Fragen oder um Dosierungsprobleme aufgrund der schwankenden Qualität von Cannabisprodukten wie Marihuana und Haschisch. Die Probleme, die mit dem illegalen Status von Cannabis verbunden sind, stellen heute sicherlich die grössten Nebenwirkungen der medizinischen Verwendung der Cannabinoide dar. Es gibt viele Beruhigungs-, Schlaf- und Schmerzmittel mit einem grösseren Abhängigkeitspotential als Cannabis, die auf einem normalen Rezept verschrieben werden dürfen. Die Einstufung von Cannabis als *„nicht verkehrsfähiges"* Betäubungsmittel ist daher heute medizinisch nicht mehr vernünftig. Cannabispräparate von definierter Qualität sollten wie andere Medikamente vom Arzt verordnet werden dürfen.

In einer 1996 veröffentlichten Studie des deutschen Bundesinstituts für Arzneimittel und Medizinprodukte über die arzneiliche Verwendung von Cannabisprodukten heisst es: *„Die genannten For-*

schungsergebnisse bestätigen die Existenz therapeutischer Wirkungen von Cannabis in unterschiedlichen Indikationsbereichen (...) So entbehrt sowohl eine unkritische Euphorie hinsichtlich der therapeutischen Möglichkeiten von Cannabis beziehungsweise THC der Grundlage wie andererseits eine auf entgegengesetzten Positionen resultierende generelle Ablehnung mit der Behauptung, es gebe 'auf jedem Gebiet bessere therapeutische Alternativen'."

Solche Gebiete sollen hier unter Abwägung anderer Behandlungsalternativen vor allem betrachtet werden. Darüber hinaus werden auch Indikationen berücksichtigt, bei denen Cannabisprodukte möglicherweise ebenfalls sinnvoll eingesetzt werden können. Der Leser und die Leserin erfahren auch etwas über die interessante Geschichte der Cannabisanwendung über die Jahrhunderte, darüber wie Cannabis wirkt, was im Körper geschieht, wie man es anwenden kann, welche unerwünschten Wirkungen auftreten können und andere bemerkenswerte Dinge.

Neben der wissenschaftlichen Literatur werden auch viele persönliche Erfahrungen von Patienten mit der Anwendung von Cannabis berücksichtigt. Wissenschaftliche Forschung wird beeinflusst durch tabuisierte Bereiche, die nicht oder kaum erforscht werden, wissenschaftliche Moden, karrierefördernde Schwerpunkte und Koalitionen, politische Opportunität, gesellschaftliche Forderungen, gesetzliche Vorgaben und die Verteilung von Forschungsgeldern und anderen -mitteln durch die Industrie, Verbände oder die öffentliche Hand. Es ist daher nicht verwunderlich, dass der Wissensstand der Wissenschaftler dem Wissen vieler medizinischer Laien etwa bei der Schmerzbehandlung mit Cannabis hinterherhinkt. Es ist in dieser Situation erfreulich, dass es Ärzte gibt, die jenseits von Dogmen ganz unspektakulär und selbstverständlich auf diesem Gebiet mit ihren Patienten kooperieren. Gleichzeitig bleibt eine veränderte Einstellung gegenüber Cannabis in der Gesellschaft auch nicht ohne Auswirkungen auf das Interesse von Forschern oder die Genehmigung von Forschungsvorhaben.

Die Haltung gegenüber verschiedenen Drogen weist nicht nur erhebliche kulturelle Unterschiede auf, sondern wandelt sich auch innerhalb einer Kultur im Laufe der Zeit erheblich. Es reicht dazu, die letzten 100 Jahre anzuschauen, in denen Hanf den Wandel von einem gebräuchlichen Medikament westlicher Ärzte zu einer ver-

femten Droge durchlief. Etwa zu der Zeit als eine grosse deutsche Pharmafirma um die Jahrhundertwende den Morphinabkömmling Heroin als nebenwirkungsarmes Schmerzmittel auf den Markt brachte, ging die Bedeutung der medizinischen Verwendung von Cannabisprodukten zurück. Bald wurde Heroin anders gesehen und auch die Freude über viele heute gebräuchliche Tranquilizer ist nicht mehr so ungetrübt wie vor einigen Jahrzehnten. Der medizinische Wert der Opiate und der Tranquilizer ist jedoch trotz des verbreiteten Missbrauchs in Fachkreisen unbestritten. Für Cannabisprodukte liegen die Dinge heute noch anders.
Bezeichnungen für Drogen sagen oft mehr über die Einstellung gegenüber der Droge aus als über die Droge selbst. Bereits der Begriff *„Droge"* demonstriert dies. Als Drogen wurden ursprünglich Pflanzen- oder Pflanzenteile bezeichnet, aus denen Heilmittel gewonnen wurden, und auch heute wird dieser Begriff in der Medizin manchmal noch so verwendet. Auch die Drogerie erinnert daran. In einem engeren Sinne werden alle legalen und illegalen Substanzen, die zur Abhängigkeit führen können (Koffein, Alkohol, Nikotin, Morphin, Tranquilizer etc.), als Drogen bezeichnet. Der Begriff Drogenmissbrauch wird bevorzugt auf illegale Drogen angewandt. Vielfach wird hier grundsätzlich von Missbrauch ausgegangen, während bei legalen Drogen auch neutral von Konsum gesprochen wird.
Als *„Betäubungsmittel"* gelten in Deutschland und der Schweiz Substanzen, die unter das entsprechende Betäubungsmittelgesetz fallen. Dabei fallen unter die *„Betäubungsmittel"* auch Stimulanzien wie Kokain oder Halluzinogene wie LSD, während andere Substanzen mit eher betäubenden Effekten nicht unter das Gesetz fallen. Begrifflichkeiten rufen oft Vorstellungen und Assoziationen hervor, die wenig mit der pharmakologischen Realität gemeinsam haben. Gerade auch beim Thema Drogen werden Begriffe oft bewusst in dieser Weise zur Meinungsmanipulation verwendet. Es ist daher nützlich, sich die Frage zu stellen, auf welchen Grundlagen die eigene Sichtweise beruht, welchen Wirklichkeitsgehalt die eigenen Vorstellungen haben.
Die Hanfpflanze als Lieferant von Fasern für Textilien und technische Anwendungen sowie von wertvollem Öl für die Nahrung, für pflegende und medizinische Zwecke erlebt seit wenigen Jahren eine

aufsehenerregende Wiederentdeckung. Gleichzeitig ist im deutschsprachigen Raum eine zunehmende Normalisierung im Umgang mit der Rauschdroge und dem Medikament Cannabis festzustellen. Sowohl die Vorstellungen von der Wunderdroge als auch die Dämonisierung als Mörderdroge beginnen der Realität und einer sachlichen Sicht Platz zu machen und Cannabis beziehungsweise den Cannabinoiden einen noch nicht näher bestimmbaren Stellenwert in dem Repertoire medizinischer Behandlungsmöglichkeiten zuzuweisen. Diese Entwicklung wird dazu führen, so darf gehofft werden, schliesslich das gesamte Potential der Hanfpflanze zu erschliessen.

Alle hier vorgestellten Auszüge aus persönlichen Erfahrungsberichten stammen von Menschen aus Deutschland oder aus der Schweiz. Überwiegend sind sie anonym gehalten und stammen aus dem Jahre 1996. Wir bedanken uns ganz herzlich bei allen, die ihre Erfahrungen mitgeteilt haben. Sie ermöglichen damit Menschen in ähnlicher Situation einen leichteren Zugang zur Frage, ob Cannabis eventuell auch ihnen helfen kann, wie sie es verwenden können und was dabei zu beachten ist.

Köln, im Dezember 1996
Dr. med. Franjo Grotenhermen
Renate Huppertz

1 Geschichte der medizinischen Hanfanwendung

Die Hanfpflanze (lateinisch: Cannabis sativa) wird seit langer Zeit vom Menschen zur Fasergewinnung sowie der Zubereitung nahrhafter Nahrungsmittel aus ihren Samen verwendet. Man geht heute davon aus, dass Hanf seit mehreren tausend Jahren in Asien kultiviert wird. Über Vorderasien gelangte der Cannabis noch in vorchristlicher Zeit nach Afrika und Europa, sowie von dort im 16. und 17. Jahrhundert nach Nord- Mittel- und Südamerika.

Das erste Papier, welches in China viele Jahrhunderte vor Christus hergestellt wurde, war Hanfpapier, eine Erfindung, die lange geheim gehalten werden konnte. Erst im 9. Jahrhundert brachten die Araber das Papier in die westliche Welt, wo es Papyrusrollen und Tontafeln ersetzte. Die erste Gutenberg-Bibel wurde – wie die anderen Bücher seiner Zeit – auf Papier aus Hanf und Flachs gedruckt. Seit langer Zeit werden Kleidung, Stoffe und Seile aus der vielseitig verwendbaren Faser gefertigt. Sowohl die Phönizier, die vor 3000 Jahren das Mittelmeer befuhren, als auch die alten Ägypter der Pharaonen verwendeten das reissfeste Material für ihre Segel und Fischernetze. Auch die Drogeninhaltsstoffe wurden seit vorchristlicher Zeit in vielen Kulturen bei religiösen Riten und Heilungszeremonien genutzt. Die Hanfpflanze wurde in den *Veden* (Indien, 1500 bis 1300 vor Christus), aber auch im Buch *Chu-tzu* (China, circa 300 vor Christus) als heilig bezeichnet. Vor allem in Zentralasien waren bereits einige der heute wieder entdeckten medizinischen Eigenschaften des Hanfs bekannt, wie sein überlieferter Einsatz bei einigen neurologischen Erkrankungen beweist.

Gelegentlich können wir auch heute noch von diesen Jahrhunderte und Jahrtausende alten Erfahrungen profitieren.

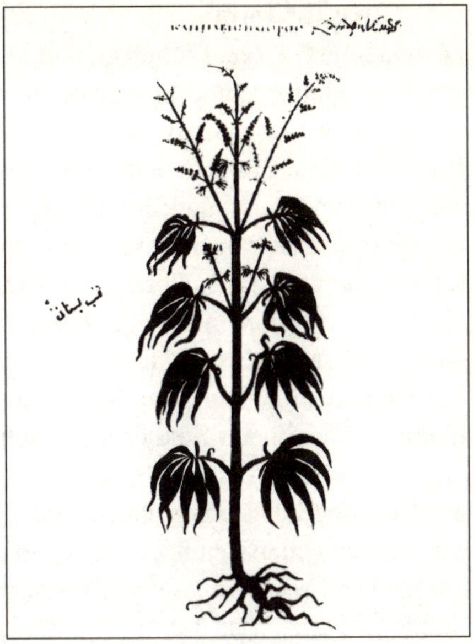

Älteste Darstellung des Hanfes in Europa aus dem Manuscriptum Dioscorides Constantinopolitanus des britischen Museums in London aus dem 1. oder 2. Jahrhundert nach Christus mit späteren arabischen Anmerkungen.

Im 17. Jahrhundert lernten Europäer, welche die arabischen Länder und Asien bereisten, Cannabis mit einem höheren THC-Gehalt kennen. Der Begriff *„indischer Hanf"* wurde zuerst durch den deutschen Naturalisten Georg Eberhard Rumpf (1627–1702) eingeführt. Allerdings fand indischer Hanf vor dem 19. Jahrhundert keine breite medizinische Verwendung in Europa und Amerika, sondern man stand ihm oft skeptisch gegenüber.

1823 erschien im renommierten Hufeland-Journal ein Artikel über die erfolgreiche Verwendung des indischen Hanfes zur Behandlung des Keuchhustens: *„Das Extraktum Cannabis wurde in der Polyklinik in Berlin gegen Tussis convulsiva in einem Falle mit schneller Hülfe gebraucht, und dasselbe in Pulver mit Zucker zu 4 Gran täglich verordnet."* 1830 wurde die medizinische Verwendung des indischen Hanfes erstmals detailliert in Europa durch Theodor Friedrich Ludwig Nees von Esenbeck, Professor für Pharmazie und Botanik in Bonn, beschrieben: *„Mehrere Ärzte, auch Hahnemann geben das weinige Extrakt gegen mancherlei Nervenbeschwerden, wo man sonst Opium oder Bilsenkraut anwendet, welche Mittel dasselbe ersetzen soll, ohne bei grosser Bitterkeit so sehr zu erhitzen."*

1.1 Grossbritannien

Der wichtigste Pionier für die moderne medikamentöse Verwendung der Hanfpflanze – und insbesondere seiner psychotropen Inhaltsstoffe – in Westeuropa war der schottische Arzt, Wissenschaftler und Ingenieur Sir William Brooke O'Shaughnessy. 1833 war O'Shaughnessy dreiunddreissigjährig als Angestellter der British East India Company erstmals nach Indien gekommen. Er interessierte sich bald für das therapeutische Potential von Cannabis und veröffentlichte 1839 eine Zusammenfassung seiner Erfahrungen, die in Grossbritannien grosse Beachtung fand. Zunächst berichtete er über die volkstümliche und medizinische Verwendung der Pflanze in Indien und führte darüber hinaus Studien an Tieren und Menschen durch, um zu einem besseren Verständnis der Wirkungen zu gelangen, und auch das Nebenwirkungspotenzial genauer abschätzen zu können.

Nach ersten Untersuchungen kam er zu dem Ergebnis, dass wegen der *„perfekten Sicherheit bei der Gabe von Hanfharz"* eine ausführliche Studie in Fällen, bei denen *„seine offensichtlichen Qualitäten den grössten Grad von Nutzen versprechen"* durchgeführt werden sollte. So wurden Cannabis-Tinkturen – alkoholische Auszüge des Harzes – Patienten mit wiederholten rheumatischen Beschwerden, Tetanus, Tollwut, kindlichen Krämpfen, Cholera und Delirium tremens verabreicht (ca. 65 bis 130 mg der Tinktur pro Dosis). Beim Rheumatismus wurden zwei von drei Fällen *„nahezu geheilt innerhalb von drei Tagen"*. Die dabei verwendeten hohen Dosen führten jedoch zu erheblichen Nebenwirkungen wie völlige Bewegungslosigkeit und unkontrolliertem Verhalten. Der dritte Patient sprach auf die Behandlung nicht an und erklärte schliesslich, dass er gewohnheitsmässiger Cannabiskonsument sei – ein früher Bericht über die Entwicklung einer Toleranz.

Weitere Studien mit geringeren Dosen führten zu ähnlichen Effekten: *„Schmerzlinderung bei den meisten – eine bemerkenswerte Appetitzunahme bei allen – unzweifelhafte Aphrodisia und grosse geistige Heiterkeit. Der entwickelte Zustand war bei allen einheitlich und bei keinem war Kopfschmerz oder Übelkeit eine Folge dieser Erregung."*

Konvulsionen und Spasmen, die bei Tollwut und Tetanus auftreten, liessen sich mit recht hohen Cannabisdosen beherrschen. Im Fall von Tetanus konnte Cannabis die Prognose verbessern und

wurde in Dosen von 650 mg bei hoffnungslosen Fällen verabreicht. O'Shaughnessy registrierte eine Muskelentspannung und eine Unterbrechung der *„konvulsiven Tendenz"*. Auch die Beobachtungen bei kindlichen Krampfzuständen waren ermutigend. Bei der Behandlung der Cholera wurden ausgezeichnete Ergebnisse erzielt. Dabei war der Erfolg bei Europäern besser als bei einheimischen Indern, die regelmässig Bhang konsumierten. O'Shaughnessy erkannte auch bereits die Brechreiz hemmenden Qualitäten von Cannabis. Angeregt durch die Berichte O'Shaughnessys entwickelte sich Cannabis in Europa und Amerika bald zu einem akzeptierten Medikament und viele andere Ärzte berichteten von ihren Erfahrungen.
Donavan (1845) beschreibt die Wirksamkeit bei heftigen neuralgischen Schmerzen in Armen und Fingern, bei Entzündungen der Kniegelenke, Gesichtsneuralgie (Faszialisneuralgie), Ischialgien der Hüfte, des Knies und der Füsse. Er beobachtete zudem positive Wirkungen auf den Appetit. Corrigan beschrieb im gleichen Jahr mehrere Fälle von Chorea Huntington (Veitstanz) und Nervenschmerzen, die erfolgreich mit Cannabis-Tinktur behandelt werden konnten. Wie andere Ärzte registrierte er eine starke Variabilität der Drogenwirksamkeit, die heute auf die variable Konzentration des THC zurückgeführt werden kann. In einem Fall führten 20 Tropfen der Tinktur zu einem *„vorübergehenden Kraftverlust nahezu aller Muskeln, gefolgt von Schlaf, während eine vergleichbare Dosis von einem anderen Patienten dreimal täglich eine Woche lang straflos und mit Erfolg genommen wurde"*.
Auch andere britische Ärzte wie Churchill (1849), Christison (1851), Grigor (1852), Dobell (1863), Silver (1870), Brown (1883), Batho (1883), Fox (1897) und Birch (1889) berichteten von den Schmerz hemmenden Qualitäten bei rheumatischen Beschwerden, Ischialgie, Migräne und anderen Schmerzen, bei Muskelkrämpfen, Asthma, Schlaflosigkeit, zur Verstärkung der Gebärmutterkontraktionen unter der Geburt bei gleichzeitiger Verminderung des damit verbundenen Schmerzes, zur Verminderung von Gebärmutterblutungen sowie der Blutung bei verlängerter Menstruation (Menorrhagie), sowie zur Behandlung der Abhängigkeit von Opium oder Chloralhydrat. Nach Birch (1889) beschwichtige indischer Hanf unmittelbar *„den Hunger nach Chloral oder Opium"* und stelle die Fähigkeit zur Nahrungsaufnahme wieder her.

Sir John Russell Reynolds, ein zu seiner Zeit sehr bekannter Professor für Medizin in London und Leibarzt von Königin Victoria, der er monatlich Cannabis zur Behandlung von Menstruationsbeschwerden verabreichte, fasste im Jahre 1890 seine mehr als dreissigjährigen Erfahrungen mit medizinischen Hanfpräparaten zusammen: *„Wenn es rein und sorgfältig gegeben wird, ist indischer Hanf eines der wertvollsten Medikamente, die wir besitzen."* Er führte aus, dass Cannabis *„über Monate, ja Jahre"* sehr erfolgreich bei Altersschlaflosigkeit angewendet werden könne, *„ohne dass die Dosis erhöht werden muss"*. In Fällen von Wahnsinn sei es *„mehr als nutzlos"*. Bei *„nahezu allen schmerzhaften Erkrankungen"* sei indischer Hanf *„bei weitem die nützlichste Droge"*. Er betonte die Verwendung bei Trigeminus-Neuralgie und anderen Nervenschmerzen. Bei Ischiasbeschwerden und allen Schmerzen, die nur bei Bewegung auftreten, sei es jedoch nutzlos. Viele Migränepatienten hielten ihre anfallsartig auftauchenden Beschwerden im Zaum, in dem sie Hanf nähmen *„bei drohendem Anfall oder beim Beginn der Erkrankung"*. Hanf sei zudem sehr wertvoll bei der Behandlung *„nächtlicher Krämpfe von alten und gichtkranken Menschen"* und in Fällen von schmerzhafter Menstruation. In einigen Fällen sei auch spastisches Asthma günstig beeinflusst worden.

1.2 USA

Auch in den USA war die therapeutische Verwendung von Cannabis bekannt. Im Arzneimittelbuch der USA von 1854 heisst es zu den medizinischen Qualitäten von Cannabis: *„Hanfextrakt ist ein starkes Narkotikum, welches zu Heiterkeit, Rauschzustand, delirösen Halluzinationen und in der Folge zu Schläfrigkeit und Betäubung führt, mit geringem Effekt auf den Kreislauf. Es wird zudem gesagt, dass es als Aphrodisiakum wirke, den Appetit verbessere und gelegentlich einen kataleptischen Zustand hervorrufe. Bei krankhaften Systemzuständen kann es den Schlaf einleiten, Spasmen mildern, nervöse Unruhe ordnen und den Schmerz mindern. In dieser Hinsicht ähnelt es Opium in seinen Wirkungen; aber es unterscheidet sich von diesem Narkotikum, da es weder den Appetit vermindert, noch die Sekretionen unterbindet oder zur Verstopfung der Eingeweide führt. Es ist wesentlich unsicherer in seinen Effekten, sollte allerdings manchmal vorgezogen werden, wenn Opium wegen seiner*

Übelkeit oder Verstopfung hervorrufenden Effekte kontraindiziert ist. Die Beschwerden, bei denen es spezifisch eingesetzt wurde, sind Neuralgie, Gicht, Tetanus, Tollwut, epidemische Cholera, Chorea, Hysterie, Depression, Wahnsinn und Gebärmutter-Blutungen. Dr. Alexander Christison aus Edinburgh fand, dass es die Eigenschaft besitzt, die Gebärmutterkontraktionen während der Geburt zu beschleunigen und zu verstärken, und hat es mit Erfolg zu diesem Zweck eingesetzt. Es wirkt sehr schnell, und ohne anästhesierenden Effekt. Es scheint allerdings, dass es diesen Einfluss nur bei einer bestimmten Zahl der Fälle ausübt."

Zwar wurden wegen der variablen Zusammensetzung der Präparate nicht selten Überdosierungen beobachtet, die allerdings niemals zu schwerwiegenden Folgen führten. So schrieb Robinson im Jahre 1912: *„Eine Überdosis hat niemals den Tod eines Menschen oder bei einem niederen Tier verursacht. Es wurde kein authentischer Fall berichtet, bei dem Cannabis oder eine seiner Zubereitungsformen Leben zerstörte."* Dieses hohe Mass an therapeutischer Sicherheit konnten weder andere zu dieser Zeit erhältliche noch können heute viele moderne Medikamente gewährleisten.

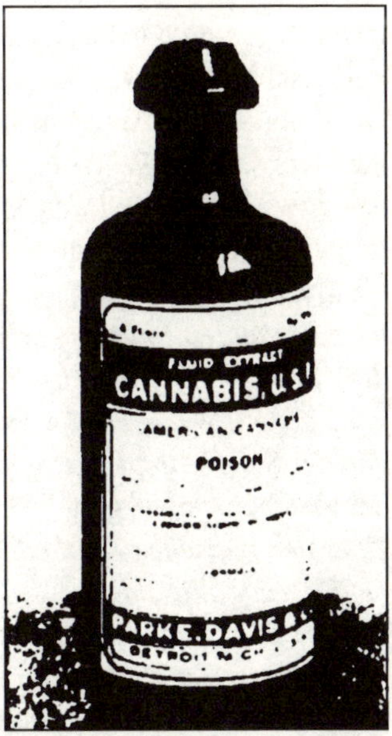

Erste Seite der Doktorarbeit von Georg Martius aus Erlangen von 1855: „Ich dachte hierbei an den Hanf, dessen Naturgeschichte noch manches Dunkle und Irrthümliche darbot, und der in den letzten Jahren die Aufmerksamkeit der ärztlichen Welt in immer steigenderem Grade auf sich zog."

1.3 Frankreich

In Frankreich interessierten sich nicht nur Ärzte, sondern auch Künstler für die Wirkung der Droge. Der Dichter Theophile Gautier schilderte 1843 unter dem Titel *Le Club des Haschischins* (Der Klub der Haschischesser) in der Pariser Zeitung *La Presse* ausführlich einen langen Haschischrausch. Weitere Mitglieder des Klubs waren die Schriftsteller Alexandre Dumas und Charles Baudelaire, der seine Cannabiserfahrungen in seinen Roman *Der Graf von Monte Christo* einfliessen liess, sowie der Karikaturist Honoré Daumier und der Maler Eugene Delacroix. Der Psychiater Jacques Joseph Moreau de Tours, der seit 1840 die Pariser Irrenanstalt Ivry leitete, betrachtete Haschisch als wichtiges Mittel in der Psychiatrie. Er behandelte sieben Patienten mit unterschiedlichen psychiatrischen Erkrankungen, von denen er fünf heilen konnte.

1.4 Deutschland

Aus Deutschland berichteten unter anderem Freudenstein, Beron, von Kobylanski, Fronmüller und Martius über ihre Erfahrungen mit Cannabis. Nur zwei Jahre nach der bahnbrechenden Publikation von O›Shaughnessy erschien an der Universität Marburg die Doktorarbeit von Georg Freudenstein (1841, *De Cannabis sativae usu ac viribus narcoticis*), die sich mit den kulturhistorischen und pharmakologischen Aspekten der Pflanze befasst.

Der bulgarische Arzt Basilus Beron berichtet in seiner 1852 an der Universität Würzburg veröffentlichten Doktorarbeit (*Über den Starrkrampf und den indischen Hanf als wirksames Heilmittel gegen denselben*) zur Verwendung von Cannabis beim Tetanus (Starrkrampf): *„Ich war so glücklich, nachdem wird fast alle bis jetzt bekannten antitetanischen Mitteln fruchtlos angewandt, nach der Anwendung des indischen Hanfes der mir zugetheilte Kranke ganz geheilt wurde, (...) weswegen der indische Hanf dringend gegen der Starrkrampf zu empfehlen ist.“* Im gleichen Jahr erschien an der gleichen Universität die Doktorarbeit von Franz von Kobylanski *Über den indischen Hanf mit besonderer Rücksicht auf seine wehenbefördernde Wirkung.*

Bernhard Fronmüller, Arzt am Krankenhaus in Fürth und königlich bayerischer Bezirksarzt, berichtete 1869 in seiner viel beachteten Arbeit *Klinische Studien über die schlafmachende Wirkung der nar-*

kotischen Arzneimittel über seine Erfahrungen bei genau eintausend Patienten, die aus unterschiedlichen Ursachen an schweren Schlafstörungen litten und von ihm mit verschiedenen Medikamenten behandelt worden waren. Danach war Cannabis in 53 Prozent der Fälle gut wirksam, in 21,5 Prozent teilweise und in 25,5 Prozent nicht oder nur gering wirksam. Fronmüller schätzte aber auch die schmerzlindernden Eigenschaften des Hanfes und registrierte einen appetitanregenden und entzündungshemmenden Effekt.

See (1890) aus Paris, berichtete in der Deutschen Medizinischen Wochenschrift über seine Beobachtungen bei der Behandlung von Magenbeschwerden und Appetitlosigkeit. Geringe Dosen, die nicht zu unangenehmen Nebenwirkungen führten, linderten den Schmerz, verstärkten den Appetit, bekämpften Erbrechen sowie Magenkrämpfe und wirkten auch günstig auf die *„entfernteren Erscheinungen (...) den Schwindel, die Migräne, die Schlafsucht und die Schlaflosigkeit"*. Weiter heisst es: *„Ich habe Kranke (...) gesehen, deren gastrische Hyperästhesie so gross war, dass sie keine Speisen mehr zu sich zu nehmen wagten und sich mit wenigen Mundvoll Milch begnügten. Sofort nach den ersten Dosen des Medicamentes fühlten sie eine derartige Linderung, dass sie ohne Nachteil selbst feste Speisen, unter anderen rohes oder gekochtes, gehacktes Fleisch, Pürees von getrockneten Hülsenfrüchten, Eier u.s.w. zu verzehren vermochten (...) Die Cannabis ist von constanter Wirkung zur Beseitigung der Schmerzempfindungen und zur Wiederherstellung des Appetites, unter welchen Verhältnissen auch die Schmerzen und die Appetitlosigkeit auftreten mögen (...) Die Magenverdauung wird durch die Cannabis begünstigt, wenn jene durch einen neuro-paralytischen Zustand verlangsamt, oder durch die Hyperhydrochlorie schmerzhaft ist (...) Auch die Darmverdauung profitiert von den beruhigenden Eigenschaften der Cannabis (...) Kurz die Cannabis ist das wirkliche Sedativum des Magens ohne irgend eine der Unzuträglichkeiten der Narcotica wie des Opiums und des Chlorals."*

1.5 Erste pharmazeutische Präparate

Gegen Ende des 19. Jahrhunderts waren Cannabisprodukte in Europa und Amerika etablierte medizinische Mittel. Das pharmazeutische Unternehmen Merck in Darmstadt war der führende Hersteller von Cannabispräparaten in Europa, darunter *Cannabinum tannicum*, das

1882 auf den Markt kam, *Cannabinon* (1884) und *Cannabin* (1889), die als Schlafmittel, Schmerzmittel, Aphrodisiakum, gegen Neuralgien, Rheumatismus, Hysterie, Depressionen, Delirium tremens und Psychosen verwendet wurden. In Grossbritannien kamen Fertigpräparate von Bourroughs, Wellcome & Co., in den USA von Squibb in New York, Parke, Davis & Co in Detroit und Eli Lilly & Co. Von den um die Jahrhundertwende sich auf dem Markt befindlichen Cannabis-Medikamenten wurden die meisten oral eingenommen, etwa ein Drittel waren äusserlich angewandte Präparate und einige wurden inhaliert (als Asthma-Zigaretten).

Eine Verwendung von Cannabisprodukten zu Genusszwecken war zu dieser Zeit in Europa weitgehend unbekannt. So schrieb A. J. Kunkel, Professor in Würzburg, in seinem Handbuch der Toxikologie von 1899: *„Der chronische Missbrauch von Cannabis-Präparaten – Cannabismus – soll in Asien und Afrika sehr verbreitet sein. (...) Er ist in Europa nicht beobachtet. Von indischen Aerzten werden dagegen häufig Fälle dieser Erkrankung berichtet."*

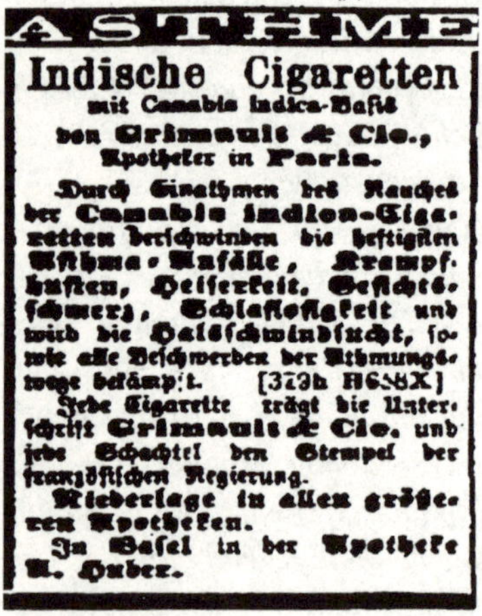

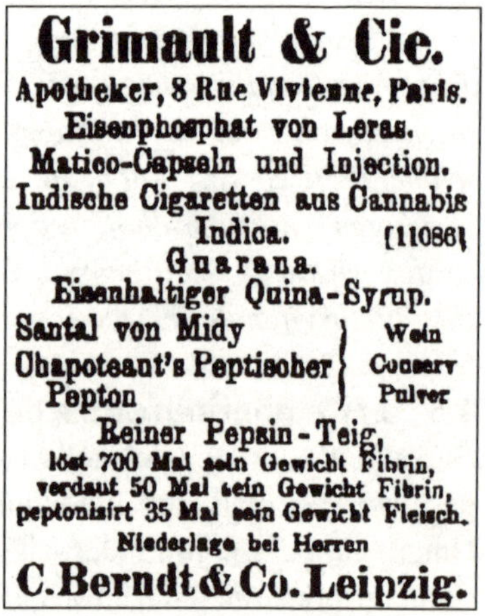

Inserate der Firma Grimault & Cie. für indische Zigaretten, um 1880.

1.6 Beginn des 20 Jahrhunderts

Die erste Hälfte des 20. Jahrhunderts ist durch widerstreitende Aspekte gekennzeichnet. Die Diskreditierung von Cannabis als Rausch- und Genussmittel führte auch zur Diskreditierung des Einsatzes von Cannabis zu medizinischen Zwecken. Zudem trug die forcierte Entwicklung synthetischer Medikamente – darunter Aspirin, Chloralhydrat, Bromural, Barbiturate und Opiate – zur Verdrängung der Naturprodukte bei.

Die Zusammensetzung der medizinischen Cannabisextrakte war sehr variabel, so dass die Dosis der wirksamen Bestandteile unbekannt und die Stärke der Wirkungen nicht immer vorhersehbar waren. Es zeigten sich zudem nicht selten deutliche Unterschiede in den Reaktionen beziehungsweise in der Ansprechbarkeit auf das Medikament bei verschiedenen Personen. Des Weiteren musste bis zum Eintritt des Effektes nach oraler Aufnahme eine Stunde oder länger gewartet werden. Cannabis war im Gegensatz zum Morphin nicht wasserlöslich und so konnten zur damaligen Zeit keine Injektionslösungen hergestellt werden.

1925 wurde Cannabis in das erste *internationale Opium-Abkommen* von Den Haag aus dem Jahre 1912 aufgenommen, das ursprünglich Opium, Morphium, Heroin und Kokain umfasste. Seither wird Cannabis diesen Substanzen rechtlich weitgehend gleichgestellt. Im Amerika der 1930er Jahre trieb die Hysterie der Cannabisgegner besondere Blüten. Unter Cannabiseinfluss seien Morde vorgekommen und es führe zu Wahnsinn. Die Zeitungen übertrafen sich in der Veröffentlichung sensationeller Horrorgeschichten. Die amerikanische Bundesbehörde für Betäubungsmittel unter ihrem Präsidenten Harry J. Anslinger, der offenbar nach der Aufhebung des Alkoholverbotes ein neues Betätigungsfeld suchte, trug erheblich zum Phänomen des *Reefer Madness* (Kifferwahn) bei. Anslinger selbst verfasste 1937 für das American Magazine einen Beitrag unter dem Titel *Marihuana, Mörder der Jugend*. Bald wurde in Amerika vieles, das mit unkontrollierter Leidenschaft, Fanatismus, Gesetzlosigkeit und Gewalt zu tun hatte, mit Haschisch in Verbindung gebracht.

Aber es gab auch weiterhin besonnene Stimmen. Im Jahre 1938 setzte der New Yorker Bürgermeister LaGuardia eine wissenschaftliche Kommission ein, bestehend aus Internisten, Psychiatern, Pharmakologen, einem Experten für das Gesundheitswesen,

Vertretern von Gesundheitsbehörden, Krankenhäusern und Justiz. Sie sollte das Marihuana-Problem in New York untersuchen. Das Komitee nahm seine Arbeit 1940 auf und veröffentlichte 1944 einen ausführlichen Bericht. Dort heisst es in resümierenden kurzen Aufzählungen: *„Die Praxis des Marihuana-Rauchens führt nicht zur Abhängigkeit im medizinischen Sinn des Wortes. Verkauf und Verteilung von Marihuana steht nicht unter Kontrolle einer einzelnen organisierten Gruppe. Der Konsum von Marihuana führt nicht zur Abhängigkeit von Morphin, Heroin oder Kokain und es gibt keine Anstrengung für die Schaffung eines Marktes für diese Rauschmittel, indem die Praxis des Marihuana-Rauchens simuliert wird. Marihuana ist kein bestimmender Faktor beim Begehen schwerer Verbrechen. Marihuana-Rauchen ist nicht weit verbreitet unter Schulkindern. Jugendliches Fehlverhalten ist nicht mit der Praxis des Marihuana-Rauchens assoziiert. Die öffentliche Publizität hinsichtlich der katastrophalen Effekte des Marihuana-Rauchens in New York City ist unbegründet."*

Ende der 1940er und Anfang der 1950er Jahre nahm das medizinische Interesse aufgrund der Forschung von Adams, Todd, Allentuck und Loewe erneut zu.

Walter Siegfried Loewe war Professor für Pharmakologie an verschiedenen deutschen Universitäten gewesen, bevor er 1934 vor den Nazis in die USA emigrierte und dort 1936 seine Marihuana-Forschung aufnahm. In einer Übersicht aus dem Jahre 1950 mit dem Titel *Cannabiswirkstoffe und Pharmakologie der Cannabinole* fasste Loewe das damalige Wissen über die Chemie der Cannabinoide zusammen. Bereits 1942 war nachgewiesen worden, dass der aktivste Inhaltsstoff eine Substanz war, die die Wissenschaftler *Charas-Tetrahydrocannabinol*, kurz THC, nannten. Die genaue chemische Struktur war aber zu jener Zeit noch unklar. Der biologische Syntheseweg von Cannabidiol über THC nach Cannabinol war aber bereits zutreffend erkannt. In seiner Arbeit weist Loewe unter anderem auf die krampflösenden und die schmerzhemmenden Wirkungen von *Charas-THC* hin.

In den 1940er Jahren wurde THC auch erstmals in der Therapie eingesetzt. So berichtete Samuel Allentuck Anfang der vierziger Jahre über die erfolgreiche Behandlung von Entzugserscheinungen bei Opiatabhängigkeit mit THC. In den vierziger Jahren wurden auch

die ersten synthetischen Cannabinoide hergestellt und in klinischen Studien getestet. Die wichtigste dieser Substanzen war der synthetische THC-Abkömmling Pyrahexyl (Synhexyl).
Thompson und Proctor berichteten 1953 von der erfolgreichen Verwendung von Synhexyl und verwandten Verbindungen beim Alkohol-Entzugssyndrom. Einen geringeren, wenn auch deutlichen Effekt stellten sie beim Opiat-Entzug fest. 59 von 70 Patienten mit Alkoholabhängigkeit profitierten von Synhexyl bei der Bewältigung der Entzugssymptome gegenüber 11 Patienten, die keine Verbesserung zeigten. 10 von 12 Patienten mit einer Abhängigkeit von Demerol (ein Opiat) entzogen innerhalb einer Woche, ohne dass andere Medikamente eingesetzt werden mussten. Auch in einigen Fällen von Barbiturat-Abhängigkeit fand sich unter Synhexyl eine Verbesserung der Symptome.
Stockings verabreichte Ende der 1940er Jahre 50 depressiven Patienten Synhexyl. Bei gesunden Patienten erzeugten 5 bis 15 mg Euphorie, während depressive Patienten 60 bis 90 mg benötigten. Er fasste zusammen: *„Die allgemeinen Effekte beim Menschen bestehen aus einem angenehmen Gefühl von Glückseligkeit und Heiterkeit mit einem bemerkenswerten Gefühl von physischem Wohlgefühl und Selbstsicherheit. Es gab ein Gefühl einer Befreiung von Spannung und Angst und die Schwelle für unangenehme Gefühle wird merklich heraufgesetzt.“*
Das Interesse an der Cannabisforschung erwachte erneut mit der exakten Identifizierung der chemischen Struktur des Δ^9-Tetrahydrocannabinol (sprich: Delta-9-Tetrahydrocannabinol), kurz: Δ^9-THC oder THC, im Jahre 1964 durch die israelischen Wissenschaftler Gaoni und Mechoulam. Nunmehr setzte ein wahrer Boom in der Erforschung der Chemie, der Verstoffwechselung und der möglichen schädlichen und nützlichen Wirkungen von Cannabis und einzelner Cannabinoide ein. Ein zweiter, noch grösserer Boom folgte Anfang der 1990er Jahre nach der Entdeckung des körpereigenen Cannabinoidsystems mit seinen Cannabinoidrezeptoren und vom menschlichen Körper selbst produzierten Cannabinoiden, den Endocannabinoiden.

2 Medizinisch wirksame Inhaltsstoffe

Bisher wurden mehr als 500 natürliche Inhaltsstoffe der Cannabispflanze entdeckt. Die meisten dieser Substanzen kommen auch in vielen anderen Pflanzen und Tieren vor. Meistens verursachen sie keine oder nur geringe pharmakologische Wirkungen. Zu den Inhaltsstoffen der Hanfpflanze zählen Aminosäuren, Proteine (Eiweisse), Zucker, Terpene, Cannabinoide, Flavonoide, Vitamine, Hydrocarbone, Alkohole, Aldehyde, Ketone, Fettsäuren, Pigmente und weitere Stoffgruppen. Etwa 120 Cannabisinhaltsstoffe zählen allein zur chemischen Gruppe der Terpene, die besser unter dem Namen ätherische Öle bekannt sind. In einer einzigen Pflanze kommt nur ein Teil dieser über 500 Inhaltsstoffe vor. Es gibt Unterschiede in der Zusammensetzung der verschiedenen Sorten und Pflanzen. Beispielsweise unterscheidet sich die Zusammensetzung der Terpene bei Cannabissorten, die jeweils dem Sativa- oder dem Indica-Typ zugeordnet werden.

Die spezifischen Inhaltsstoffe der Pflanze, die Cannabinoide, kommen fast ausschliesslich im Hanf vor. Cannabinoid-ähnliche Substanzen wurden von japanischen Wissenschaftlern aber auch in zwei Moosen (*Radula perrottetii, Radula marginata*) gefunden, die zur Gruppe der Lebermoose zählen und nicht in Deutschland vorkommen. Die chemische Struktur der Perrottetinensäure ähnelt der von Delta-9-THC in Cannabis. Allerdings ist noch nicht bekannt, ob Perrottetinensäure jegliche pharmakologische Wirkungen beim Menschen verursacht.

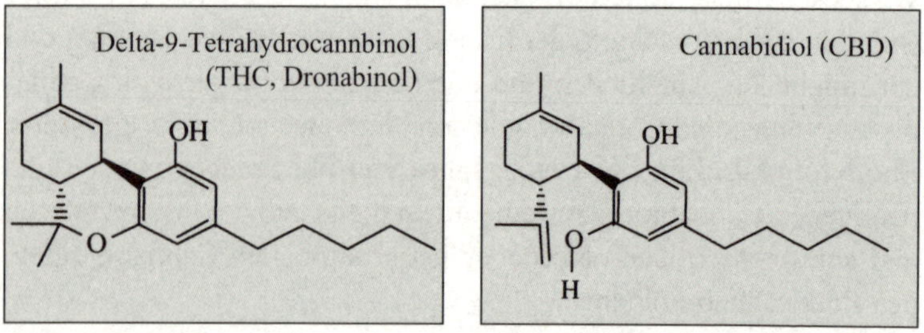

Die wichtigsten natürlichen Cannabinoide Delta-9-Tetrahydrocannbinol (THC) und Cannabidiol (CBD).
In therapeutischen Zusammenhängen wird THC oft Dronabinol genannt.

2.1 Cannabinoide

Bisher wurden mehr als 100 Cannabinoide in der Cannabispflanze nachgewiesen, die sich nach ihrer chemischen Grundstruktur mehrheitlich zehn Typen zuordnen lassen, darunter den Cannabigerol-Typ (CBG), den Cannabichromen-Typ (CBC), den Cannabidiol-Typ (CBD), den Delta-9-THC-Typ und den Cannabinol-Typ (CBN), um die fünf wichtigsten zu nennen. Weitere Cannabinoid-Typen sind Delta-8-Tetrahydrocannabinol (Delta-8-THC), Cannabicyclol (CBL), Cannabielsoin (CBE), Cannabinodiol (CBND) und Cannabitriol (CBTL). Daneben bestehen noch einige Mischformen. Zu jedem Typ gehören mehrere Cannabinoide, die sich untereinander beispielsweise durch die Länge der Seitenkette am Hauptmolekül unterscheiden. Insgesamt gehören neun Cannabinoide zur Delta-9-THC-Gruppe.

Meistens finden sich in einer Pflanze nur drei bis vier Cannabinoide in grösserer Konzentration, während die übrigen nicht oder nur in Spuren vertreten sind. In Drogenhanfsorten, aus denen Marihuana und Haschisch gewonnen wird, kommt das Delta-9-THC in hoher Konzentration von 1 bis 25 Prozent vor, während im Faserhanf häufig das Cannabidiol mit einem Gehalt von etwa 0,5 oder 2 Prozent vorherrscht. Einige Faserhanfsorten enthalten auch relativ viel Cannabigerol (CBG). Faserhanf darf in der Europäischen Union maximal 0,2 Prozent THC enthalten, damit eine Berauschung mit diesem Hanf sicher ausgeschlossen ist.

Delta-9-Tetrahydrocannabinol (Delta-9-THC beziehungsweise THC) zeigt sehr vielfältige Wirkungen. Es ist für die charakteristischen psychischen Wirkungen von Marihuana und Haschisch, aber auch für die meisten medizinischen Eigenschaften der Cannabisprodukte verantwortlich. Es wirkt unter anderem aufheiternd, muskelentspannend, antiepileptisch, Brechreiz hemmend, Appetit steigernd, antibiotisch, Fieber senkend, Augeninnendruck senkend, Bronchien erweiternd, beruhigend und schmerzlindernd. THC darf unter dem internationalen Freinamen Dronabinol in Deutschland, Österreich, der Schweiz und einigen anderen Ländern vom Arzt auf einem Betäubungsmittelrezept verschrieben werden. Typische Tagesdosen für THC (Dronabinol) sind 5 bis 30 mg.

Cannabidiol (CBD) verursacht keine psychischen Wirkungen, sondern wirkt bei ausreichend hohen Dosen sogar den psychischen

Wirkungen des THC entgegen. Es wirkt zudem sedierend, entzündungshemmend, antiepileptisch, Angst lösend (anxiolytisch), antipsychotisch, und Augeninnendruck senkend. Dazu verstärkt Cannabidiol die schmerzhemmenden Eigenschaften des THC. Tagesdosen in einigen Studien waren 32 bis 800 mg. So wurde in einer sehr erfolgreichen Studie an der Universität Köln mit CBD bei schizophrenen Patienten eine Tagesdosis von 800 mg verwendet.
Wie das Cannabidiol, so verursachen auch die meisten anderen Cannabinoide keine oder nur sehr geringe psychische Wirkungen. Cannabinol (CBN), Cannabigerol (CBG) und Cannabichromen (CBC) entfalten ebenfalls pharmakologische Wirkungen, sind bisher jedoch nur wenig erforscht.

Psyche und Wahrnehmung: Sedierung, leichte Euphorie, gesteigertes Wohlbefinden, Angstzunahme, Angsthemmung, Intensivierung der sinnlichen Wahrnehmung, Veränderung des Zeitgefühls (die Zeit scheint langsamer zu vergehen), Halluzinationen (nach hohen Dosen).
Denken: Störung des Gedächtnisses und der Aufmerksamkeit, assoziatives Denken, gesteigerte Kreativität. Bei Personen mit einer Aufmerksamkeitsstörung und Hyperaktivität (ADHS) kann THC die Konzentrationsfähigkeit verbessern.
Bewegung: Verwaschene Sprache, Verschlechterung der Bewegungskoordination, Verbesserung der Bewegungskoordination.
Nervensystem: Schmerzlinderung, Muskelentspannung, Appetitsteigerung, Übelkeit, Verminderung von Übelkeit und Erbrechen.
Körpertemperatur: Senkung der Körpertemperatur, Fiebersenkung.
Herzkreislaufsystem: Zunahme der Herzfrequenz, Erweiterung der Blutgefässe, Blutdruckabfall und eventuell Schwindelgefühl bei plötzlichem Aufstehen, leichte Zunahme des Blutdrucks im Liegen, Hemmung des Zusammenklebens der Blutplättchen.
Auge: Rötung der Augenbindehaut, Abnahme des Tränenflusses, Senkung des Augeninnendrucks.
Atemwege: Bronchienweitung, verminderte Speichelproduktion und Mundtrockenheit.
Magendarmtrakt: Verminderung der Darmbewegungen und verzögerte Entleerung des Magens, Hemmung der Magensäureproduktion.

Hormonsystem: Eventuell bei hohen Dosen Beeinflussung verschiedener Hormone.
Immunsystem: Entzündungshemmung, antiallergische Wirkung, Hemmung der Immunantwort.
Entwicklung von Embryo und Fetus: Eventuell Beeinträchtigung der geistigen Leistungsfähigkeit.
Genetisches Material und Krebs: Krebshemmende Wirkung, Förderung des programmierten Zelltods von Krebszellen (Apoptose), Hemmung der Blutgefässneubildung in bösartigen Tumoren.

Wirkungen von Delta-9-THC (Dronabinol). Die Wirkungen sind zum Teil abhängig von der Dosis, der Person und von der Verfassung der Person. THC wirkt nicht auf jeden Menschen und nicht in jeder Situation gleich. So kann es in manchen Fällen Angst auslösen, aber auch Angst lindern. Es hilft oft sehr gut gegen Übelkeit und Erbrechen, aber einigen wenigen Menschen wird auch übel, wenn sie Cannabis einnehmen.

2.2 Andere wirksame Inhaltsstoffe

THC (Dronabinol) und in geringerem Masse auch CBD (Cannabidiol) sind die pharmakologisch wichtigsten Inhaltsstoffe der Hanfpflanze. Die Cannabispflanze enthält jedoch eine Anzahl weiterer Verbindungen, die medizinisch nützlich sein können, darunter einige ätherische Öle (Terpene) sowie Flavonoide.
In der Hanfpflanze kommen 21 verschiedene Flavonoide vor, von denen die meisten auch in vielen anderen Pflanzen gefunden werden. Sie zählen zu den sekundären Pflanzenstoffen, die heute auf die gleiche Stufe wie Vitamine, Mineralstoffe und Ballaststoffe gestellt werden. Flavonoide schützen die Pflanzen beispielsweise vor den schädlichen Auswirkungen der UV-Strahlung oder dienen ihnen als Farbstoff, wie zum Beispiel in Kirschen oder Beerenfrüchten. Im menschlichen Körper wirken einige der in Cannabis vorkommenden Flavonoide, wie Apigenin und Cannflavin A, entzündungshemmend, andere wie Quercetin, sind starke antioxidative Substanzen, schützen die Zellen also vor den schädlichen Auswirkungen von freien Radikalen. Apigenin wirkt zudem Angst lösend.
Die ätherischen Öle sind für den spezifischen Geruch verschiedener Pflanzen verantwortlich, weil sie sich leicht verflüchtigen und daher beim Riechen und Beschnuppern in die Nasenhöhle gelangen. Die

Wirkung der Terpene ist vor allem bei Entzündungen des Nasenrachenraums bekannt, gegen die seit alters her Dampfbäder mit Kamille oder anderen Pflanzen mit vielen ätherischen Ölen verwendet werden. Das in der Hanfpflanze vorkommende Terpen Eugenol wirkt entzündungshemmend und antibakteriell. Das 1,8-Cineol steigert den Blutfluss im Gehirn und Linalool wirkt Angst lösend und beruhigend.
Da zu medizinischen Zwecken meistens nur geringe Cannabismengen von weniger als einem bis zu wenigen Gramm und damit auch nur geringe Mengen der darin enthaltenen Terpene und Flavonoide aufgenommen werden, sind die pharmakologischen Wirkungen dieser Substanzen vermutlich gering.

2.3 Unterschiede von Sativa- und Indica-Sorten

Die häufigste Klassifizierung von Cannabissorten in Abhängigkeit von der Pflanzen-Morphologie ist die Unterteilung in Sorten vom Indica-Typ mit geringerer Wachstumshöhe und breiteren Blättern sowie in solche vom Sativa-Typ, die höher wachsen und schmalere Blätter aufweisen. Indica-Pflanzen reifen unter ähnlichen Wachstumsbedingungen schneller heran als Sativa-Typen. Sie tendieren auch zu einem etwas anderen Geruch, was ein Hinweis auf eine unterschiedliche Terpen-Zusammensetzung ist, denn der Geruch von Cannabispflanzen basiert auf ihrer Zusammensetzung an ätherischen Ölen.
Das Sativa-High wird oft als stimulierend und energetisierend beschrieben. Die Befindlichkeit wird als *„Kopf-High"* charakterisiert. Es können halluzinogene Effekte auftreten. Sativa-Sorten vermitteln ein Gefühl von Optimismus und Wohlbefinden. Auch wenn Indica-Sorten allgemein mehr THC enthalten sollen, so gibt es heute reine Sativa-Typen mit sehr hohen THC-Konzentrationen. Sativas gelten als besser geeignet für den Konsum am Tag.
Demgegenüber werden die Indica-Wirkungen mit dem Begriff *„Körper-High"* charakterisiert. Indica-Sorten werden vor allem zur Entspannung, Stressreduzierung sowie für ein allgemeines Gefühl von Ruhe und Gelassenheit favorisiert. Sie werden vornehmlich abends oder bei Schlaflosigkeit konsumiert.
Frühere Untersuchungen haben bereits ergeben, dass der Gehalt an den wichtigsten Cannabinoiden THC und CBD keinen relevanten

Aufschluss zur Unterscheidung zwischen Cannabis sativa und indica liefert.

Die Terpen-Zusammensetzung gibt einige Hinweise auf mögliche Wirkungsunterschiede zwischen den Sativa- und Indica-Sorten. So wies die Indica-Sorte *„White Widow"* in einer chemischen Analyse eine doppelt so hohe Konzentration an Alpha-Pinen wie die Sativa-Sorte *„Amnesia"* auf. Alpha-Pinen könnte dafür verantwortlich sein, dass die Störung des Kurzzeitgedächtnisses durch THC bei der Indica-Sorte nicht so stark ausfällt wie bei der Sativa-Sorte, weil dieses Terpen der THC-Wirkung entgegengewirkt. Amnesia könnte daher mehr *„Amnesie"* (Gedächtnisverlust) verursachen. Die Indica-Sorte enthält zudem viermal mehr Myrcen als die Sativa-Sorte. Dieses Terpen ist für seine sedierenden Wirkungen, also eine charakteristische Indica-Eigenschaft, bekannt. Die Konzentrationen von Beta-Caryophylen sowie der Cannabinoide CBC (Cannabichromen) und vor allem CBG (Cannabigerol) waren deutlich höher in der Sativa-Sorte als in der Indica-Sorte. Demgegenüber wiesen die White-Widow-Sorten signifikant höhere Konzentrationen an Myrcen und Alpha-Pinen auf. White Widow enthält zudem einige Terpene, die nicht in Amnesia vorkommen, nämlich Guaiol, Beta-Eudesmol, Gamma-Eudesmol und Alpha-Bisabolol.

2.4 Chemie der Cannabinoide

Ursprünglich bezog sich der Begriff *Cannabinoid* nur auf die Pflanzen-Cannabinoide der Hanfpflanze. Heute kann dieser Begriff jedoch auch synthetische Substanzen oder vom Körper produzierte Endocannabinoide bezeichnen, die ähnliche Wirkungen wie die Pflanzen-Cannabinoide hervorrufen.

Die verschiedenen Pflanzen-Cannabinoide liegen in unterschiedlichen Formen vor, jedoch ist nur ein Teil dieser Formen medizinisch wirksam. In der Pflanze liegen die Cannabinoide überwiegend in einer sauren Form, den pharmakologisch weitgehend unwirksamen Carbonsäuren vor – zum Beispiel als THC-Säure. Jedoch entfalten meistens die entsprechenden Phenole, welche leicht aus diesen sauren Formen entstehen, die erwünschten Wirkungen, zum Beispiel durch Erhitzen des Cannabis. In unseren mitteleuropäischen Breiten liegen weniger als 10 Prozent des gesamten THC der Pflanze in der phenolischen Form vor, in den heissen Gegenden Afrikas und

Asiens können es dagegen schon bis zu einem Drittel des gesamten THC sein. Im Harz der Cannabispflanze (Haschisch) kann mehr als 50 Prozent als phenolisches THC vorliegen, so dass Haschisch bereits sehr wirksam sein kann, wenn es einfach so gegessen wird.
In jüngerer Zeit interessiert man sich auch für die pharmakologischen Wirkungen der Cannabinoid-Carbonsäuren. So besitzen die beiden THC-Säuren entzündungshemmende Eigenschaften und die CBD-Säure hemmt Übelkeit und Erbrechen. In den USA wird zunehmend die Verwendung von unerhitzten Säften aus Cannabisblättern propagiert, die verschiedene, bisher wenig erforschte gesundheitliche Wirkungen haben sollen.

	THC	THCA	CBD	CBDA	CBC	CBG
Schmerzlinderung	x		x		x	x
Entzündungshemmung	x	x	x	x	x	x
Appetitsteigerung	x					
Unterdrückung des Appetits			x			
Hemmung von Übelkeit und Erbrechen	x		x	x		
Antidepressive Wirkung	x				x	x
Reduzierung von Angst	x		x			
Linderung von Zwängen	x		x			
Hemmung von Psychosen			x			
Reduzierung von Krampfanfällen	x	x	x			
Muskelentspannung	x		x			
Schlafförderung	(x)					
Nervenschutz	x		x			
Hemmung von Juckreiz	x					
Reduzierung des Augeninnendrucks	x		x			x
Bronchienerweiterung	x					
Tumorhemmung	x		x		x	x
Steigerung der Herzfrequenz	x					
Senkung des Blutdrucks	x					

Gesundheitliche Wirkungen von THC, THC-Säure (THCA), CBD, CBD-Säure, CBC (Cannabichromen), CBG (Cannabigerol).

2.5 Hinweise zur Anwendung der Cannabinoide

Durch eine kurze Erhitzung werden die pharmakologisch weniger wirksamen Carbonsäuren in die medizinisch bedeutenderen Phenole umgewandelt, so dass Cannabisprodukte vor dem Verzehr erhitzt werden sollten, um eine grössere Wirksamkeit zu erzielen. Geeignet ist eine Erhitzung und Zuführung mittels Verdampfen über Vaporisator, das Rauchen einer Cannabiszigarette („*Joint*") oder Purpfeife, das Backen von Cannabisgebäck oder durch Zubereitung eines Cannabistees. Bei allzu langer, quasi mehrstündiger Erwärmung werden die Cannabinoide allerdings weiter zu unwirksamen Substanzen abgebaut.

THC ist in Wasser nahezu nicht löslich, jedoch in Alkohol und Fetten beziehungsweise Ölen. Daher sollte einem Cannabistee etwas Sahne oder Milch beigegeben werden, damit die Cannabinoide gut aufgenommen werden können. Backrezepte enthalten natürlicherweise bereits Butter oder Margarine. Allerdings erhöhte die Einnahme von THC zusammen mit Fett nicht in allen Untersuchungen die Bioverfügbarkeit und damit die Wirksamkeit.

THC ist bei 0 Grad Celsius eine harzige Masse und verflüssigt sich bei 20 Grad Celsius zu einem harzigen Öl. Bei etwa 140 bis 150 Grad beginnen die Cannabinoide zu verdampfen. Daher können Dronabinol (THC) oder Cannabiskraut mit kommerziellen Verdampfungsgeräten bei etwa 180 bis 210 Grad verdampft werden, ohne dass das Kraut verbrannt wird. Erst oberhalb von etwa 230 Grad beginnt das getrocknete Cannabiskraut zu verbrennen, so dass dann wie beim Rauchen giftige Verbrennungsprodukte inhaliert würden.

2.6 Drogenzubereitungen

Die Droge wird von der blühenden oder gerade verblühten Hanfpflanze gewonnen. Die weiblichen Pflanzen enthalten wesentlich mehr THC als die männlichen. Verschiedene Namen für seine Zubereitungsformen sind Haschisch und Marihuana. Auch englische Ausdrücke wie Grass, Weed, Green und Pot sind gebräuchlich. Es wurde in den sechziger Jahren auch schon mal als „*Mary Jane*" besungen. Im Spanischen wird Marihuana heute auch Hierba oder Maria genannt. Einige weitere Bezeichnungen aus verschiedenen Kulturen sind Bhang, Charas, Dagga, Khif, Ganja, Diamba, Maconha, Canapa, Chanvre etc.

Marihuana und Haschisch werden durch Abschneiden der blühenden beziehungsweise gerade fruchtenden Zweigspitzen, beziehungsweise das Abstreifen der Blätter, sowie durch Abstreifen und wiederholten Aussieben des Harzes gewonnen. In den Deckblättern

der späteren Samenstände sowie im Harz der Pflanze ist das THC am höchsten konzentriert.
Haschisch ist arabisch und bedeutet Gras. Es war früher ein Sammelbegriff für verschiedene Drogenqualitäten und steht heute für harzreiche Zubereitungen, die meistens in Plattenform angeboten werden. Unterschiedliche Methoden der Harzgewinnung lassen zum Teil auf die Herkunft schliessen. So weist Haschisch aus dem Mittelmeerraum (Marokko, Türkei, Libanon) eine grünliche oder rötlich-braune Färbung (*„Roter Libanese“*, *„Grüner Türke“*) auf, während Haschisch aus Asien (Afghanistan, Pakistan, Nepal, Indien) eher von dunkler Farbe ist (*„Schwarzer Afghane“*). Der THC-Gehalt von Haschisch ist sehr variabel und beträgt zwischen 1 bis 30 Prozent. Es enthält im Gegensatz zum Marihuana oft auch grosse Anteile an Cannabidiol (CBD).
Der Begriff Marihuana (Cannabiskraut) stammt aus dem mexikanischen. Er bezeichnet getrocknete Blätter und Blüten der Cannabispflanze. Vor 30 bis 40 Jahren war der THC-Gehalt von Marihuana üblicherweise deutlich niedriger als der von Haschisch. Mittlerweile gibt es jedoch auch hochprozentige Indoorsorten mit THC-Konzentrationen von 10 bis 20 Prozent.
Haschischöl enthält mit bis zu 40 Prozent und eventuell darüber die höchsten THC-Konzentrationen. Es wird durch Lösungsmittelextraktion oder Destillation aus Cannabiskraut oder Cannabisharz hergestellt. Es ist ein dunkelbraunes, zähflüssiges Öl. Heute wird es manchmal auch Hanföl genannt, was zu Verwechslungen mit dem Speiseöl aus Hanfsamen führen kann, das ebenfalls als Hanföl bezeichnet wird.

Strukturformeln einiger Cannabinoide

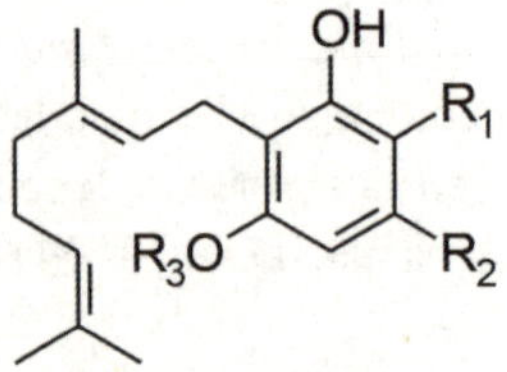

R_1 = H oder COOH
R_2 = C_3 oder C_5 Seitenkette
R_3 = H oder CH_3
Cannabigerol-Typ

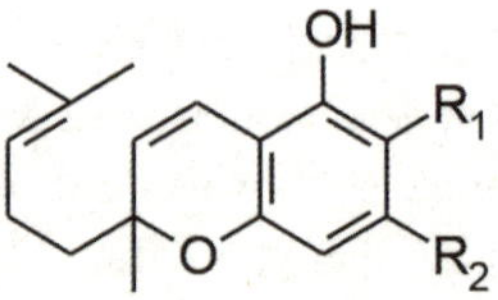

R_1 = H oder COOH
R_2 = C_3 oder C_5 Seitenkette
Cannabichromen-Typ

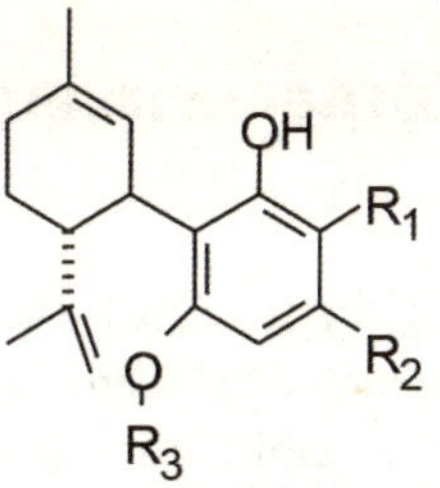

R_1 = H oder COOH
R_2 = C_1, C_3, C_4, oder C_5 Seitenkette
R_3 = H oder CH_3
Cannabidiol-Typ

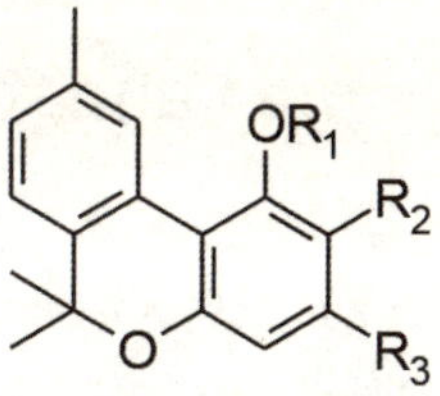

R_1 = H oder C_3
R_2 = H oder COOH
R_3 = C_1, C_3, C_4, oder C_5 Seitenkette
Cannabinol-Typ

Cannabinoide des Delta-9-THC-Typs. R1, R2 und R3 stehen für bestimmte „Reste" (bestimmte Bestandteile) des Moleküls (siehe Tabelle mit Erläuterungen zu diesen Resten).

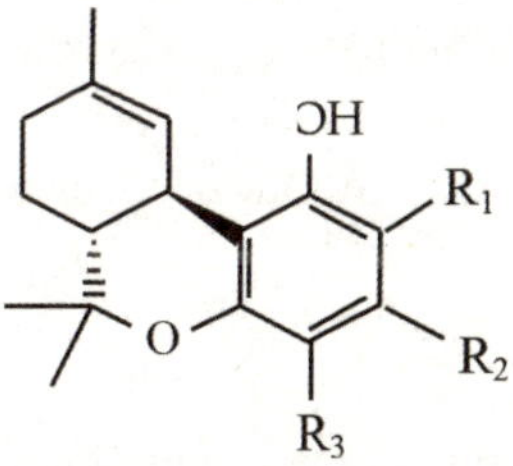

Cannabinoide des Δ9-trans-Tetrahydrocannabinol-Typs (Turner et al. 1980)

Cannabinoid	**Abkürzung**	**R_1**	**R_2**	**R_3**
Δ^9-trans-Tetrahydrocannabinolsäure A	Δ^9-THCA	COOH	C_5H_{11}	H
Δ^9-trans-Tetrahydrocannabinolsäure B	Δ^9-THCA	H	C_5H_{11}	COOH
Δ^9-trans-Tetrahydrocannabinol	Δ^9-THC	H	C_5H_{11}	H
Δ^9-trans-Tetrahydrocannabinolsäure-C_4		COOH or H	C_4H_9	H or COOH
Δ^9-trans-Tetrahydrocannabinol-C_4	Δ^9-THC-C_4	H	C_4H_9	H
Δ^9-trans-Tetrahydrocannabivarinsäure		COOH	C_3H_7	H
Δ^9-trans-Tetrahydrocannabivarin	Δ^9-THCV	H	C_3H_7	H
Δ^9-trans-Tetrahydrocannabiorcolsäure		COOH or H	CH_3	H or COOH
Δ^9-trans-Tetrahydrocannabiorcol	Δ^9-THC-C_1	H	CH_3	H

3 Wie die Cannabinoide im Körper wirken

Einige pflanzliche Cannabinoide, und hier vor allem das THC, wirken im menschlichen Körper ähnlich wie körpereigene Substanzen, die so genannten Endocannabinoide, die eine Vielzahl natürlicher Funktionen im menschlichen Körper ausüben. Diese Endocannabinoide (von griechisch: *endo* = innen) oder endogenen Cannabinoide werden nicht nur vom Menschen, sondern auch von Wirbeltieren (Säugetiere, Vögel) und vielen primitiven Tieren gebildet. THC und Endocannabinoide binden an spezifische Bindungsstellen, die sich auf der Oberfläche vieler Zellen finden, und lösen so die bekannten Wirkungen aus. Diese Bindungsstellen werden Cannabinoidrezeptoren genannt. Die Endocannabinoide und die Enzyme, die ihre Bildung und ihren Abbau im Körper beschleunigen, bilden zusammen mit den Cannabinoidrezeptoren das körpereigene Cannabinoidsystem, das beispielsweise an der Regulierung des Appetits, an der Wahrnehmung von Sinneseindrücken und Schmerzen oder der Koordination von Bewegungen beteiligt ist.
Andere pflanzliche Cannabinoide weisen andere Wirkungsmechanismen auf.

3.1 Cannabinoidrezeptoren

1987 wurde erstmals nachgewiesen, dass Cannabinoide viele ihrer Wirkungen über die Bindung an spezifische Rezeptoren ausüben. Diese Cannabinoidrezeptoren finden sich vor allem auf Nervenzellen im Gehirn und im Rückenmark, aber auch auf Zellen in Herz, Darm, Lunge, Haut, Harnwegen, Gebärmutter, Hoden, inneren Drüsen, Milz und auf weissen Blutkörperchen. Je nachdem wo sich diese Rezeptoren befinden, führt ihre Aktivierung beispielsweise zur Hemmung der Schmerzleitung, der Unterdrückung von Entzündungen, zu einer Veränderung des Zeitgefühls, zu Heiterkeit oder anderen körperlichen oder psychischen Effekten.

3.2 Endocannabinoide

Das erste körpereigene Cannabinoid wurde 1992 entdeckt und Anandamid genannt, nach dem Sanskrit-Wort *Ananda* für Glückseligkeit und Amid, seiner chemischen Struktur. Später wurden weitere dieser Endocannabinoide entdeckt, deren Namen allerdings weniger poetisch, sondern recht chemisch klingen, wie 2-Arachidonylglycerol und Noladin-Äther. Heute sind etwa 200 Endocannabinoid-ähnliche körpereigene Substanzen bekannt, deren Wirkungen überwiegend noch nicht gut erforscht sind. Endocannabinoide zählen zu den natürlichen Botenstoffen, die im Gehirn und anderen Organen Nachrichten über den Zustand des Körpers übermitteln und die Zellen zu bestimmten Reaktionen veranlassen. Endocannabinoide zählen zu den wichtigsten hemmenden Botenstoffen. So hemmen sie beispielsweise eine übermässige Freisetzung des Botenstoffes Glutamat im Gehirn, wie sie bei einer Mangelversorgung des Gehirns mit Sauerstoff auftritt. Der Schutz von Nervenzellen gilt daher heute als eine der wichtigsten Funktionen der Endocannabinoide. Andere Botenstoffe, die durch Endocannabinoide beeinflusst werden, sind GABA, Glycin, Noradrenalin, Serotonin, Dopamin, Acetylcholin und die Neuropeptide (Enkephaline, Endorphine).

Viele medizinische Cannabiswirkungen lassen sich durch Wechselwirkungen mit diesen Botenstoffen erklären. So vermindert die Hemmung des Serotonins Übelkeit und Erbrechen, und die Beeinflussung von GABA und Acetylcholin hat Auswirkungen auf neuromuskuläre Störungen wie Muskelspasmen und Krämpfe.

Anandamid (Arachidonylethanolamid)

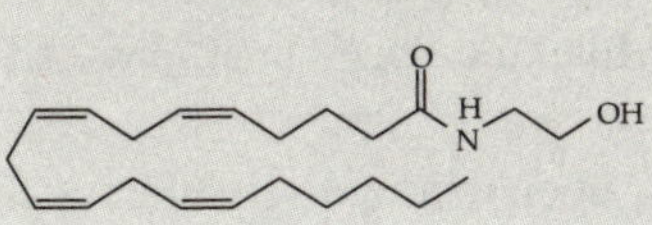

2-Arachidonylglycerol (2-AG)

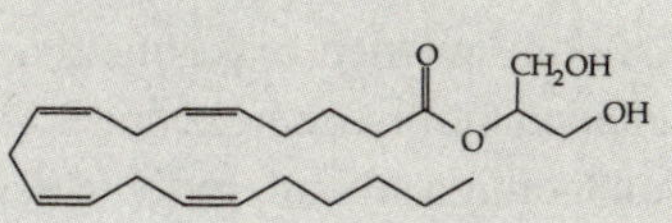

Die bisher am besten erforschten Endocannabinoide (oder: endogenen Cannabinoide) Anandamid und 2-Arachidonylglycerol

3.3 Veränderung des Endocannabinoidssystems bei Krankheiten

Bei einigen körperlichen Störungen verändert sich die Menge der normalerweise produzierten Endocannabinoide und auch die Zahl der Cannabinoidrezeptoren, um diese Störungen auszugleichen. So nimmt die Konzentration des Anandamids in einigen Hirnregionen, die für die Schmerzverarbeitung zuständig sind, bei Schmerzen zu, um diese Schmerzen zu lindern, oder sie nimmt bei mangelnder Nahrungsaufnahme zu, um den Appetit anzuregen. So wurde nachgewiesen, dass die Anandamid-Menge im Darm um ein Mehrfaches zunimmt, wenn Tieren kurzzeitig die Nahrung entzogen wurde, und sich wieder normalisierte, nachdem sie wieder ausreichend zu fressen bekommen hatten. Auch bei Muskelkrämpfen wurde eine vermehrte Bildung von Endocannabinoiden nachgewiesen, die offenbar den Zweck hat, die Krämpfe zu lindern. Bei Schmerzen aufgrund von Nervenverletzungen oder bei chronischen Entzündungen des Darmes nahm auch die Anzahl der Cannabinoidrezeptoren zu. Das Cannabinoidsystem passt sich also krankhaften Veränderungen an. Die Zunahme der Cannabinoidrezeptoren in bestimmten Regionen bei bestimmten Erkrankungen kann dazu führen, dass von aussen zugeführte pflanzliche Cannabinoide besser wirken. Die natürlichen Funktionen des Endocannabinoidssystems werden seit einigen Jahren intensiv erforscht, da man sich durch ein besseres Verständnis dieses Systems die Entwicklung neuartiger Medikamente erhofft.

3.4 Andere Wirkungsweisen

Einige Wirkungen der Cannabinoide werden nicht über die Aktivierung von Cannabinoidrezeptoren, sondern durch andere Mechanismen vermittelt. Beispielsweise sind Cannabinoide, wie auch die Vitamine C und E, wirksame Fänger von freien Radikalen. Als freie Radikale werden reaktionsfreudige Moleküle bezeichnet, die Zellschäden verursachen können.

Auch einige Abbauprodukte des THC üben medizinisch interessante Wirkungen aus. Während das 11-Hydroxy-THC ähnlich wie THC wirkt, liegen die Dinge bei der THC-Carbonsäure (THC-COOH) anders. Die THC-Carbonsäure ist die Substanz, auf die der Urin bei Verdacht auf Cannabiskonsum bei Autofahrern oder Sportlern getestet wird. Sie wirkt über einen ähnlichen Mechanismus wie Acetylsalicylsäure (Aspirin) durch die Hemmung des Enzyms Cyclooxygenase entzündungshemmend und schmerzlindernd. Dabei wirkt die THC-Carbonsäure wesentlich spezifischer, so dass die Nebenwirkungen des Aspirins, wie Magenbeschwerden und Nierenschäden, nicht auftreten. Die Abbauprodukte der Cannabinoide des Hanfes tragen erheblich zur Gesamtwirkung bei.

Manche Effekte von Cannabiszubereitungen werden durch die Wirkungen anderer Cannabinoide als THC verursacht. So hat beispielsweise CBD (Cannabidiol) – das Cannabinoid, das in vielen Cannabissorten nach THC in der höchsten Konzentration vorkommt – brechreizhemmende, nervenschützende, angstlösende und entzündungshemmende Eigenschaften. Zu seinen komplexen Wirkmechanismen zählen eine blockierende (antagonistische) Wirkung am Cannabinoid-1-Rezeptor, eine Stimulation des Vanilloid-1-Rezeptors, eine Hemmung des Abbaus des Endocannabinoids Anandamid und eine Aktivierung des Zellkernrezeptors PPAR-Gamma.

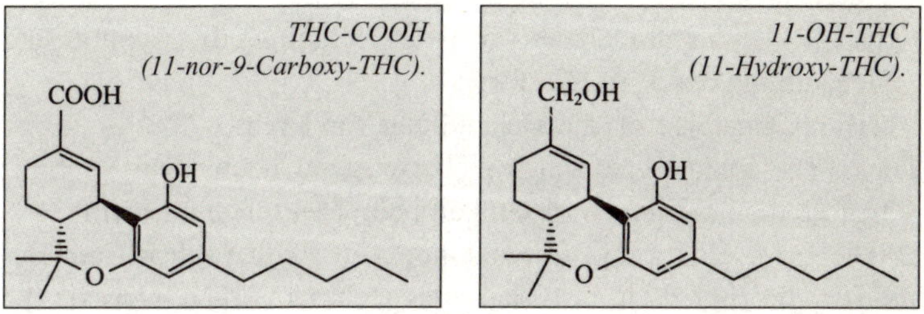

Die beiden wichtigsten von etwa 100 Abbauprodukten (auch: Stoffwechselprodukte, Metaboliten) von THC.

3.5 Entwicklung neuer Medikamente

Neben natürlichem Cannabis und einzelnen Cannabinoiden wird zurzeit eine Anzahl von Substanzen auf ihren therapeutischen Nutzen getestet, die auf unterschiedliche Art und Weise das Geschehen an den Cannabinoidrezeptoren und die Konzentration der Endocannabinoide beeinflussen.

Bis heute im Fokus der Wissenschaft:

1. Der bereits erfolgreich realisierte Ansatz ist die Gabe von natürlichen oder synthetischen Cannabinoiden, die die Cannabinoidrezeptoren aktivieren. Hier ist noch zu erforschen, wie die Verträglichkeit weiter verbessert werden könnte. Beispielsweise ist bekannt, dass die psychischen Wirkungen von THC durch Cannabidiol vermindert werden, so dass eine Kombination in einer natürlichen Cannabiszubereitung die Verträglichkeit verbessern könnte. Ein

solches Kombinationspräparat aus THC und CBD, der Sativex-Mundspray, kann in Deutschland und anderen Ländern verschrieben werden. Zudem gibt es Hinweise, dass Cannabis mit einigen anderen Medikamenten sinnvoll kombiniert werden kann, wo sich die Wirkungen gegenseitig ergänzen.

2. Die Verwendung von pflanzlichen Cannabinoiden, die keine psychischen Wirkungen hervorrufen, jedoch therapeutische Wirkungen ausüben, darunter

- CBD (Cannabidiol) zur Hemmung von Entzündungen, Linderung von Ängsten, Hemmung von Psychosen, etc.,
- CBDA (Cannabidiolsäure) zur Behandlung von Übelkeit und Erbrechen,
- THCV (Tetrahydrocannabivarin) zur Hemmung des Appetits und Behandlung des Typ-2-Diabetes,
- CBG (Cannabigerol) zur Behandlung von Krebs.

Diese Therapieansätze wurden überwiegend noch nicht in klinischen Studien auf ihre Wirksamkeit beim Menschen überprüft.

2. Die Erforschung und Entwicklung von synthetischen Cannabinoiden, die spezifisch ausserhalb des Gehirns wirken, weil sie die Blut-Hirn-Schranke nicht durchdringen und damit keine psychischen Wirkungen mehr verursachen. Einige synthetische Cannabinoide wie Dexanabinol und ajulämische Säure verursachen keine oder nur eine geringe Veränderung des Bewusstseins, wirken jedoch entzündungshemmend, schmerzlindernd oder nervenschützend. Auch das natürliche Cannabidiol weist diese drei Eigenschaften der Entzündungshemmung, Schmerzlinderung und des Nervenschutzes auf.

3. Die Konzentration der Endocannabinoide kann durch Stoffe beeinflusst werden, die ihren Abbau oder ihre Wiederaufnahme in die Zellen beeinflussen. Der Vorteil dieses Vorgehens gegenüber der Zufuhr von Cannabinoiden könnte darin bestehen, dass sie vor allem da wirken, wo bereits eine besonders starke Endocannabinoid-Produktion besteht.

4. Auch Cannabinoidrezeptoren-Blocker lassen sich therapeutisch nutzen. Da Cannabinoide akut das Gedächtnis beeinträchtigen oder Angst auslösen können, wäre ein Einsatz bei Gedächtnisstörungen oder Angstzuständen sowie als Appetitzügler denkbar. Antagonisten hemmen die Wirkung der Endocannabinoide. Ein solcher Antagonist war unter dem Medikamentennamen Acomplia (Wirkstoff: Rimo-

nabant) zur Behandlung von Übergewicht für kurze Zeit in einigen europäischen Ländern, darunter auch in Deutschland, in den Apotheken erhältlich. Das Medikament wurde jedoch aufgrund von Nebenwirkungen, insbesondere wegen einer Zunahme von Selbstmordgedanken, wieder vom Markt genommen und ist weltweit nicht mehr erhältlich.

3.6 Heute verfügbare Medikamente auf Cannabinoid- bzw. Cannabisbasis

Heute sind in Deutschland und anderen Ländern folgende Medikamente verfügbar.

- **Cannabisblüten** aus der Apotheke können Patienten kaufen, die eine spezielle Ausnahmeerlaubnis der Bundesopiumstelle für die Verwendung von Cannabis besitzen.
- **Dronabinol** ist ein anderer Name für das natürlich in der Hanfpflanze vorkommende THC. Dronabinol wird in Deutschland von den Unternehmen THC Pharm und Bionorica Ethics hergestellt. Es darf wie die anderen Medikamente Marinol, Nabilon und Sativex in Deutschland auf einem Betäubungsmittelrezept verschrieben werden.
- **Marinol** ist ein synthetisches Dronabinol-Präparat, das aus den USA importiert werden kann. Es kommt seltener zum Einsatz als Dronabinol aus Deutschland, weil es teurer ist.
- **Nabilon** ist ein synthetischer Abkömmling von THC (Dronabinol), der in Deutschland rezeptierfähig ist.
- **Sativex** ist ein Spray aus einem Cannabisextrakt, der in Deutschland für die Behandlung der Spastik bei Multipler Sklerose zugelassen ist. Die Krankenkassen erstatten die Kosten bei einer Verschreibung für diese Indikation. Er enthält gleiche Anteile an CBD und THC.
- **Epidiolex** ist ein CBD-reicher Cannabisextrakt, der sich zur Zeit in der Erprobung für die Verwendung bei therapieresistenter Epilepsie von Kindern befindet. Mit einer speziellen Sondererlaubnis dürfen US-amerikanische Ärzte (und möglicherweise demnächst auch Ärzte in Europa) diesen Extrakt des britischen Unternehmens GW Pharmaceuticals verwenden.

4 Das therapeutische Potenzial von Cannabidiol (CBD)

Das medizinische Interesse hat sich bisher vor allem auf THC-reiche Cannabisprodukte bzw. THC (Dronabinol) konzentriert (siehe Kapitel 5). Seit einigen Jahren tritt das therapeutische Potenzial von Cannabidiol (CBD) zunehmend in den Blickpunkt des Interesses. CBD verursacht keine psychischen Wirkungen und ist auch sonst nahezu nebenwirkungsfrei.

4.1 Firmen interessieren sich zunehmend für CBD

Das holländische Unternehmen Bedrocan, das niederländische Apotheken mit Cannabisblüten beliefert, plant für die nahe Zukunft zu den bisherigen 4 Sorten, die bereits in Apotheken erhältlich sind, eine Cannabissorte mit einem hohen CBD-Gehalt und nur sehr wenig THC in sein Programm aufzunehmen. Dann könnten auch deutsche Patienten mit einer Ausnahmeerlaubnis von der Bundesopiumstelle zur Verwendung von Cannabis aus der Apotheke diese Sorte zur Therapie auswählen. Bereits jetzt gibt es neben den Sorten Bedrocan, Bedica und Bedrobinol, die überwiegend THC und nur wenig CBD enthalten, bereits die Sorte Bediol mit einem THC-Gehalt von etwa 6 % und einem CBD-Gehalt von 7,5 %.
Das israelische Unternehmen Tikun Olam, das für israelische Patienten Cannabis anbaut, gab im Sommer 2012 bekannt, es habe eine CBD-reiche Cannabissorte entwickelt, die 15,8 % CBD und kaum THC enthalte. Diese Sorte wird Avidekel genannt.
Zum Zeitpunkt der Erstellung dieses Textes (2013) führte das britische Unternehmen klinische Studien mit einem CBD-reichen Cannabisextrakt (Epidiolex) zur Therapie von Epilepsie bei Kindern durch, beispielsweise beim sonst sehr schlecht zu behandelnden Dravet-Syndrom. Es zeigte sich, dass viele Kinder von einer solchen Therapie profitieren.
Im Internet gibt es mehr oder weniger seriöse Anbieter – auch aus Deutschland – von CBD-Extrakten, die aus Faserhanf hergestellt werden. Einige dieser Anbieter sind durchaus vertrauenswürdig. Es wird erwartet, dass die Preise für solche Extrakte weiter fallen werden, da das Angebot zunimmt.

Ärzte können in Deutschland CBD verschreiben, das von dem Unternehmen THC Pharm in Frankfurt hergestellt wird. Leider werden die nicht unerheblichen Kosten nicht von den Krankenkassen erstattet.

4.2 CBD ist das wichtigste Cannabinoid im Faserhanf

Cannabidiol ist in vielen Drogenhanf-Sorten nach THC das zweithäufigste Cannabinoid. Im THC-armen Faserhanf ist es häufig das am stärksten vertretene Cannabinoid mit Konzentrationen in einer Grössenordnung von 0,5 bis 2 Prozent im oberen Pflanzendrittel.
Wer heute im deutschsprachigen Raum CBD aus therapeutischen Gründen nutzen möchte, kann Faserhanf, der in Deutschland und anderen Ländern mit einer entsprechenden Genehmigung von Landwirten angebaut werden darf, kaufen und Tees aus den Blättern und Blüten anfertigen oder Extrakte herstellen. Tees enthalten naturgemäss nur geringe CBD-Mengen, während alkoholische oder ölige Extrakte aus den Blüten grosse CBD-Mengen enthalten können. Grundsätzlich gelten für die Extraktherstellung die gleichen Grundsätze wie die bei der Herstellung von Haschischöl aus Drogenhanf. Während Haschischöl (bzw. Rick Simpson-Öl) hohe THC-Konzentrationen enthält, enthalten Extrakte aus Faserhanf hohe CBD-Konzentrationen und vergleichsweise wenig THC. Das variiert von Sorte zu Sorte.

4.3 Erkenntnisse zur Wirkung von CBD aus der Grundlagenforschung

Die meisten CBD-Wirkungen wurden bisher nur im Tierversuch nachgewiesen. So linderte es Schmerzen aufgrund einer Nervenverletzung oder aufgrund von Entzündungen bei Ratten. CBD reduzierte in einem Mausmodell für die multiple Sklerose die Entzündung, indem es die Produktion von entzündungsfördernden Botenstoffen verminderte. Es wirkt nervenschützend, indem es wirksamer als Vitamin C freie Radikale fängt. So reduzierte CBD beispielsweise die Schwere der Auswirkungen einer mechanischen Schädigung des Ichiasnervs bei jungen Ratten. Es wirkt antiepileptisch, hemmt Übelkeit, tötet Krebszellen bei Brustkrebs und einigen anderen Krebsarten, hemmt die Anhäufung von Prionproteinen in Prion-infizierten Zellen und könnte so dem Rinderwahnsinn (BSE) vorbeugen. Es wirkt antibakteriell gegen bestimmte gefährliche Keime (MRSA) mit hoher Antibiotikaresistenz und reduziert im Tierversuch das Risiko für die Entwicklung eines Diabetes (Zuckerkrankheit). In einer Untersuchung an der Universität von Teramo beeinflusste Cannabidiol die Vermehrung von Hautzellen, so dass sich daraus möglicherweise neue Therapien für Hauterkrankungen ergeben.

4.4 Hemmung von THC-Wirkungen

Zu einer der ersten am Menschen beobachteten CBD-Wirkungen zählt die Eigenschaft von CBD, bestimmte Wirkungen des THC zu hemmen. So stellte eine brasilianische Arbeitsgruppe bereits Anfang der 80er Jahre fest, dass die gleichzeitige Verabreichung von 20 mg oralem THC und 40 mg oralem CBD deutlich geringere psychische Wirkungen verursachte als die alleinige Gabe von 20 mg THC. Auch die Beeinflussung der Herzfrequenz fiel geringer aus. Heute ist bekannt, dass CBD seine Wirkungen zum Teil durch die Blockierung des Cannabinoid-1-Rezeptors im Gehirn ausübt, der von THC stimuliert wird. Daher ist es nicht überraschend, dass CBD einigen THC-Effekten entgegenwirkt, darunter beispielsweise auch der Steigerung des Appetits. Wer also seinen Appetit steigern möchte, dem ist zu raten, lieber reines THC oder THC-reiche Cannabissorten zu verwenden als den Cannabisextrakt Sativex.

In einer Studie aus dem Jahr 2004 verstärkte 15 mg orales THC, das einigen Freiwilligen abends um 22 Uhr verabreicht wurde, im Vergleich zu einem Plazebo die Schläfrigkeit. Erhielten die gleichen Teilnehmer an dieser Untersuchung jedoch an einem anderen Abend gleichzeitig 15 mg THC und 15 mg CBD, so war diese schlaffördernde Wirkung des THC abgeschwächt, ein Hinweis auf eine mögliche wach machende Wirkung von CBD. In anderen Studien wurden allerdings eher sedierende Wirkungen von CBD beobachtet. Nach meiner Erfahrung ist es bei CBD ähnlich wie bei THC. Einige macht es müde, andere eher wach.

4.5 Gute Wirkungen bei Angststörungen

1993 wurde eine Studie der bereits oben erwähnten brasilianischen Arbeitsgruppe veröffentlicht, in der die angstlindernden Wirkungen von 300 mg Cannabidiol mit 10 mg Diazepam (Valium) verglichen wurden. Dabei wurden die Teilnehmer gebeten, vor einer Video-

kamera eine Rede zu halten. Dieser Vorgang erhöht die subjektive Angst und seine physiologischen Begleiterscheinungen, wie Steigerung der Herzfrequenz und der Atemfrequenz. Die Ergebnisse zeigten, dass CBD und Diazepam die durch den Test ausgelöste Angst verminderten.
Eine Untersuchung an der Abteilung für Klinische Psychopharmacology der Universität von London legt nahe, dass CBD möglicherweise bei der Behandlung einer posttraumatischen Belastungsstörung von Nutzen sein könnte. In dieser Studie mit 48 gesunden Teilnehmer verstärkte CBD die Festigung der so genannten Auslöschung (Extinktion) von Furcht. Die Teilnehmer hatten gelernt, dass auf einen neutralen Reiz (ein farbiger Kasten) ein zweiter (unangenehmer) Reiz, nämlich ein elektrischer Schock, folgte. Danach folgt eine Phase, in der auf den neutralen Reiz kein unangenehmer Reiz mehr folgte. In dieser Phase wurde die Furcht vor dem zweiten unangenehmen Reiz ausgelöscht. CBD hatte einen positiven Effekt auf dieses Vergessen des unangenehmen Ereignisses.
Cannabidiol verbesserte in einer klinischen Studie aus 2011 Symptome einer generalisierten sozialen Angststörung. Wissenschaftler der Universität von Sao Paulo untersuchten die Wirkungen von 600 mg CBD im Vergleich zu einem Placebo auf Patienten mit generalisierter sozialer Angststörung in einem simulierten Test für öffentliches Sprechen. Eine Vorbehandlung mit CBD reduzierte signifikant die Angst, die kognitive Beeinträchtigung und das Unbehagen bei der Vorführung der Rede und reduzierte signifikant den Alarmzustand bei der antizipierten Rede.

4.6 Antipsychotische Wirkungen

Im Jahr 1995 veröffentlichte die gleiche Forschergruppe erste Erfahrungen mit der Verwendung von Cannabidiol bei einer psychotischen Patientin. Die Symptome nahmen nach CBD-Behandlung (1500 mg pro Tag) ab. In einer späteren Studie an der Universität Köln wurden ebenfalls antipsychotische Wirkungen bei einer täglichen Dosis von 800 mg beobachtet.

4.7 Bekämpfung verschiedener Krebsarten

Eine der bemerkenswertesten Erkenntnisse der letzten Jahre war die Entdeckung der krebshemmenden Wirkungen von Cannabidiol. So stellten italienische Wissenschaftler im Jahr 2006 fest, dass Cannabidiol das Wachstum menschlicher Brustkrebszellen, die unter die Haut von Mäusen gespritzt worden waren, hemmte. CBD reduzierte auch die Lungenmetastasen, die aus menschlichen Brustkrebszellen in Tieren entstanden waren. Das Cannabinoid veranlasste die Zellen, sich selbst umzubringen. Andere experimentelle Studien bestätigten die Krebs hemmenden Eigenschaften von Cannabidiol. So berichtete im Jahr 2013 beispielsweise eine italienische Arbeitsgruppe von den tumorhemmenden Wirkungen des CBD bei einem Hirntumor (Gliom). Im gleichen Jahr berichteten Wissenschaftler der medizinischen Fakultät St. George's der Universität London, dass CBD (Cannabidiol), Cannabigerol (CBG) und Cannabigevarin (CBGV) gegen Leukämiezellen (Blutkrebs) wirkte, und dass diese Wirkung am stärksten war, wenn die untersuchten Cannabinoide gemeinsam verabreicht wurden.

Es ist bisher leider nicht bekannt, ob und wie sich diese Beobachtungen auf den Menschen übertragen lassen, und welche Dosierung gegebenenfalls wirksam wäre. Dies gilt auch für einige andere nur in experimentellen Studien beobachtete CBD-Wirkungen.

4.8 Hilfe bei bestimmten Störungen der Muskelspannung

Es gibt einige Fallberichte, nach denen Cannabidiol bei einigen Patienten mit Dystonien bzw. Dyskinesien wirksam war. Dabei handelt es sich um Bewegungsstörungen, die mit einem verstärkten Muskeltonus einhergehen. 1984 wurde der erste Fall eines Patienten veröffentlicht, dessen Meige-Syndron durch 200 mg CBD gebessert wurde. Das Meige-Syndrom ist eine Dystonie mit einer Kombination von Lidkrampf und Verkrampfungen der Kaumuskeln und Muskeln der unteren Gesichtshälfte.

Bei der Parkinson-Krankheit werden durch die Behandlung mit Levodopa gelegentlich als Dyskinesien bezeichnete Bewegungsstörungen verursacht. 1985 wurde darüber berichtet, dass die Behandlung mit Cannabidiol bei einem einzelnen Patienten diese Dyskinesien besserte. Warum CBD bei Dyskinesien und der Parkinson-Krankheit helfen könnte, untersuchten im Jahr 2013 Wissenschaftler der Universität von São Paulo in Brasilien. Danach aktiviert CBD einen bestimmten Rezeptor (5-HT1A-Rezeptor) in einer für Bewegungen wichtige Hirnregion, dem so genannten Striatum.

4.9 Antiepileptische Eigenschaften

Wie oben bereits erwähnt, wirken CBD und CBD-Extrakte antiepileptisch. Auf einer Tagung Ende 2014 wurden Arztberichte mit Daten zur Sicherheit und Wirksamkeit des CBD-Extrakts Epidiolex bei 58 Kindern und jungen Erwachsenen mit behandlungsresistenter Epilepsie, die mindestens 12 Wochen lang behandelt worden waren, vorgestellt. 12 Patienten mit Dravet-Syndrom gaben eine mediane Gesamtreduzierung der Anfallshäufigkeit um 51–72 % an. 12 Patienten mit atonischen Anfällen gaben eine mediane Gesamtreduzierung der Anfallshäufigkeit um 52–46 % an. Atonische Anfälle sind eine Anfallsart, die aus einem kurzen Abfall der Muskelspannung besteht, die ein Zeichen für Lennox-Gastaut-Syndrom sind. Daten zu 58 Patienten mit einem breiten Spektrum von Medikamenten resistenten Epilepsien, die mit Epidiolex behandelt worden waren, zeigten eine mediane Gesamtreduzierung der gesamten Anfallsfrequenz um 36–51 %.

4.10 Verschiedene Beobachtungen

Es gibt eine Anzahl von Ergebnissen aus der Grundlagenforschung mit Cannabidiol, deren Bedeutung bisher nicht abgeschätzt werden kann. So verbesserte in einer Studie an der Universität von Nottingham CBD beim Diabetes die Entspannung der Blutgefässe, so dass CBD eventuell helfen könnte, Durchblutungsstörungen bei dieser Erkrankung positiv zu beeinflussen. In einer tierexperimentellen Studie an der Universität von Hertfordshire in Grossbritannien reduzierte CBD dass Zusammenziehen der Atemwege bei allergischem Asthma. In einem Fallbericht reduzierte CBD die Entzugsymptome bei einer 19-jährigen Frau, die regelmässig Cannabis konsumiert hatte und beim Absetzen Probleme entwickelte. Es gibt eine Anzahl von Erfahrungsberichten, die darauf hinweisen, dass CBD entzündungshemmende Eigenschaften besitzt.

4.11 Wechselwirkungen mit anderen Medikamenten

CBD muss zur Wirksamkeit oft in hohen Dosen verabreicht werden. Es wird in der Leber abgebaut. Dort hemmt es die Aktivität zweier Enzyme, die für den Abbau verschiedene Medikamente verantwortlich sind. Medikamente, die durch das CYP2C19-Enzym abgebaut werden, könnten langsamer abgebaut werden und stärker wirken, wenn sie zusammen mit CBD eingenommen werden. Zu diesen Medikamenten zählt der Säurehemmer Pantoprazol sowie das Antiepileptikum Clobazam (Frisium). Es hemmt auch die Aktivität des Enzyms CYP2D6, so dass Medikamente, die dieses Enzym benötigen, langsamer abgebaut werden und stärker wirken. Dazu zählen die Säurehemmer Ondansetron sowie das Antiepileptikum Risperidon (Risperdal) Es ist bei der Einnahme grosser Mengen von CBD daher Vorsicht angesagt, wenn die Substanz zusammen mit bestimmten anderen Medikamenten eingenommen wird.

5 Krankheiten, bei denen THC-reiche Cannabisprodukte helfen können

Cannabis, der Cannabisextrakt Sativex, Dronabinol (THC) und der synthetische THC-Abkömmling Nabilon werden entsprechend ihres breiten Wirkungsspektrums bei vielen Erkrankungen eingesetzt. Zur Therapie all dieser Erkrankungen gibt es bereits wirksame Medikamente. Allerdings helfen diese Medikamente nicht bei allen Patienten ausreichend oder verursachen manchmal starke Nebenwirkungen.
So gibt es sehr gute Schmerzmittel. Viele Patienten vertragen jedoch Präparate wie Aspirin oder Novalgin aufgrund von Magenproblemen nicht mehr. Bei anderen verursachen Opiate (zum Beispiel Morphium) Übelkeit oder führen zu einer starken Verstopfung. Bei wieder anderen helfen die bekannten Schmerzmittel und andere Verfahren wie TENS oder Akupunktur nicht in dem gewünschten Masse. Ähnlich verhält es sich mit vielen anderen Erkrankungen und Medikamenten.
Auch Cannabisprodukte helfen nur einem Teil der Betroffenen. Viele Patienten haben in Cannabisprodukten ihren letzten Strohhalm gesehen und waren dann enttäuscht, wenn sie ebenfalls nicht halfen oder zu starke unerwünschte Nebenwirkungen verursachten. Aber es gibt auch viele Beispiele, bei denen Medikamente auf Cannabisbasis dieser Strohhalm waren, bei denen sie sehr gut halfen und auch gut vertragen wurden.
Oftmals können Cannabisprodukte sinnvoll zusammen mit anderen Medikamenten verwendet werden, so dass deren Dosis reduziert werden kann. Beispielsweise ergänzen sich Dronabinol und Opiate in ihren Schmerz hemmenden Eigenschaften, während Dronabinol gleichzeitig die Übelkeit erzeugenden Effekte der Opiate lindern kann. Manchmal kann die Dosis der Opiate so reduziert werden, dass auch ihr verstopfender Effekt vermindert wird. So berichteten Dr. Mary Lunch und ihre Kollegen von der Universität von Halifax in Kanada im Jahre 2003 in einer Fachzeitschrift von drei chronischen Schmerzpatienten (Multiple Sklerose, HIV-Neuropathie, Rücken- und Beinschmerzen nach einem Unfall), die ihre Opiatdosis durch das Rauchen von Cannabis deutlich vermindern konnten (Lynch 2003). Der Patient, der an der HIV-Neuropathie litt, nahm täglich 360 mg lang wirkendes Morphium ein, eine hohe Dosis.

Vier Monate nach Beginn des zusätzlichen Cannabiskonsums hatte er die Morphiumdosis auf die Hälfte reduziert und nach weiteren fünf Monaten vollständig abgesetzt.
Einige Medikamenten-Kombinationen mit Cannabisprodukten sind weniger sinnvoll. Darauf wird in dem Kapitel zu den Wechselwirkungen mit anderen Medikamenten näher eingegangen. Schwerwiegende oder lebensbedrohliche Wechselwirkungen, wie man sie von vielen anderen Medikamenten oder Lifstyle-Produkten wie dem Potenzmittel Viagra kennt, sind für Cannabisprodukte allerdings nicht beschrieben.

Einsatzmöglichkeiten für Cannabis und Dronabinol ergeben sich für folgende Krankheiten und Krankheitssymptome:

- **Übelkeit und Erbrechen:** Krebschemotherapie, HIV/Aids, Hepatitis C, Schwangerschaftserbrechen, Übelkeit im Rahmen der Migräne.
- **Appetitlosigkeit und Abmagerung:** HIV/Aids, fortgeschrittene Krebserkrankung, Hepatitis C, COPD (chronisch-obstruktive Lungenerkrankung.
- **Spastik, Muskelkrämpfe, Muskelverhärtung:** Multiple Sklerose, Querschnittslähmung, Amyotrophe Lateralsklerose (ALS), Spastik nach Schlaganfall, Spannungskopfschmerz, Bandscheibenprobleme und Verspannung der Rückenmuskulatur.
- **Bewegungsstörungen:** Tourette-Syndrom, Dystonie, Levodopa-induzierte Dyskinesie, tardive Dyskinesie, Parkinson-Krankheit, essenzieller Tremor (Zittern).
- **Schmerzen:** Migräne, Cluster-Kopfschmerz, Phantomschmerzen, Neuralgien, Menstruationsbeschwerden, Parästhesien (Kribbeln, Brennen, Ameisenlaufen) bei Zuckerkrankheit oder Aids, Hyperalgesie (verstärkte Schmerzempfindlichkeit), Schmerzen bei verspannter Muskulatur und Muskelkrämpfen, Arthrose, Arthritis, Colitis ulcerosa, Restless-Legs-Syndrom, Fibromyalgie.
- **Allergien, Juckreiz und Entzündungen:** Asthma, Arthritis, Colitis ulcerosa, Morbus Crohn, Hausstauballergie, Heuschnupfen, starker Juckreiz bei Lebererkrankungen, Neurodermitis, Fieber.
- **Psychische Erkrankungen:** Depressionen, Angststörungen, bipolare Störungen, posttraumatische Belastungsstörung (PTBS), Hyperaktivität, ADHS (Aufmerksamkeitsdefizit-/Hyperaktivitäts-

syndrom), Impotenz, Alkoholismus, Opiatabhängigkeit, Schlafmittelabhängigkeit, Schlaflosigkeit, verwirrtes Verhalten bei Alzheimer-Krankheit.
- **Magen-Darm-Erkrankungen:** Magenschleimhautentzündung, Colitis ulcerosa, Morbus Crohn, Reizdarm, Durchfall.
- **Erhöhter Augeninnendruck:** Glaukom (grüner Star).
- **Hören, Schwindel, Gleichgewicht:** Tinnitus (Ohrgeräusche), Nystagmus, Menière-Krankheit.
- **Asthma:** Weitung der Bronchien.
- **Epilepsie.**
- **Singultus (Schluckauf).**
- **Förderung der Wehentätigkeit** bei der Geburt.

Häufig wirken Cannabis und Dronabinol gleichzeitig auf mehrere Symptome einer Erkrankung. So schrieb das Medizininstitut der USA in einer umfangreichen Untersuchung zu den therapeutischen Wirkungen von Marihuana im Jahr 1998: *„In Fällen, in denen vielfältige Symptome auftreten, könnte die Kombination der THC-Wirkungen eine Form der Kombinationstherapie darstellen. Beispielsweise würden abgemagerte Aids-Patienten vermutlich von einer Medikation profitieren, die gleichzeitig Angst, Schmerzen und Übelkeit reduziert sowie den Appetit anregt."*

5.1 Psychische Erkrankungen

„Nach einer Stunde entwickelt sich ganz plötzlich ein unbeschreibliches Gefühl von Verzückung und Grossartigkeit. Die Worte „gut", „supergut" und „grossartig", die diesem Gefühl am nächsten sind, kommen mir in den Kopf. Dieses unbeschreibliche Gefühl ist vollkommen subjektiv (...). Die Idee von Einheit mit der gesamten Natur und mit dem gesamten Universum nimmt Gestalt an. Es gibt keinen materiellen Körper oder Persönlichkeit (...). Da ist eine wunderbare farbige Bilderwelt; blau, purpur und altes Gold dominieren, mit besonders zarten Schatteneffekten (...). Offenbar trat langsam der Schlaf ein und ich schlief ungestört bis zur üblichen Aufstehzeit. Keine besonderen Empfindungen beim Aufstehen. Fühle mich, wenn überhaupt, mehr als sonst erfrischt. Alle Gefühle, die oben geschildert sind, sind völlig verschwunden. Die Erinnerungen an die Erfahrungen sind jedoch sehr klar und lebendig."

1938 veröffentlichte Professor Robert Walton von der medizinischen Fakultät von South Carolina in den USA ein Buch mit dem Titel *Beschreibung der Haschisch-Erfahrung*, in dem sich auch das oben genannte Erlebnis eines jungen Arztes findet, der absichtlich eine Überdosis Cannabis eingenommen hatte.

Neben diesen beglückenden Gefühlen, die bei Depressionen von Nutzen sind, können nach dem Cannabiskonsum jedoch auch unangenehme Erfahrungen wie Angst, Panik und Todesangst auftreten, vor allem nach hohen Dosen und bei unerfahrenen Konsumenten. Die medizinische Verwendung von Cannabisprodukten erfordert daher ein sorgfältiges Vorgehen, um unerwünschte psychische Wirkungen zu vermeiden. Eine leichte Stimmungsaufhellung tritt oft bereits nach geringen Cannabisdosen ein, die aber noch nicht zu einer wahrnehmbaren Veränderung des Bewusstseins führen.

Depressionen

In Studien mit Dronabinol bei Aids- und Krebspatienten in den USA fiel auf, dass viele Teilnehmer nicht nur eine Verbesserung der körperlichen Leiden erfuhren, sondern auch eine Aufhellung ihrer durch die schwere Erkrankung ausgelösten depressiven Stimmungslage (Beal 1995, Regelson 1976).

Die im Cannabisrausch erlebten Gefühle können zu einer vorübergehenden Entlastung von psychischem und physischem Leiden führen. Cannabis kann wieder etwas Freude ins Leben bringen. Es ist bekannt, dass Lebensfreude und Lebensmut sich günstig auf den Verlauf vieler Krankheiten auswirken, während Niedergeschlagenheit und Verzweiflung schlechte Arzneien sind. Die Intensität der gewünschten psychischen Cannabiseffekte kann über die Dosierung gesteuert werden. Eine leichte antidepressive Wirkung trat in den oben erwähnten Studien bereits bei recht niedrigen Dosen ein, die noch nicht zu merklichen psychischen Veränderungen führten.

Ein an einer Leukämie (chronisch myeloische Leukämie, CML) Erkrankter bekam Dronabinol gegen die Nebenwirkungen seiner Chemotherapie, Appetitlosigkeit und Übelkeit verschrieben und bemerkte wie viele andere Patienten die antidepressive Wirkung: *„Ich nehme nun seit November 2001 Dronabinol, meist 500 mg im Monat. Zwischen Juli 2001 und September 2002 wurde die CML mit wöchentlich 260 Mikrogramm Interferon kontrolliert. Seit Oktober*

2002 nehme ich stattdessen täglich 400 mg Imatinib. Als ich Dronabinol im November 2001 zum ersten Mal nahm, war die Wirkung ausgesprochen befreiend. Plötzlich hatte ich wieder Interesse an der Welt, wollte und konnte wieder Musik hören, wollte und konnte wieder Zeitung lesen. Dronabinol hat mir deutlich geholfen, das durch Interferon erzeugte körperliche und psychische Tief durchzustehen und die durch Interferon verdorbenen Tage erträglicher zu machen. Dronabinol war aber der Interferon-Wucht am Ende nicht mehr gewachsen. Ich glaube auch nicht, dass mir eine höhere THC-Dosis besser geholfen hätte. (...) Seit das Interferon abgesetzt ist, nehme ich Dronabinol als Antidepressivum. Lieber täglich 20 mg Dronabinol als täglich 150 mg Zoloft."
Einige Erfahrungen von niedergelassenen Ärzten mit Dronabinol zeigen, dass THC nicht nur bei reaktiven Depressionen hilfreich sein kann, wie sie im Rahmen von schweren Erkrankungen auftreten, sondern auch bei so genannten neurotischen Depressionen, das heisst einer gedrückten Stimmung sowie Interesse- und Freudlosigkeit über Wochen und Monate, ohne dass es einen besonderen Anlass gibt. Ich möchte hier ein extremes Beispiel vorstellen: Eine junge Frau, die regelmässig 13 Medikamente einnahm, darunter Neuroleptika, Antidepressiva, Schmerzmittel und Tranquilizer, ist nun mit 3 mal 5 mg Dronabinol und einem Antidepressivum gut eingestellt.

Angststörungen und posttraumatische Belastungsstörung
Cannabisprodukte können im akuten Rausch plötzliche Angstzustände und Panik auslösen. Dagegen können sie bei chronischen Angststörungen und immer wieder ohne äussere Ursache auftretenden Panikattacken allerdings auch hilfreich sein. Ein derart betroffener Mann berichtete mir im Jahre 2002 Folgendes: Die Attacken hatten bei ihm ohne erkennbaren Grund vor einem dreiviertel Jahr begonnen und seien fast täglich aufgetreten. Zudem habe er unter Übelkeit, Appetitlosigkeit und Schwindelgefühl gelitten. Er habe vom Arzt starke Medikamente bekommen, die er aber nicht auf Dauer einnehmen wollte. Vor fünf Monaten habe er mit dem Konsum von Cannabis begonnen, jetzt etwa dreimal pro Woche – nicht während, sondern zwischen den einzelnen Anfällen. Die Panikattacken seien dann immer seltener und weniger heftig geworden. Das Schwindelgefühl und die Übelkeit seien vollständig verschwunden

und er habe nun auch wieder Appetit. Die Panikattacken seien in Folge ebenfalls fast vollständig verschwunden.
Diese angstlösende Wirkung von Cannabisprodukten kann durch die Wirkung von Cannabis auf das Gedächtnis erklärt werden. Wissenschaftler vom Max-Planck-Institut für Psychiatrie in München haben in einer Studie aus dem Jahre 2002 gezeigt, dass das endogene Cannabinoidsystem eine zentrale Rolle bei der Auslöschung unangenehmer Erinnerungen spielt. Diese tierexperimentellen Untersuchungen wurden später durch Studien mit gesunden Freiwilligen bestätigt (Rabinak et al. 2012). Wer Cannabinoide erhält, vergisst schneller belastende Ereignisse.
Viele Menschen, die Gewalttaten erlebt haben oder in ihrem Leben andere sehr belastende Situationen durchgemacht haben, leiden über Jahre an Albträumen und starken Ängsten, was als posttraumatische Belastungsstörung (PTBS) bezeichnet wird. Viele Betroffene berichten, dass Cannabisprodukte als unterstützende Hilfe zur Bewältigung dieser Erfahrungen wirksamer als andere Medikamente waren.
Die Symptome einer schweren posttraumatischen Belastungsstörung wurden bei einem jungen Mann signifikant durch die Selbstbehandlung mit Cannabis verbessert. Dies geht aus einem Fallbericht der Klinik für Psychiatrie der Medizinischen Hochschule Hannover hervor (Passie et al. 2012). Seit seinem vierten Lebensjahr war der Patient Opfer eines langzeitigen, sadistischen sexuellen Missbrauchs durch seinen Vater und den Onkel väterlicherseits. Dies hielt bis zu seinem 15. Lebensjahr an, als er bereits zum zweiten Mal versuchte, sich umzubringen.
Die Autoren des Berichts sahen den Patienten mehrere Jahre später zum ersten Mal. Zu diesem Zeitpunkt war er während einer akuten Krise mit starken, unkontrollierten Flashbacks, Panikattacken und Impulsen, sich selbst zu verletzen, zu seiner Sicherheit und Stabilisierung in die psychiatrische Klinik eingewiesen worden. Die Selbstverletzungen in der Vergangenheit hatten zu Narben durch Messerschnitte geführt. Nach einigen Tagen, in denen er sich stabilisiert hatte, wurde er in ein Psychotherapie-Behandlungszentrum zurück überwiesen. In den folgenden Wochen verbesserte sich sein Zustand dramatisch. Als er gefragt wurde, was nach seiner Ansicht für die Verbesserung seines Zustands verantwortlich war, gab er zu, dass er von anderen Patienten gelernt habe, Cannabisharz zu rau-

chen. Er hatte entdeckt, dass er gespaltenen Bewusstseinszuständen durch das Rauchen von Cannabis vorbeugen konnte, sobald er erste Gefühle der Reaktivierung und Verstärkung der traumatischen Erinnerungen als Flashbacks bemerkte. Auch wenn er nach der Cannabisverwendung weiterhin Flashback-Phänomene erlebte, so waren ihr Verlauf und ihre Stärke verändert. Die Autoren nahmen eine Übersicht zu diesem Thema vor und folgerten: *„Es gibt zunehmende Hinweise, dass Cannabinoide eine Rolle bei der Extinktion von Furcht und antidepressiven Wirkungen spielen könnten.“*

Auch nach einer Beobachtungsstudie von Wissenschaftlern vom MaReNa Diagnostik und Consulting Zentrum in Bat-Yam, Israel, kann die Verwendung von Cannabis Symptome bei posttraumatischer Belastungsstörung verbessern (Reznik et al. 2011). Als Teil ihrer routinemässigen Konsultationstätigkeit beurteilten sie den Geisteszustand von 79 Erwachsenen mit posttraumatischer Belastungsstörung, die beim Gesundheitsministerium einen Antrag auf Verwendung von Cannabis für medizinische Zwecke gestellt hatten. In den meisten Fällen trat eine signifikante Verbesserung der Lebensqualität und der Schmerzen ein, mit einigen Verbesserungen bei der Stärke der posttraumatischen Symptomatik. Die Patienten gaben eine Beendigung oder Reduzierung der Dosis von Schmerzmitteln und Beruhigungsmitteln an. Die Mehrzahl der gebesserten PTBS-Patienten gehörte zu den Gruppen mit gleichzeitig bestehenden Schmerzen und/oder Depressionen. Die Autoren folgerten, dass *„die Ergebnisse eine gute Verträglichkeit und einen weiteren Nutzen (...) besonders bei Patienten mit einer Komorbidität von Schmerzen und/oder Depressionen zeigen“*.

Auch CBD könnte bei dieser Erkrankung von Nutzen sein. In einem Experiment mit 48 gesunden Teilnehmern, die an einem Test zur Furcht-Konditionierung teilnahmen, verstärkte CBD (Cannabidiol) die Festigung (Konsolidierung) der anschliessenden Extinktion (Auslöschung der Furcht) und könnte daher bei der Behandlung von Angststörungen ebenfalls von Nutzen sein (Das et al. 2013). Dabei waren bereits vergleichsweise geringe Dosen von 32 mg CBD wirksam. Die Wissenschaftler der Abteilung für Klinische Psychopharmakologie der Universität von London (Grossbritannien) folgerten, dass *„diese Befunde den ersten Beweis dafür liefern, dass CBD die Konsolidierung des Extinktionslernens beim Menschen* *verstärken kann und legt nahe, dass CBD ein Potenzial als Zusatzmedikament bei Therapien von Angststörungen, die auf der Extinktion basieren, besitzt.“*

Affektive Psychosen, endogene Depressionen, bipolare Störungen
Die affektiven Störungen oder affektiven Psychosen zählen zusammen mit der Schizophrenie zur Gruppe der Psychosen. Psychosen verändern im Vergleich zu anderen psychischen Krankheiten die Persönlichkeit ausserordentlich schwerwiegend. Sie sind häufig mit Wahnvorstellungen und Halluzinationen, Gefühlen des Unheimlichen und starken Angstzuständen verbunden. Oft fehlt die Einsicht, an einer Erkrankung zu leiden, sondern die Störung wird als von aussen kommend erlebt.
Zu den affektiven Psychosen zählen die endogene Depression und die manisch-depressive oder bipolare Störung.
Die endogene Depression hat im Gegensatz zur reaktiven Depression keine erkennbare Ursache. Sie entsteht quasi von innen und beeinflusst Gefühle, Denken und Verhalten der betroffenen Person schwerwiegend. Symptome der Depression umfassen einen Interessensverlust an allen Dingen und Verlust von Freude im Leben, Traurigkeit, Schuldgefühle, Konzentrationsschwäche, Appetitverlust, Lethargie und chronische Müdigkeit oder auch Schlaflosigkeit. Oft kommen körperliche Beschwerden wie Kopfschmerzen und Verdauungsstörungen hinzu. Einige Patienten haben mir berichtet, dass Cannabisprodukte ihnen bei endogenen Depressionen geholfen haben. Allerdings kann der mögliche Nutzen von Cannabisprodukten bei endogenen Depressionen bisher nur schwer abgeschätzt werden, da zu diesem Thema keine Erfahrungen aus Studien existieren. Ein Patient mit endogener Depression schrieb in einer E-Mail: *„Ich leide seit meinem 14. Lebensjahr unter einer endogenen, evtl. auch traumabedingten Depression. Mein depressiver Zustand äussert sich so, dass ich nur schwer und auch nur temporär emotionalen Zugang zu meiner Umwelt aufbauen kann. Mein Leben verkommt dadurch zu einem interesselosen Automatismus, ich fühle mich wie lebendig begraben und nehme die Welt wie durch eine Panzerglaswand war. Trotz vieler medikamentöser Therapieversuche helfen mir herkömmliche Antidepressiva nicht. Einzig Cannabis ist dazu in der Lage, diesen Zustand aufzuheben. Ich habe mich*

schon einmal mit einem Versuchsleiter des Max-Planck-Instituts über dieses „Phänomen" unterhalten und er hat meine Vermutungen bestätigt: durch die psychoaktiven Bestandteile von Cannabis könne meine schwache limbische Struktur praktisch ausgeglichen werden, die Sinnesreize würden demnach stark genug werden, sodass sie an die unterschiedlichen Hirnareale weitergeleitet und verarbeitet werden."

Eine Anzahl von Personen, die an bipolaren Störungen leiden, berichten ebenfalls von positiven Erfahrungen. Die bipolaren Psychosen werden auch manisch-depressive Psychose oder manische Depression genannt. Bei dieser Störung wechseln Phasen von endogener Depression mit manischen Phasen ab. Die Manie ist durch übertriebene Fröhlichkeit, grandiose Gedanken, ein Gefühl von Unbesiegbarkeit, Hyperaktivität, mangelnder Konzentration und schnellem Denken und Sprechen gekennzeichnet. In einer wissenschaftlichen Veröffentlichung aus dem Jahre 1998 werden eine Anzahl von Fallberichte vorgestellt von Patienten, denen es mit Hilfe von Cannabis gelungen ist, entweder ihre Manie, ihre Depression oder beides zu behandeln (Grinspoon 2004). Einige verwendeten Cannabis zusätzlich zu Lithium, dem üblichen Medikament bei bipolaren Störungen, und konnten so die Lithium-Dosis reduzieren oder die Nebenwirkungen der Lithium-Behandlung vermindern.

Im Juli 2003 bekam ich eine E-Mail aus Kalifornien, wo es viele Klubs gibt, in denen Patienten mit Erlaubnis der kalifornischen Behörden und mit Tolerierung durch die Bundesregierung Cannabis kaufen können:

„Ich bin Derek D. Ich betreibe die Nordküsten-Patientenvereinigung hier in XY, Kalifornien. Ich war zusammen mit einem Kollegen Zeuge einer bemerkenswerten Veränderung bei einem Patienten mit einer bipolaren Störung. Vor einer Woche bewegte sich mein Klient aus San Francisco von einem erschreckenden Zustand bipolarer Desorientierung hin zu vollständiger Klarheit und neuralen Zusammenhalts nach zwei Inhalationen von reinem Cannabisöl mit 20 Prozent THC-Gehalt. Diese Veränderung war geradezu wundersam."

Schizophrene Psychosen

In einem Brief an den Herausgeber des Journal of Clinical Psychiatry berichteten Ärzte des Rockland-Psychiatriezentrums in Orangeburg, New York (USA), von vier Patienten mit Schizophrenie, die nicht auf andere Medikamente ansprachen, jedoch eine erhebliche Verbesserung durch eine Therapie mit THC erfuhren (Schwarcz et al. 2010). Die Ärzte hatten bereits eine ähnliche Erfahrung im Jahr 2009 mit vier anderen Patienten veröffentlicht. Diesmal versuchten sie Dronabinol (THC) bei 8 weiteren stationären Patienten. Sie litten alle unter einer schweren Psychose, die nicht auf eine Standardmedikation angesprochen hatte, und die von einer früheren positiven Erfahrung mit Cannabis berichtet hatten. Es gab vier Patienten, die gut auf THC ansprachen, und vier, die nicht ansprachen.

Ein Fall war ein 54 Jahre alter Mann mit schizoaffektiver Störung, der seit Jahren trotz vieler Versuche mit Medikamenten aggressiv, zudringlich und unorganisiert war. Vor dem Versuch mit THC verwendete er seit Monaten täglich Clozapin, Risperidon, Lithium-Carbonat und Clonazepam ohne signifikanten Nutzen. Nach Hinzufügung von zweimal täglich 5 mg THC wurde er ruhig, kooperativ und logisch, und er war deutlich verbessert, so wie auch die anderen drei Patienten, die auf THC ansprachen. Keiner der vier Patienten, die nicht auf THC ansprachen, zeigte eine Verschlechterung seiner Psychose oder andere Wirkungen. Die Autoren stellten fest, dass sie *„einfach nach der Hinzufügung von Dronabinol keine Veränderung aufwiesen“*. Sie schreiben: *„Wir vermuten, dass bei einer Untergruppe dieser [psychotischen] Patienten die Ursache ihrer Psychose eine niedrige endogene Endocannabinoid-Gehirnfunktion ist, so dass eine Stimulierung durch Cannabinoide ihr Verhalten verbessern würde.“*

Verwirrtes Verhalten bei der Alzheimer-Krankheit

Im Jahre 1997 wurde eine Studie zur Verwendung von Dronabinol bei Patienten, die an der Alzheimer-Krankheit litten und die Nahrungsaufnahme verweigerten, veröffentlicht (Volicer 1997). Ursprünglich hatte der Studienleiter nur die Wirkung von Dronabinol auf den Appetit und das Gewicht untersuchen wollen. Tatsächlich nahm das Gewicht in den drei Wochen, in denen die Patienten Dronabinol erhalten hatten, stärker zu als in den drei Wochen, in denen sie nur ein Scheinpräparat einnahmen. Überraschenderweise nahm auch die Stärke des verwirrten Verhaltens während der Dronabinol-

Phase ab. Für weitreichende Folgerungen war die Studie mit nur 15 Teilnehmern zu klein, aber die Studienleiter meinen, dass Dronabinol „*ein viel versprechendes neues therapeutisches Mittel*“ zur Verbesserung verwirrten Verhaltens bei Patienten mit der Alzheimer-Krankheit sei.

Im Jahre 2003 wurde beim Kongress der Amerikanischen Gesellschaft für Geriatrie (Altersheilkunde) eine vergleichbare Studie vorgestellt. Von 9 behandelten Alzheimer-Patienten war nach einem Monat bei sechs Teilnehmern die Unruhe deutlich reduziert. Bei drei Patienten hatte sich die geistige Leistungsfähigkeit verbessert. Die Patienten erhielten anfangs täglich 2 mal 2,5 mg THC, was bis zu einem Maximum von 2 mal 5 mg pro Tag gesteigert wurde. Alle Patienten behielten zusätzlich die bisherige Medikation bei.

Diese Beobachtungen wurden von anderen Forschergruppen bestätigt. So war bei 40 Patienten mit schwerer Alzheimer-Erkrankung und anderen Formen der Demenz die Behandlung mit oralem THC mit einer signifikanten Abnahme der Erregung sowie Verbesserungen der Schlafdauer und des Appetits verbunden (Woodward et al. 2013). Die Autoren folgerten, dass dieser Bericht „*bisher die grösste Studienkohorte von Demenzpatienten darstellt, die mit Dronabinol behandelt wurden, und bestätigt frühere Berichte, dass Dronabinol als zusätzliche Behandlung von neuropsychiatrischen Symptomen bei Demenz dienen kann*“.

Wissenschaftler der Charité in Berlin untersuchten in einer kleinen Studie die Wirkung von THC auf die nächtliche Unruhe bei sechs Patienten mit fortgeschrittener Demenz, darunter fünf Alzheimer-Patienten, durch objektive Messungen (Walther et al. 2006). Sie erhielten zwei Wochen lang abends 2,5 mg THC. Das Medikament führte bei allen Teilnehmern zu einer objektiven Reduzierung der nächtlichen motorischen Aktivität, die mit einem Bewegungsmesser an einem Arm bestimmt wurde. Im Mittel nahmen die nächtlichen Bewegungen auf 59 Prozent des Ausgangswertes ab.

Eine Studie von Wissenschaftlern der Universität von London zeigte, dass Cannabinoide in der Lage waren, Nervenzellen vor der Giftigkeit von Amyloid-Beta zu schützen (Milton 2002). Das Gehirn eines Alzheimer-Kranken enthält abnorme Ablagerungen, die „*Plaques*“ oder „*Knäuel*“ genannt werden. Es gibt Proteine, die im Zusammenhang mit diesen Ablagerungen stehen, die Amyloid-

Beta-Protein und Tau-Protein genannt werden. Man nimmt an, dass erhöhte Gehirnspiegel von Amyloid-Beta zu einer Anhäufung dieses Protein führen, so dass sich Plaques bilden, die Nervenschäden verursachen. Der Leiter der Studie Nathaniel Milton erklärte gegenüber der Presse: *„Meine grundlegende Hypothese besteht darin, dass Amyloid-Beta in die Nervenzellen aufgenommen wird, wo es phosphoryliert wird und die Zellen tötet. Es sind diese toxischen Wirkungen, denen Cannabinoide vorbeugen."*

Autismus

Autismus ist eine komplexe Entwicklungsstörung, die sich typischerweise in den ersten drei Lebensjahren bemerkbar macht. Sie basiert auf einer neurologischen Störung, die die Funktionsweise des Gehirns beeinflusst. Autisten haben Schwierigkeiten, mit anderen zu kommunizieren und sozial zu interagieren.

Ein niedergelassener Arzt berichtete mir von einem Behandlungsversuch bei einem autistischen Jungen von 17 Jahren. Nach der Einnahme von Dronabinol in einer Tagesdosis von 5 bis 7,5 mg nahmen seine innere Unruhe und sein fahriges Verhalten ab, die Kontaktaufnahme zu seiner Umgebung verbesserte sich. Er nimmt das Medikament gern ein, obwohl Autisten sonst bei der Einnahme von Medikamenten eher abweisend sind. Zunächst hat er in den ersten zwei Wochen nach Beginn der Behandlung viel geschlafen, und es war schon überlegt worden, die Therapie abzubrechen. Dann nahm der sedierende Effekt jedoch ab, und es zeigten sich die eher positiven Wirkungen. Mittlerweile hat dieser Arzt weitere Erfahrungen bei einigen anderen Autisten gesammelt. Man wird weitere Untersuchungen abwarten müssen, um zu einem fundierten Urteil zur Wirksamkeit von Cannabisprodukten bei dieser Erkrankung gelangen zu können.

Impotenz und erektile Dysfunktion

Die Unfähigkeit, eine ausreichende und ausreichend lange Steifigkeit des Penis zu entwickeln, die so genannte erektile Dysfunktion, hat häufig psychische Ursachen, wie beispielsweise Versagensängste. In den vergangenen Jahren wird die männliche Impotenz allerdings verstärkt auf körperliche Ursachen zurückgeführt, wie etwa Durchblutungsstörungen und Hormonmangelzustände.

Auch in diesem Zusammenhang können die angstlösenden sowie die seelisch und körperlich entspannenden Wirkungen von Cannabis hilfreich sein. Hinzu kommt die Steigerung der sinnlichen Erfahrungen, wie etwa von Berührungen, durch die Droge sowie eine gefässerweiternde Wirkung des Dronabinol. Auch von vielen Frauen werden Cannabisprodukte als Libido steigernd erlebt.
Seit langer Zeit wird Cannabis in vielen Kulturen als Aphrodisiakum verwendet und man darf annehmen, dass sowohl die Attraktivität als auch die Dämonisierung der Hanfpflanze zum Teil auf dieser Wirkung beruht (Abel 1981). Traditionell ist Cannabis mit der tantrischen Religion verbunden und in der ayurvedischen Medizin gelten Hanfzubereitungen als luststeigernd. Auch in der arabischen Welt wird Cannabis traditionell mit einem aphrodisierenden Effekt verbunden. Ein Zeugnis davon gibt die arabische Literatur und Dichtung zu diesem Thema.
In den vergangenen drei Jahrzehnten wurde eine Anzahl von Umfragen in westlichen Zivilisationen durchgeführt. So erhöhte nach einer Befragung von 345 amerikanischen Studenten aus dem Jahre 1974 Marihuana das Verlangen nach Sex häufiger bei Frauen als bei Männern (58 Prozent gegenüber 39 Prozent) (Koff 1974). Allerdings berichteten mehr Männer als Frauen von einer Steigerung des sexuellen Vergnügens (60 Prozent gegenüber 43 Prozent). Dabei fiel eine Dosisabhängigkeit der Wirkung auf. Eine vergleichsweise grössere Zunahme der Libido und eine Steigerung des sexuellen Erlebens wurden eher bei moderaten Marihuanadosen bemerkt als nach der Einnahme grosser Mengen.
In einem Beitrag für eine Fachzeitschrift über psychoaktive Drogen aus dem Jahre 1982 weist der Autor darauf hin, dass Cannabis offenbar auf viele Menschen einen steigernden Effekt auf sexuelle Funktionen ausübe, um dann anzumerken, dass ältere Menschen weniger Cannabis konsumierten, obwohl diese doch hier einen grösseren Bedarf hätten: *„Schliesslich ist es ein Paradox, dass die Verwendung von Cannabis zur sexuellen Erregung eine bevorzugte Aktivität von jungen Erwachsenen ist. Die fortgeschrittenen Altersgruppen, die oft Bedarf an sexueller Unterstützung haben, sind dagegen weniger an seiner Verwendung beteiligt. Es ist unklar, warum diese Zweiteilung zwischen Bedarf und Verwendung besteht"* (Cohen 1982).

Schlafstörungen

Es gibt viele Hinweise, nach denen Cannabinoide den Schlaf und die Schlafbereitschaft fördern können. So schliefen in einer mehrwöchigen Laborstudie erfahrene Cannabiskonsumenten an den Tagen, an denen sie viel Marihuana konsumiert hatten, mehr und waren weniger aktiv als an Tagen mit geringem Konsum (Babor 1976). Diese Wirkung von Cannabisprodukten auf den Schlaf ist seit vielen Jahrhunderten bekannt und wird auch bei Schlafstörungen verwendet, mit allerdings unterschiedlichen Resultaten bei verschiedenen Personen. So stellte Bernhard Fronmüller, leitender Arzt am Krankenhaus in Fürth, bereits im Jahre 1869 eine Studie an genau 1 000 Patienten mit unterschiedlichen Schlafstörungen vor, die er mit verschiedenen schlaffördernden Substanzen, darunter auch Cannabis, behandelt hatte. In dieser Untersuchung hatten 53 Prozent gut von einem Cannabisextrakt profitiert, 21,5 Prozent zeigten eine partielle Wirkung und 25,5 Prozent nur eine geringe Wirkung. Besonders bei Altersschlaflosigkeit wurden Cannabisprodukte im 19. Jahrhundert gern verordnet.

Oft wird der sedierende Effekt der Cannabinoide als Nebenwirkung wahrgenommen. Beispielsweise gaben in einer kalifornischen Studie bei Patienten unter Krebschemotherapie 52 Prozent der Patienten, die Marihuana zur Behandlung von Übelkeit und Erbrechen erhalten hatten, und 64 Prozent der Patienten, die THC eingenommen hatten, Müdigkeit als Nebenwirkung der Therapie an (Musty 2001). In einer im Jahre 2001 erschienenen Übersicht von Studien, die die brechreizhemmende Wirksamkeit von Cannabinoiden untersucht hatten, bezeichneten die Autoren einige der Cannabinoidnebenwirkungen als *„potenziell nützliche Nebenwirkungen“* (Tramer 2001), darunter Sedierung, Schläfrigkeit und Euphorie, denn oft sind schwere Erkrankungen mit innerer Unruhe und Schlaflosigkeit verbunden. Nach diesen Ergebnissen kann man davon ausgehen, dass bei etwa der Hälfte der Cannabiskonsumenten sedierende beziehungsweise schlaffördernde Wirkungen auftreten.

Abhängigkeit von Alkohol, Opiaten und Schlafmitteln

Über die Verwendung von Cannabisprodukten bei der Behandlung der Alkohol-, Opiat- und Schlafmittelabhängigkeit wird seit mehr als 100 Jahren immer wieder berichtet. Die günstigen Effekte auf

Abstinenzsymptome beim Opiatentzug wurden in jüngerer Zeit auch in Tierversuchen nachgewiesen. Dabei ist zu bedenken, dass Sucht eine Erkrankung ist, die in erster Linie durch psychosoziale Massnahmen geheilt werden kann. Cannabis scheint daneben indes eine hilfreiche Unterstützung darzustellen.
1970 erschien ein Bericht des kalifornischen Psychiaters Dr. Tod Mikuriya in einer Fachzeitschrift über die Behandlung einer 49-jährigen Alkoholikerin (Mikuriya 1970). Ihr Arzt registrierte, dass sie weniger Alkohol trank, wenn sie Marihuana rauchte. Er ermunterte sie schliesslich, immer dann Marihuana zu nehmen, wenn sie das Bedürfnis nach Alkohol verspürte. Sie versuchten gemeinsam, die richtige Dosis zu finden, damit sie einerseits vom Alkohol lassen konnte, aber anderseits wieder nach und nach aktiv am sozialen Leben teilnehmen konnte – was auch gelang: „*Fünf Monate nach Beginn der Cannabis-Substitutionsbehandlung hat sich ihre Einsichtsfähigkeit verbessert und sie 'besucht' die sozialen Situationen, in denen sie sonst exzessiv trank und ihr zwanghaftes Spiel trieb. Sie raucht nun stattdessen Hanf und registriert, dass sie dabei nicht ihre Selbstkontrolle aufgibt. In der gleichen Zeit hat sich ihr körperlicher Gesundheitszustand verbessert und sie findet sich weniger reizbar; sie könne besser denken und sich konzentrieren.*"
Ein 25-jähriger Mann, der nach einem Unfall mit einer Schädigung des Rückenmarks seit Jahren an einer spastischen Lähmung leidet, berichtete mir, wie er mit Hilfe seines Arztes und Cannabis seine Abhängigkeit von Tetrazepam (Musaril), das er gegen die Spastik verschrieben bekommen hatte, überwinden konnte. Jetzt nähme er nur noch Cannabis gegen die spastische Symptomatik und komme damit gut zurecht.
Ein 45-jähriger Mann schrieb: „*1986 im Januar bemühte ich mich zum dritten Male, vom Alkohol loszukommen. Ich hatte schon Halluzinationen und entschied mich, es noch mal allein zu versuchen. Als das Zittern anfing, habe ich Haschisch geraucht, und das Zittern liess nach. Die aufkommende Unruhe, die hochkriechende Angst und die Krämpfe liessen sich gut dämpfen. Dank dem Haschisch habe ich es geschafft, in relativ kurzer Zeit wieder auf die Beine zu kommen. Nach ca. einer Woche ging es mir soweit, dass ich aus dem Bett konnte. Ich bin heute immer noch trocken.*"

5.2 Neuropsychiatrische Erkrankungen

Erkrankungen, die in diese Gruppe fallen, sind relativ häufig, vor allem die so genannte ADHS (Aufmerksamkeits-/Hyperaktivitätsstörung) oder die ADS (Aufmerksamkeitsdefizitstörung), die bei jedem 20. Kind beobachtet werden und im Erwachsenenalter bestehen bleiben kann. Das Tourette-Syndrom, das in diesem Zusammenhang auch beschrieben werden soll, ist dagegen wesentlich seltener. Es ist durch so genannte Tics, unwillkürliche Bewegungen oder Lautäusserungen, gekennzeichnet. Eine weitere Gruppe von Störungen sind Zwangsgedanken und Zwangshandlungen (obsessiv-kompulsive Störungen), wie beispielsweise Waschzwang.

Hyperaktivität und Aufmerksamkeitsstörung

Für eine grosse Aufmerksamkeit in den amerikanischen Medien sorgte im Dezember 2001 die Entscheidung eines kalifornischen Richters, der Mutter eines hyperaktiven Kindes zu erlauben, ihm weiterhin Cannabis zu verabreichen. Sie gab ihrem Kind Cannabis in Form von Gebäck. Der Richter lehnte den Antrag des Sozialamtes ab, das Kind der Mutter wegzunehmen. Die Mutter hatte erklärt, sie gebe ihrem achtjährigen Sohn Cannabis, weil die konventionellen Medikamente ihm bei seiner schweren Störung nicht helfen würden. Das Sozialamt hatte ihr vorgeworfen, keine fürsorgliche Mutter zu sein, nachdem es von der Marihuana-Behandlung erfahren hatte. Die Mutter war dem Rat des Kinderarztes gefolgt, es einmal mit Cannabis zu versuchen, und sie erklärte vor Gericht, dass sich das Verhalten ihres Sohnes deutlich verbessert habe, seine Stimmungsschwankungen abnahmen, seine Konzentrationsfähigkeit zugenommen und er Freundschaften mit anderen Kindern entwickelt habe.
Erste Symptome einer Aufmerksamkeitsstörung können sich bereits im Kleinkindalter zeigen. Dazu kann eine Hyperaktivitätsstörung kommen. Menschen mit ADHS sind eventuell unfähig, still zu sitzen, planvoll zu handeln, einmal begonnene Aufgaben zu beenden oder sich dessen voll bewusst zu sein, was um sie herum geschieht. Sie erscheinen nach aussen möglicherweise als unorganisierter Wirbelwind. Der hyperaktive Anteil verschwindet meistens im Jugendalter, jedoch gibt es auch Erwachsene, die sowohl an geringer Aufmerksamkeitsfähigkeit, als auch weiterhin an der Hyperaktivitätsproblematik leiden.

Wissenschaftler am Institut für Rechtsmedizin und Verkehrsmedizin der Universität Heidelberg untersuchten die Wirkungen von Cannabis auf fahrrelevante Funktionen bei einem 28-jährigen Mann mit einer Aufmerksamkeitsdefizit-/Hyperaktivitätsstörung (ADHS) (Strohbeck-Kühner et al. 2007). Er hatte in den vergangenen Jahren mehrfach gegen Verkehrsregeln verstossen und sein Führerschein war ihm wegen des Fahrens unter dem Einfluss von Cannabis entzogen worden. Er zeigte während des ersten Treffens mit einem Psychologen in nüchternem Zustand ausgeprägte Verhaltensauffälligkeiten, war unangepasst und in seiner Konzentration schwer beeinträchtigt. Ihm wurde die Durchführung fahrrelevanter Tests unter dem Einfluss des Cannabiswirkstoffes Dronabinol (THC) gestattet, den seine Ärztin ihm zur Verbesserung seiner Symptomatik verschrieben hatte. Der Untersucher erwartete, dass er unter dem akuten Einfluss von THC nicht in der Lage sein würde, Auto zu fahren.
Beim zweiten Besuch war sein Verhalten jedoch deutlich verbessert und er erbrachte durchschnittliche und zum Teil überdurchschnittliche Leistungen in allen Tests zur Reaktionsgeschwindigkeit, Daueraufmerksamkeit, optischen Orientierung, Wahrnehmungsgeschwindigkeit, Wachheit und geteilten Aufmerksamkeit. Eine nach den Tests entnommene Blutprobe ergab eine hohe THC-Konzentration von 71 ng/ml im Blutserum. Er gab später an, Cannabis geraucht und nicht Dronabinol eingenommen zu haben, weil es zu teuer sei. Die Forscher stellten fest, dass *„Menschen mit ADHS häufiger als die statistische Norm gegen Verkehrsregeln verstossen, kriminelle Taten begehen und in Verkehrsunfälle verwickelt sind"*, und schliessen aus ihrer Untersuchung, dass *„bei Personen, die an ADHS leiden, zumindest in Einzelfällen auch untypische, teilweise sogar leistungssteigernde Wirkungen nach dem Konsum von Cannabis in Betracht gezogen werden müssen"*.

Zwangsgedanken und Zwangshandlungen

Die störendsten und beunruhigendsten Symptome der obsessiv-kompulsiven Störungen sind die versteckten, aufdringlichen und immerwährend wiederholten Zwangsgedanken, die auch Obsessionen genannt werden. Die ritualisierten und immer wiederholten Zwangshandlungen (Kompulsionen) können ebenfalls grossen Stress verursachen und viele Stunden eines Tages in Anspruch nehmen. Zwangsgedanken können sich beispielsweise um Angst vor ansteckenden Krankheiten oder angenommene andersartige Bedrohungen, um sexuelle oder moralische Themen, oder um die Notwendigkeit, Dinge in einer gewissen Weise anzuordnen, drehen. Zu den Inhalten von Zwangshandlungen zählen Wasch- und Hygienerituale, das Zählen von Dingen, das immer neue Überprüfen von Sachverhalten, etwa ob eine Tür wirklich abgeschlossen ist.

Es gibt einige Berichte von Patienten, die an solchen Zwangsstörungen leiden, dass ihnen Cannabiskonsum geholfen hat, von diesen Gedanken und Handlungen Abstand zu nehmen.

Forscher aus Berlin berichteten im American Journal of Psychiatry über zwei Fälle von Zwangsstörungen (obsessiv-kompulsive Störung), die erfolgreich mit THC behandelt worden waren (Schindler et al. 2008). Beide Patienten, eine 38-jährige Frau und ein 36-jähriger Mann, erwiesen sich als refraktär gegen eine konventionelle Behandlung mit Neuroleptika und Antidepressiva. Nachdem die erste Patientin ihre Ärzte darüber informiert hatte, dass das Rauchen von Cannabis ihre Symptome linderte, wurde dreimal täglich 10 mg orales THC zu ihrer bisherigen Medikation mit Clomipramin hinzugefügt, was innerhalb von 10 Tagen zu einer signifikanten Abnahme der Symptome führte. Der zweite Patient erhielt ebenfalls zusätzlich zu seiner bisherigen Medikation Dronabinol, das langsam auf eine Dosis von zweimal 10 mg täglich gesteigert wurde. Innerhalb von zwei Wochen trat eine deutliche Reduzierung der Symptome auf.

An der Klinik für Psychiatrie der Universität von Minnesota in Minneapolis (USA) wurde eine offene klinische Studie mit 14 Frauen, die an einer Trichotillomanie litten, mit Dronabinol durchgeführt (Grant et al. 2011). Die Trichotillomanie ist eine Zwangsstörung und durch den Zwang charakterisiert, sich die eigenen Haare herauszureissen, was zu einem merklichen Haarverlust, Stress, sowie einer sozialen und funktionalen Beeinträchtigung führt. Sie ist oft chronisch und schwer zu behandeln. Die Werte auf einer Skala zur Messung der Krankheitsstärke nahmen statistisch signifikant ab – von im Durchschnitt 16,5 vor Beginn der Studie auf 8,7. Die Autoren folgerten, dass *„eine pharmakologische Modulierung des Cannabinoidsystems nützlich bei der Behandlung einer Anzahl von Zwangsstörungen sein könnte"*.

Tourette-Syndrom

An der Medizinischen Hochschule Hannover wurden unter der Leitung von Professor Kirsten Müller-Vahl in den vergangenen Jahren einige Studien zur Wirksamkeit von Dronabinol beim Tourette-Syndrom durchgeführt. Einige in der dortigen Spezialambulanz behandelte Patienten hatten angegeben, dass sie durch Marihuanakonsum Linderung ihrer Symptome erfahren. Eine zwischen 1994 bis 1996 durchgeführte systematische Umfrage bei 47 Patienten hatte dann ergeben, dass die 13 Patienten, die die Droge konsumiert hatten, eine gute Beeinflussung ihrer Symptome festgestellt hatten (Müller-Vahl 1998). Auch von anderen Autoren waren vereinzelt solche Erfahrungen in Fachzeitschriften berichtet worden (Hemming 1993, Sandyk 1988).

Das Tourette-Syndrom ist eine komplexe neuropsychiatrische Erkrankung, die meistens in der Kindheit oder Jugend beginnt. Sie ist durch so genannte Tics charakterisiert, plötzliche Zuckungen vor allem des Gesichts-, Hals- und Schulterbereiches (Mundverzerren, ruckartige Kopfdrehungen). Es besteht zudem mindestens ein vokaler Tic, bei dem unwillkürlich ein Laut oder Schimpfwort ausgerufen wird. Dazu können auch Verhaltensstörungen wie Aggressionen gegen sich selbst und Hypersexualität auftreten. Oft bestehen gleichzeitig auch Aufmerksamkeits- und Hyperaktivitätsstörungen oder Zwangsgedanken und -handlungen.

In der ersten Studie an der Medizinischen Hochschule Hannover unter der Leitung von Professor Müller-Vahl erhielten die teilnehmenden Patienten einmalig 5 bis 10 mg THC in einer Kapsel (Müller-Vahl 2002). Darunter nahmen die Tics und auch die Zwangssymptome ab. Einige Patienten gaben kurzzeitige Nebenwirkungen wie Kopfschmerz, Übelkeit, Schwindel, Angst, Heiterkeit, Zittern, Mundtrockenheit und Hitzegefühl an. Die Stimmung, Gedächtnisleistung und Konzentrationsfähigkeit wurde bei dieser Dronabinol-Dosis nicht relevant beeinflusst.

In einer zweiten Studie wurde die Wirksamkeit und Verträglichkeit von Dronabinol bei 17 Patienten über einen Zeitraum von sechs Wochen untersucht (Müller-Vahl 2003). Die Dosierung erfolgte einschleichend mit 2,5 mg pro Tag, jeweils zum Frühstück oder zum Mittagessen, die dann alle drei Tage um 2,5 mg je nach Verträglichkeit bis auf maximal 10 mg gesteigert wurde. Wie in der ersten Studie wurden die Symptome deutlich reduziert, bei allgemein geringen Nebenwirkungen auch mit einer Dosis von 10 mg. Ein Patient hingegen entwickelte nach 5 mg Ängste, die etwa 24 Stunden lang anhielten.

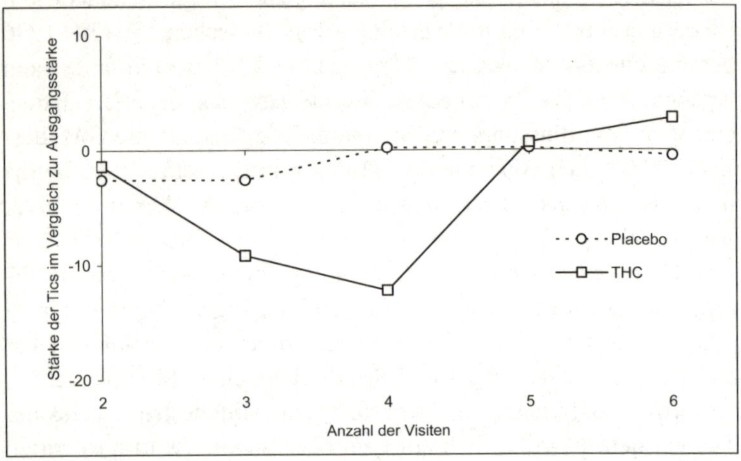

Veränderung der Tic-Stärke von 7 Tourette-Patienten, zu Beginn, während und nach einer 6-wöchigen Behandlung mit 7,5 bis 10 Milligramm Dronabinol (THC) im Vergleich mit 10 Patienten, die ein Placebo erhielten. Die 2. Visite fand vor der Erhöhung von 7,5 auf 10 mg THC statt, die 3. Visite nach etwa 20 Tagen, die 4. nach etwa 30 Tagen, die 5. unmittelbar nach Absetzen der Medikation und die 6. Visite fand etwa eine Woche nach Beendigung der Therapie statt. Nachdruck mit freundlicher Genehmigung aus: Müller-Vahl KR, et al. Journal of Clinical Psychiatry. 2003;64(4):459-65.

5.3 Neurologische Erkrankungen

Wegen ihrer muskelentspannenden und entkrampfenden Wirkungen werden Cannabisprodukte erfolgreich bei Erkrankungen verwendet, die mit einem erhöhten Muskeltonus und Muskelkrämpfen einhergehen, beispielsweise Querschnittslähmung und Multiple Sklerose. Dabei sind oft auch die schmerzlindernden Eigenschaften von Nutzen. Neben dem Tourette-Syndrom, das im vorausgehenden Kapitel behandelt wurde, profitieren ebenfalls einige Patienten mit anderen Bewegungsstörungen, wie Parkinson-Krankheit, Dystonie, Dyskinesie und essenzieller Tremor (Zittern) von einer solchen Behandlung.

Weitere neurologische Erkrankungen, bei denen Cannabisprodukte möglicherweise hilfreich sein können, sind Epilepsie, Borreliose, Friedreichsche Ataxie, Syringomyelie, spastische Spinalparalyse, Amyotrophe Lateralsklerose (ALS), Schlaganfall und Spastik nach Hirnverletzungen.

Spastik, Multiple Sklerose, Querschnittslähmung

Spastische Lähmung, beziehungsweise organisch bedingte Spastik bezeichnet einen erhöhten Muskelwiderstand bei passiver Bewegung. Die Ursache kann beispielsweise ein Hirninfarkt (Schlaganfall) sein. Sie kann nach Verletzungen (Querschnittslähmung), nach Sauerstoffmangel bei der Geburt (kindliche Zerebralparese) oder bei degenerativen Erkrankungen des Nervensystems (Multiple Sklerose) auftreten. Die Ursache kann in einer Schädigung des Gehirns (zerebrale Spastik) wie beim Schlaganfall und der kindlichen Zerebralparese oder in einer Schädigung des Rückenmarks (spinale Spastik) wie bei der Querschnittslähmung und der Multiplen Sklerose bestehen.

Die spastische Symptomatik ist einerseits durch Muskelschwäche, Ungeschicklichkeit, beziehungsweise Störungen der Feinmotorik gekennzeichnet, andererseits durch einen erhöhten Tonus der Muskulatur, durch Muskelschmerzen und spontane Muskelkrämpfe (Spasmen).

Die kindliche Zerebralparese wird in erster Linie mit Krankengymnastik behandelt. Bei den übrigen spastischen Störungen werden Medikamente eingesetzt, die die Muskeln entspannen sollen, vor allem Benzodiazepine wie Baclofen. Bei vielen Patienten wirken diese Medikamente nicht hinreichend oder nur um den Preis nicht akzeptabler Nebenwirkungen. Die zerebrale Spastik lässt sich mit den vorhandenen Medikamenten oft gar nicht beeinflussen.

Ein Mann mit Multipler Sklerose berichtet: *„Seit etwa 10 Jahren entwickelt sich bei mir eine bisher noch unheilbare Erkrankung des zentralen Nervensystems mit Symptomen wie zum Beispiel schmerzhaften Fehlspannungen der Muskulatur (Spasmen), eine Multiple Sklerose (...). In meiner Verzweiflung habe ich nach einiger Zeit mal wieder eine Pfeife geraucht und siehe da, ich konnte meine Hände wieder ruhig halten und die schmerzhaften Spasmen waren auch viel geringer. In der darauf folgenden Zeit habe ich systematisch* *ausgetestet, ob mir das Rauchen von Hanf bei meiner Krankheit nützt oder schadet und bin zu dem Ergebnis gekommen, dass THC bei multipler Sklerose sehr hilfreich sein kann."*

1982 ergab eine Umfrage in den USA unter 43 Personen mit Wirbelsäulenverletzungen, dass 22 von ihnen Marihuana gegen ihre Muskelkrämpfe anwendeten (Malec 1982). Die Wirksamkeit von Cannabispräparaten hat sich zwischenzeitlich bei Patienten mit organisch bedingter Spastik herumgesprochen. Auch in vielen deutschsprachigen Rehabilitationszentren für Querschnittsgelähmte wird Marihuana geraucht, oft mit stillschweigender Duldung der Ärzte.

Am REHAB in Basel, einem Rehabilitationszentrum für Querschnittsgelähmte und Hirnverletzte, wurde eine sechswöchige offene Studie mit 15 Querschnittsgelähmten geführt, die individuell angepasste Dosen von THC-Kapseln erhielten. Die mittlere tägliche THC-Dosis lag nach einer Dosisfindungsphase bei 30 mg, worunter die Spastik signifikant abnahm (Hagenbach 2003). In einer zweiten sechswöchigen offenen Phase erhielten 7 Patienten rektale THC-Zäpfchen. Auch hier ergab sich eine deutliche Reduzierung der Spastik.

Eine objektive Besserung von Spastizität und Bewegungskoordination ist oft bereits bei Dosierungen unterhalb der psychotropen Schwelle festzustellen. In einer Einzelfallstudie aus der Schweiz, die mehrere Jahre umfasst, profitierte der Jurist Rudi P. ohne relevante Wirkungseinbusse über mehrere Jahre von einem THC-Präparat in niedriger Dosierung (Maurer 1990). Cannabis wirkt zudem im Gegensatz zu allen anderen bekannten antispastisch wirkenden Medikamenten auch antiataktisch, das heisst, es kann Störungen der Bewegungskoordination verbessern. So konnte in einer anderen Studie nachgewiesen werden, dass das Händezittern bei einem MS-Patienten deutlich abnahm (Meinck 1989).

Ein 59jähriger Mann leidet seit einer Gehirnoperation im Jahre 1989 mit Entfernung eines gutartigen Tumors unter Lähmungen, Schmerzen, Muskelkrämpfen, Bewegungsstörungen, Schwindelgefühl und Gleichgewichtsstörungen: *„Marihuana hilft mir, meine Muskelprobleme zu mindern, Schmerzen zu dämpfen, meine Stimmung aufzuhellen, meinen Antrieb zu fördern, Appetit anzuregen, mich wohler zu fühlen und meinen Schlaf zu verbessern. Ich esse Marihuana in gebackenen Keksen, dosiere ganz vorsichtig und spreche auf geringe Mengen an in der beschriebenen Weise, was* *mir ausreicht. Schwindel und Gleichgewichtsstörungen verstärken sich teilweise zunächst, Muskelanspannungen treten auf, gehen aber wieder zurück.“* Er konnte ein hochwirksames Schmerzmittel deutlich reduzieren und eines von zwei Antidepressiva ganz absetzen: *„Es ist doch toll, wenn man mit einem pflanzlichen Produkt chemische ersetzen kann. Cannabis ist für mich ein Medikament ohne schädliche Nebenwirkungen.“*

Die antispastischen Wirkungen von THC und Cannabis wurden zwischenzeitlich in mehreren grossen Studien nachgewiesen, die auch zur Zulassung eines Cannabisextrakts (Sativex) in Deutschland und vielen anderen Ländern führten.

So wurde Sativex in einer grossen Phase-III-Studie bei Patienten mit therapieresistenter Spastik aufgrund einer Multiplen Sklerose getestet (Novotna et al. 2011). Die Studie bestand aus zwei Phasen. In den ersten vier Wochen wurden die Teilnehmer einfach-blind mit dem Cannabisextrakt behandelt, und anschliessend nahmen alle, die eine Verbesserung der Spastik um 20 Prozent oder mehr erreichten, an einer 12-wöchigen randomisierten, doppelblinden, Plazebokontrollieren Phase teil. Von den 572 aufgenommenen Personen erzielten 272 nach vier Wochen eine Verbesserung um mindestens 20 Prozent, und 241 wurden randomisiert. Es gab einen hoch signifikanten Unterschied zu Gunsten von Sativex bei der Reduzierung der Spastik. Zudem gab es einen signifikanten Unterschied zum Placebo bei der Spasmen-Häufigkeit, beim Schlaf sowie beim allgemeinen Eindruck der Veränderung durch Patienten und Ärzte. Die Forscher folgerten, dass das verwendete Studiendesign eine Methode zur Bestimmung der Wirksamkeit und Sicherheit *„auf eine Art und Weise, die mehr der vorgeschlagenen klinischen Praxis entspricht, liefert, indem es die Exposition auf Patienten begrenzt, die wahrscheinlich davon profitieren“*.

In einer klinischen Studie mit 279 Patienten, die an Multipler Sklerose litten, verbesserte ein anderer Cannabisextrakt die Muskelsteifheit, die Schmerzen, die Krämpfe und den Schlaf (Zajicek et al. 2012). Eine Kapsel des Extrakts enthielt 2,5 mg THC und 1,25 mg CBD (Cannabidiol). Auf eine 2-wöchige Dosisfindungsphase, in der die Teilnehmer die tägliche Dosis von 5 mg auf maximal 25 mg THC steigern konnten, folgte eine 10-wöchige Erhaltungsphase. Die Häufigkeit der Linderung der von den Patienten angegebenen

Muskelsteifheit war nach 12 Wochen in der Cannabisgruppe etwa doppelt so hoch wie in der Placebogruppe (29,4 Prozent gegenüber 15,7 Prozent). Ähnliche Ergebnisse wurden für Schmerzen, Spasmen und Schlafqualität beobachtet.

Blasenfunktionsstörung

An Krankenhäusern in Grossbritannien und Belgien wurden 135 Patienten mit Multipler Sklerose und überaktiver Blase in eine doppelblinde, plazebokontrollierte Parallelgruppen-Studie aufgenommen, um die Wirkung des Cannabisextrakts Sativex zu untersuchen (Kavia et al. 2010). Über einen Zeitraum von acht Wochen erhielten sie entweder den Extrakt oder das Plazebo.

Es gab nur einen geringen Unterschied zwischen dem Cannabisextrakt und dem Plazebo hinsichtlich des primär zu erreichenden Endpunkts, einer Reduzierung der täglichen Anzahl der Harninkontinenz-Episoden vom Ausgangspunkt bis zum Ende der Therapie. Vier der sieben sekundären Endpunkte wiesen signifikante Veränderungen zu Gunsten von Sativex auf: die Zahl der nächtlichen Harnblasenentleerungen (Leerungen), der allgemeine Harnblasenzustand, die Zahl der Leerungen pro Tag und der allgemeine Eindruck der Veränderung durch den Patienten. Die Autoren folgerten: *„Auch wenn der primäre Endpunkt keine statistische Signifikanz erreichte, so folgern wir doch, dass Sativex einen gewissen Einfluss auf die Symptome der überaktiven Blase bei Patienten mit MS hatte, was Hinweise auf eine Verbesserung von Symptomen bei Harnblasen-Dysfunktion bei diesen Personen liefert."*

Daten aus einer anderen klinischen Studie zeigen, dass verglichen mit einem Placebo sowohl ein Cannabisextrakt, als auch isoliertes THC eine signifikante Verringerung der Inkontinenz verursachten (Freeman et al. 2006). Die Teilnehmer hatten 15 Wochen lang entweder den kapsulierten Cannabisextrakt Cannador, die THC-Zubereitung Marinol oder ein Placebo erhalten, gewichtsabhängig mit einer maximalen täglichen Dosis von 10 bis 25 mg THC. Sie führten ein Inkontinenz-Tagebuch. Der Cannabisextrakt resultierte in einer Reduzierung der Inkontinenz um 38 Prozent, THC um 33 Prozent und das Placebo um 18 Prozent. Die Forscher schlossen daraus, dass diese *„Befunde eine klinische Wirkung von Cannabis auf Inkontinenz-Episoden bei Patienten mit MS nahe legen"*.

Hyperkinetische Bewegungsstörungen

Neurologische Bewegungsstörungen werden in hyperkinetische und hypokinetische Störungen eingeteilt. Hyperkinetische Bewegungsstörungen sind durch einen Überschuss an unwillkürlichen Bewegungen gekennzeichnet. Dazu zählen:

- Tics, beispielsweise beim Tourette-Syndrom,
- Muskelzittern (Tremor),
- Dystonie,
- tardive Dyskinesie,
- Myoklonus.

Hypokinetische Störungen sind durch eine Verminderung der motorischen Bewegungen gekennzeichnet und kommen beispielsweise bei der Parkinson-Krankheit vor.

Tics: Die Wirkung von Cannabisprodukten bei Tics wurde bereits im Kapitel zum Tourette-Syndrom behandelt. Sie haben dabei offenbar einen günstigen Effekt.

Zittern: Einige Multiple-Sklerose-Kranke berichten, dass das Muskelzittern abnimmt. In einer 1983 durchgeführten Untersuchung führte die Behandlung mit 5 bis 15 mg THC bei 2 von 8 MS-Patienten zu einer deutlichen Besserung ihres starken Tremors, während sich bei den übrigen keine relevanten Besserungen fanden (Clifford 1983). In einer Studie aus Grossbritannien bei MS-Patienten mit Tremor führte ein oraler Cannabisextrakt nicht zu einer relevanten Besserung. Offenbar sprechen nur wenige Patienten mit diesem Symptom auf eine Behandlung an.

Zu der Frage, ob Cannabisprodukte auch beim essenziellen Tremor hilft, gibt es bisher keine Studien. Der essenzielle Tremor kommt vor allem bei älteren Menschen vor. Dabei kann beispielsweise eine Hand andauernd zittern, so dass es schwierig sein kann, eine Tasse in der Hand zu halten. Eine ältere Dame, die Dronabinol wegen einer Multiplen Sklerose nahm, berichtete mir, dass ihre Schwester auch einmal eine Kapsel mit 2,5 mg Dronabinol eingenommen habe, worauf sich ihr andauerndes Händezittern sehr verbessert habe. Die Wirkung habe vom Mittag bis in die Abendstunden angehalten.

Dystonie: Mit Dystonien wird eine Gruppe von Erkrankungen bezeichnet, die durch eine anhaltende Muskelverkrampfung gekennzeichnet sind. Dazu zählt der Lidkrampf (Blepharospasmus), der

Schiefhals (Torticollis spastikus) und das Meige-Syndrom. Das Meige-Syndrom ist eine Dystonie des Gesichtes. Einige Patienten weisen ein Lippen-Zusammenziehen auf, andere Zungenbewegungen und bei einigen wenigen breiten sich die Bewegungen bis in die Schulter aus. Bekannte Behandlungsverfahren umfassen die lokale Injektion von Botulinumtoxin, was zur Lähmung und damit Entkrampfung der behandelten Muskeln führt, sowie die Gabe von Medikamenten, wie beispielsweise Benzodiazepine. Insgesamt ist der Behandlungserfolg oft unbefriedigend.

Zwei Wissenschaftler berichteten, dass die Gabe von 200 mg Cannabidiol die Symptome bei einem Patienten, der am Meige-Syndrom litt, verringerte (Snider 1984). Eine andere Arbeitsgruppe berichtete im Jahre 1986 über ihre Erfahrung mit der Gabe von 100 bis 600 mg Cannabidiol pro Tag über 6 Wochen bei 5 Patienten mit verschiedenen Dystonien (Sandyk 1986). Es trat eine Symptom-Verringerung von 20 bis 50 Prozent ein. In einer anderen kleinen Studie aus dem Jahre 2002 fanden sich jedoch keine Verbesserungen verschiedener Dystonien nach Behandlung mit dem synthetischen THC-Abkömmling Nabilon (Fox 2002). Ebenfalls im Jahr 2002 wurde in einer Fachzeitschrift der Fall einer Kanadierin veröffentlicht, die an starken Schmerzen aufgrund einer Schädigung im Gehirn und an einer Dystonie litt, die seit mehr als 10 Jahren bestanden und trotz Gabe von Opiaten, anderer Schmerzmittel und mehrerer Hirnoperationen nicht gelindert werden konnten (Chatterjee 2002). Das Rauchen von Cannabis führte zu einer vollständigen Schmerzlinderung.

Tardive Dyskinesie: Die tardive Dyskinesie tritt häufig als Nebenwirkung einer Behandlung mit Neuroleptika auf, bleibt auch nach Absetzen der Medikamente bestehen und verschlechtert sich meistens mit der Zeit. Neuroleptika werden vor allem zur Behandlung der Schizophrenie und auch bei einigen anderen Erkrankungen eingesetzt. Die klassische tardive Dyskinesie geht mit unwillkürlichen kauenden, grimassierenden Bewegungen im Kiefer-, Zungen- und Mundbereich einher. Zusätzlich kann die Atmung in Mitleidenschaft gezogen sein. Häufig sind zusätzlich rhythmische Bewegungen der Hände oder des Rumpfes vorhanden. Die Behandlung ist meistens sehr unbefriedigend. In einem Leserbrief an eine Fachzeitschrift für Psychiatrie berichteten Ärzte aus einem

Krankenhaus in Izmir (Türkei) über einen ihrer Patienten mit paranoider Schizophrenie, der acht Monate nach Beginn einer anti-psychotischen Therapie eine tardive Dyskinesie und eine tardive Dystonie entwickelt hatte (Beckmann et al. 2010). Es traten unwillkürliche, anhaltende Anspannungen der Nackenmuskulatur (tardive Dystonie) sowie unwillkürliche Bewegungen im Bereich des Gesichts und Mundes auf mit Problemen, Nahrung zu kauen und herunter zu schlucken (tardive Dyskinesie). Er stellte fest, dass durch die Verwendung von Cannabis die unwillkürlichen Bewegungen signifikant abnahmen und rauchte daher zwei Jahre lang drei bis viermal wöchentlich Cannabis, bis er wegen Drogenschmuggels verhaftet wurde. Während einer siebenmonatigen Haftzeit traten die alten Symptome mit der ursprünglichen Stärke wieder auf.

Myoklonus: Unter Myoklonus versteht man eine unwillkürliche, blitzartige, arrhythmische Einzelzuckung von Muskeln oder Muskelgruppen. Myoklonus kann bei Vergiftungen, bei frühkindlichem Hirnschaden und bei der Multiplen Sklerose auftreten. MS-Patienten berichten allenthalben, dass Cannabisprodukte beim Myoklonus hilfreich sein können.

Hyperkinesie bei mitochondrialer Zytopathie: Ein Forscher an der Klinik für Neurologie der staatlichen Universität von Michigan (USA) stellte den Fallbericht einer 24-jährigen Frau mit einer komplexen hyperkinetischen Bewegungsstörung aufgrund einer seltenen Zellfunktionsstörung (mitochondriale Zytopathie) vor, die gut auf eine Behandlung mit Cannabisprodukten ansprach (Farooq et al. 2009). Sowohl eine Selbstmedikation mit gerauchtem Cannabis, als auch die Behandlung mit oralem Dronabinol (dreimal täglich 5 mg) waren wirksam. Sie litt unter Zittern, generalisierter Dystonie und hyperkinetischen Bewegungsstörungen. Sie hatte Probleme, ihr Gewicht von 36 kg aufrecht zu erhalten, vermutlich aufgrund ihres erhöhten Kalorienbedarfs wegen ihrer hyperkinetischen Bewegungen. Im Alter von 26 Jahren wurde sie schwanger. THC wurde eingesetzt, um ihre unwillkürlichen hyperkinetischen Bewegungen zu kontrollieren und die Gewichtszunahme während ihrer Schwangerschaft zu unterstützen. Sie nahm während ihrer Schwangerschaft insgesamt 20 kg an Gewicht zu und gebar schliesslich ohne Komplikationen ein gesundes Baby.

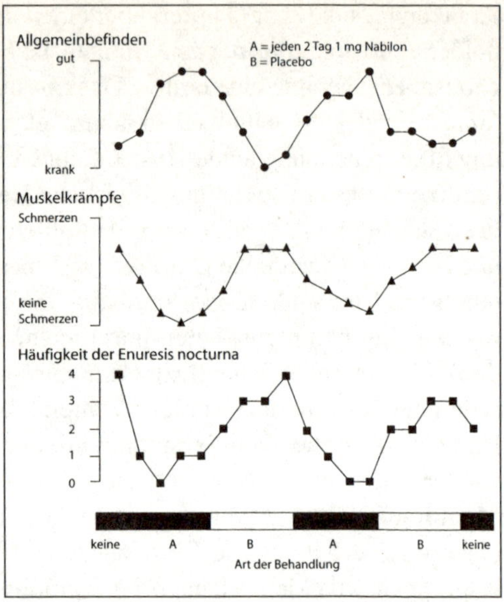

Verbesserung von Allgemeinbefinden, Spastik und nächtlichem Harndrang bei einem Multiple-Sklerose-Patienten, der abwechselnd den THC-Abkömmling Nabilon und ein Placebo erhielt: Nachdruck mit freundlicher Genehmigung aus: Martyn CN, et al. Lancet 1995;345:579.

Parkinson-Krankheit

Die Parkinson-Erkrankung ist durch eine Verlangsamung der Bewegungen, Muskelsteifheit und Zittern in Ruhe gekennzeichnet. Die Behandlung besteht in der Gabe von Levodopa und einigen anderen Medikamenten, gelegentlich auch in hirnchirurgischen Verfahren. Einige Patienten mit der Parkinson-Krankheit (oder: Morbus Parkinson) haben ihren Ärzten berichtet, dass Cannabis positiv auf ihre Symptome wirke. Allerdings konnten die Untersucher in einer Studie aus dem Jahre 1990 mit 5 Patienten nach dem Rauchen von Cannabis keinerlei Symptomverbesserung feststellen (Frankel 1990). Eine Umfrage unter Parkinson-Patienten durch Wissenschaftler der Universität Prag legt nahe, dass bei dieser Erkrankung im Gegensatz zu anderen neurologischen Krankheiten möglicherweise erst nach einer längeren Cannabisbehandlung mit einem positiven Effekt zu rechnen ist. Diese Umfrage wurde im Jahre 2002 auf einem internationalen Kongress zur Parkinson-Krankheit in den USA vorgestellt. Die Untersucher hatten alle Patienten, die wegen der Parkinson-Krankheit an einem Zentrum in Prag behandelt wurden, gebeten, einen Fragebogen auszufüllen. Von 630 verschickten Fragebögen

wurden 339 zurückgeschickt. Von diesen gaben 25 Prozent einen Cannabiskonsum an. Die meisten hatten es oral verwendet, entweder als frische oder als getrocknete Blätter. Innerhalb dieser Gruppe gaben 39 Patienten (46 Prozent) an, dass die Symptome der Parkinson-Krankheit nach Beginn der Cannabisverwendung allgemein gelindert worden seien. 31 Prozent gaben eine Verbesserung des Ruhetremors an, und 45 Prozent berichteten von einer Linderung der Bewegungsstarre. Eine Linderung der Muskelsteifheit wurde von 38 Prozent angegeben und 14 Prozent erklärten, dass sie eine Verbesserung der durch Levodopa ausgelösten Dyskinesien verspürten. Die Verbesserung war im Durchschnitt 1,7 Monate nach Beginn der Cannabiseinnahme eingetreten.
Bei der Parkinson-Krankheit werden durch die Behandlung mit Levodopa gelegentlich Dyskinesien verursacht. 1985 wurde darüber berichtet, dass die Behandlung mit Cannabidiol bei einem einzelnen Patienten diese Dyskinesien besserte (Snider 1985). In einer 1998 durchgeführten Studie an 7 Patienten trat durch eine Behandlung mit Nabilon ebenfalls eine deutliche Verminderung der durch Levodopa ausgelösten Dyskinesien ein, ohne dass eine Verschlechterung der Parkinsonsymptomatik erfolgte (Sieradzan 1998).

Epilepsie

Die körpereigenen Cannabinoide, die Endocannabinoide, scheinen eine natürliche Rolle bei der Unterdrückung von Krämpfen zu spielen. Die Epilepsie zählt zu einer der ältesten Indikationen für die medizinische Verwendung von Cannabisprodukten und auch heute verwenden einige Epileptiker Cannabis erfolgreich gegen ihre Anfälle. Einige von ihnen besitzen inzwischen eine Ausnahmeerlaubnis durch die Bundesopiumstelle in Bonn zur Verwendung von Cannabisblüten aus der Apotheke. Allerdings gibt es zu dieser Indikation noch kaum aktuellere Untersuchungen. In einigen kleinen Studien reduzierte Cannabidiol in Dosen von 200 bis 1.200 mg die Anfallsfrequenz, die Ergebnisse waren jedoch zum Teil widersprüchlich (Cunha 1980, Trembly 1992).
Professor Paul Consroe und seine Kollegen berichteten über einen 24-jährigen Mann mit generalisierter Epilepsie, der mit den üblichen Medikamenten (Phenobarbital und Diphenylhydantoin) seine Epilepsie nicht unter Kontrolle bringen konnte (Consroe 1975). Das

zusätzliche Rauchen von Cannabis führte jedoch zu einer befriedigenden Symptomkontrolle.

Auch zwei Epilepsiepatienten, die sich im Epilepsiezentrum der Klinik für Neurologie der Universität von Kalifornien in San Francisco vorgestellt hatten, waren durch die Verwendung von Cannabis in der Lage, ihre Anfälle zu kontrollieren (Hegde et al. 2012). Beide stellten ihren Cannabiskonsum nach der Aufnahme in die Epilepsie-Beobachtungsabteilung der Klinik ein. Sie entwickelten eine dramatische Zunahme der Anfallshäufigkeit, was durch die Video-EEG-Telemetrie dokumentiert wurde. Mit dieser Technik können Patienten kontinuierlich beobachtet und ihre Reaktionen mit einer Videokamera und einem EEG (Elektroenzephalogramm) aufgezeichnet werden. Die beiden Patienten litten an einer fokalen Epilepsie. Dies bedeutet, dass die Quelle der Anfälle innerhalb des Gehirns begrenzt und nicht generalisiert ist. Bei einem 43 Jahre alten Patienten nahm die Anfallshäufigkeit von 1-2 in einer Nacht mit Cannabis auf 10 Anfälle nach Beendigung des Konsums zu. Der zweite Patient, ein 60 Jahre alter Mann, erlebte nach Einstellung der Cannabiseinnahme 5 Anfälle innerhalb von 12 Stunden. Beide Patienten sprachen nicht auf konventionelle antiepileptische Medikamente an. Die Forscher folgerten, dass ihre Epilepsie *„durch den regelmässigen Marihuanakonsum nahezu vollständig kontrolliert wurde“*.

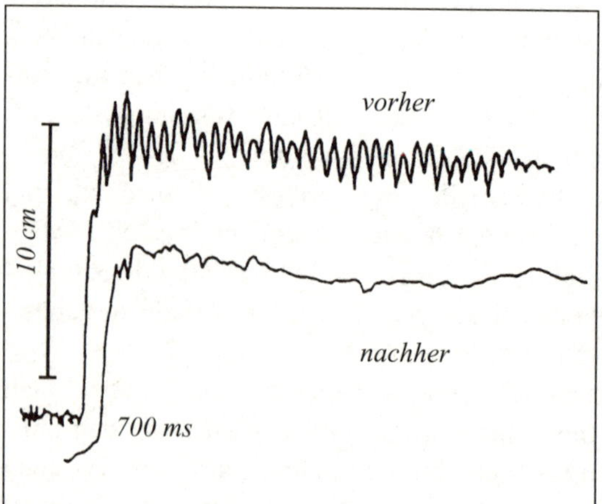

Stärke des Tremors (Zittern) eines Multiple-Sklerose-Patienten vor und nach dem Rauchen einer Marihuana-Zigarette: Nachdruck mit freundlicher Genehmigung aus: Meinck HM, et al. Journal of Neurology 1989;236:120-122.

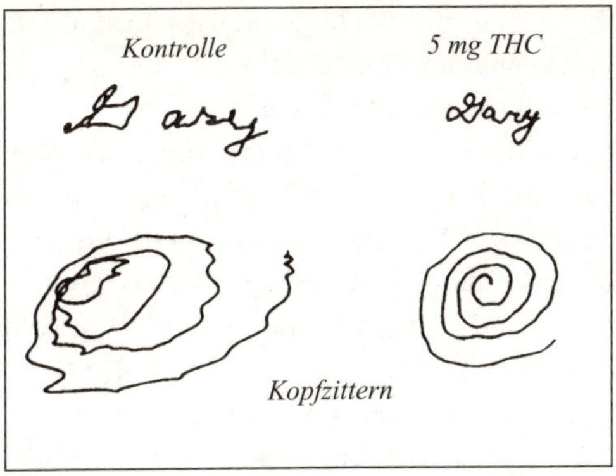

Handschriftenprobe und Kopfzittern eines Multiple-Sklerose-Patienten vor und 90 Minuten nach oraler Einnahme von 5 Milligramm THC. Nachdruck mit freundlicher Genehmigung aus: Clifford DB. Annals of Neurology 1983;13:669-671.

Schädigungen des Gehirns durch Verletzungen oder Schlaganfall

In der akuten Phase eines Schlaganfalls, eines Hirninfarktes oder einer traumatischen Schädigung des Gehirns hemmen Cannabinoide Prozesse, die zum Untergang von Nervenzellen führen. Etwa 150 000 Menschen erleiden in Deutschland jährlich einen Schlaganfall, ein Drittel davon stirbt an der Erkrankung, weitere etwa 50 000 bleiben dauerhaft behindert. Die medikamentösen Möglichkeiten zur frühzeitigen Begrenzung der gesundheitlichen Schäden sind bisher limitiert. Dabei sind die ersten Stunden und Tage nach dem Ereignis von eminenter Bedeutung für den weiteren Krankheitsverlauf.

Eine Schlüsselrolle bei der Zellschädigung kommt der übermässigen Ausschüttung des Nervenerregerstoffes Glutamat und ihren Folgen zu, wie einer Überaktivierung verschiedener Rezeptoren, der Aktivierung verschiedener Enzyme. Die Zellen erregen sich im wahrsten Sinne des Wortes zu Tode. Auch Entzündungsprozesse und die Bildung freier Radikale tragen zum Zellschaden bei. Neben einer lokalen Durchblutungsstörung mit einer Minderversorgung mit Sauerstoff und anderen Nährstoffen, wie beim Schlaganfall, lösen auch globale Ischämien nach einem Herzstillstand, ein isolierter Sauerstoffmangel bei Atemstillstand sowie eine traumatische Verletzung des Gehirns diese Reaktionskette aus.

Setzt man Kulturen von Nervenzellen hohen Glutamat-Konzentrationen aus und gibt zusätzlich ein Cannabinoid hinzu, wie zum Beispiel CBD oder THC, dann sind die Zellschäden deutlich geringer als ohne Cannabinoidzusatz (Hampson 2001). Zudem sind Can-

nabinoide starke Antioxidanzien, die wichtige Zellstrukturen, wie das genetische Material, Proteine und Zellmembranen vor der zerstörerischen Kraft freier Radikale schützen können.
In einer klinischen Studie mit 97 Koma-Patienten verbesserte ein synthetisches Cannabinoid mit dem Namen KN38-7271 in der akuten frühen Phase nach einer Kopfverletzung das Überleben (Firsching et al. 2012). Die Untersuchung wurde in 14 europäischen Zentren durchgeführt. KN38-7271 bindet ähnlich wie THC sowohl an den CB1-, als auch an den CB2-Rezeptor. Die Teilnehmer erhielten 1 mg oder 0,5 mg des Cannabinoids oder ein Placebo innerhalb von 4,5 Stunden nach der Verletzung. Die Überlebensraten innerhalb des ersten Monats nach der Verletzung waren in den behandelten Gruppen signifikant grösser als in der Placebo-Gruppe. Dieser Effekt war jedoch nach 6 Monaten nicht mehr vorhanden. Der kritische Druck im Schädel und der Durchblutungsdruck im Gehirn waren in den behandelten Gruppen weniger stark und weniger häufig.

5.4 Schmerzerkrankungen

Fünf bis 7 Millionen Menschen leiden in Deutschland unter chronischen Schmerzen, darunter 500 000 bis 650 000 mit problematischen, schwer zu behandelnden Schmerzkrankheiten. Mindestens jeder zweite Schmerzpatient wird nicht ausreichend mit Schmerzmitteln versorgt. Nicht selten bestehen Resistenzen oder Unverträglichkeiten gegen herkömmliche Schmerzmittel. Weitere Schmerzmittel werden daher gebraucht. Die Selbstmordrate ist unter Schmerzpatienten deutlich höher als in der Allgemeinbevölkerung.
Cannabisprodukte werden bei einer Vielzahl von Schmerzerkrankungen verwendet. Allerdings sind Cannabis und Dronabinol schwächere Schmerzmittel als Opiate wie Morphium und Tramadol. Gelegentlich sind Cannabisprodukte den Opiaten jedoch in der Wirkung überlegen. Meistens ist unklar, warum Dronabinol bei dem einen Patienten gute Dienste leistet und bei einem anderen völlig wirkungslos ist.
Bei einer von der Arbeitsgemeinschaft Cannabis als Medizin im Jahre 2001 durchgeführten Umfrage zur medizinischen Verwendung von Dronabinol und Cannabisprodukten in Deutschland wurden von den Teilnehmern folgende Schmerzen angegeben, bei denen sie

Cannabisprodukte erfolgreich einsetzten (Grotenhermen 2003):

- Arthrose/Arthritis
- Bandscheibenvorfall beziehungsweise Wirbelsäulensyndrom
- Contergan-Folgen
- Fibromyalgie
- MCS (multiple chemical sensitivity)
- Menstruationsbeschwerden
- Migräne und andere Kopfschmerzen
- Muskelatrophie (Werdig-Hoffmann-Krankheit)
- Neuralgie
- Neurofibromatose
- Plexusabriss
- Post-Zoster-Neuralgie
- Thalamus-Schmerz
- Thorax-Magen

Umfragen in den USA unter mehreren Tausend medizinischen Cannabisnutzern zeigen, dass chronische Schmerzerkrankungen zu den wichtigsten Gründen für die Cannabisverwendung zählen (Gieringer 2001).

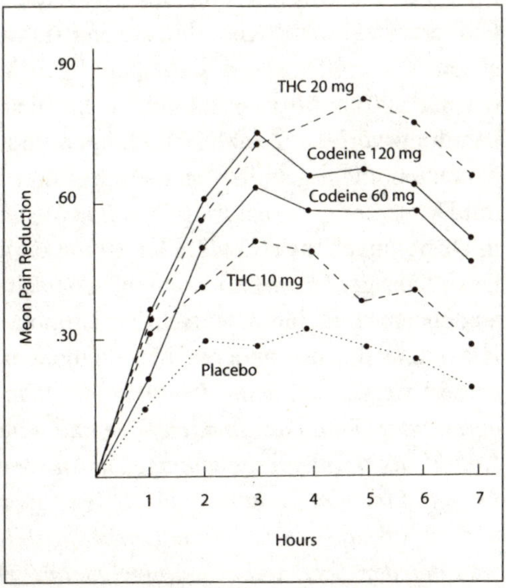

Mittlere Abnahme des Schmerzes nach THC, Codein und Placebo bei Patienten mit Krebsschmerz. Aus: Noyes R, et al. Clinical Pharmacology and Therapeutics 1975;18:84-89.

Cannabisprodukte können gut zusammen mit Opiaten kombiniert werden. So wurde am allgemeinen Krankenhaus von San Francisco eine klinische Studie durchgeführt, um die Wirkungen von inhaliertem Cannabis bei 21 Patienten mit chronischen Schmerzen, die bereits zweimal täglich Morphium oder Oxycodon einnahmen, zu untersuchen (Abrams et al. 2011). Die Schmerzen wurden durch Cannabisinhalation signifikant im Mittel um 27 Prozent reduziert. Auf einer Schmerzskala von 0 bis 100 betrug der Ausgangswert für die Schmerzintensität 39,6 und am 5. Tag 29,1. Die Forscher folgerten, *„dass verdampfter Cannabis die analgetischen Wirkungen von Opioiden verstärkt, ohne die Plasma-Opioidspiegel signifikant zu verändern. Die Kombination könnte eine Opioidbehandlung mit kleineren Dosen und weniger Nebenwirkungen ermöglichen."*

Neuropathische Schmerzen

Viele Patienten berichten, dass ihnen Cannabis bei neuropathischen Schmerzen hilft, das heisst bei Schmerzen, die auf einer Schädigung von Nerven basiert. Solche Schäden können auf Stoffwechselerkrankungen beruhen, wie beispielsweise bei Diabetes mellitus (Zuckerkrankheit), auf einer Schädigung durch Medikamente, auf traumatischen Schäden bei einem Unfall und anderen Ursachen.

Im Jahre 2001 veröffentlichten Ärzte der Schmerzambulanz der Universitätskliniken Köln ihre ersten Erfahrungen mit der medizinischen Verwendung von Dronabinol bei sechs Schmerzpatienten (Elsner 2001). Allen sechs konnte mit den bisher versuchten Behandlungsverfahren, inklusive Opiaten und anderen starken Medikamenten, nicht geholfen werden. Bei drei Patienten wurde jedoch mit Dronabinol *„eine zufrieden stellende Schmerzreduktion"* erzielt, in Dosierungen zwischen 2,5 bis 10 mg täglich.

Ein 37jähriger Mann berichtete mir von seinen Phantomschmerzen, an denen er seit einer Unterschenkelamputation vor zwanzig Jahren leidet und die mit anderen Medikamenten nicht ausreichend bekämpft werden können: *„Ich fühle, dass ein Messer in meine Wade gerammt und mit Gewalt nach oben und unten geschnitten wird, das Gefühl als ob meine Zehennägel herausgerissen werden (...). Zur Verwendung von Cannabis möchte ich sagen, dass das Rauchen bei mir am effektivsten ist. Erstens tritt die Wirkung sehr schnell ein, was bei der Schmerzbekämpfung ja am wichtigsten ist, zweitens* *kann ich es so am besten dosieren, und drittens ist so bei mir eine Art von Retard-Wirkung festzustellen, so dass ich am nächsten Tag ziemlich schmerzfrei bin. Vor der Amputation hatte ich keine Erfahrung mit Cannabis. Die Tagesdosis von etwa 2 Gramm Cannabis verteile ich auf 3 bis 6 Joints täglich. Die medizinisch wirksame Dosis hat sich innerhalb von 3 bis 5 Monaten herauskristallisiert, wobei in den ersten 2 bis 3 Jahren als unangenehmer Nebeneffekt täglicher starker Nachtschweiss auftrat. Die schmerzstillende Wirkung von Cannabis lässt nicht nach."*

Ein anderer Patient mit einem Plexusabriss, also einer schweren Schädigung der Nerven, die den Arm versorgen, musste viele Jahre lang starke Opiate bis zu Höchstdosen einnehmen. Er schreibt Anfang 2013: *„Cannabis nimmt mir meine einschiessenden Schmerzen nicht vollständig, gibt mir aber die Möglichkeit ganz auf andere Medikamente zu verzichten. Das nun schon seit Februar 2010. Ein warmer Kakao mit entsprechender Menge von Cannabisbutter oder Haschisch hilft mir sehr, schmerzhafte Zeiten zu überstehen, ohne dass mich Gefühle der Angst oder der Ohnmacht der Situation gegenüber quälen."*

In einer klinischen Studie der Universität von Kalifornien mit 39 Patienten, die an neuropathischen Schmerzen litten, waren sowohl niedrige als auch moderate Dosen von inhaliertem Cannabis schmerzlindernd (Wilsey et al. 2012). Die Teilnehmer erhielten entweder eine mittlere oder eine niedrige Cannabisdosis, die sie mittels eines Verdampfers (Vaporizers) inhalierten, oder ein Placebo. Die meisten Teilnehmer litten trotz konventioneller Behandlungen an zentralen oder peripheren neuropathischen Schmerzen. Es gab keine signifikanten Unterschiede zwischen den beiden Gruppen, die die niedrigen oder die mittleren Cannabisdosen inhaliert hatten. Die Autoren stellten fest, dass diese Ergebnisse *„vergleichbar mit solchen traditioneller neuropathischer Schmerzmedikamente sind"*. Sie folgerten, dass *„verdampfter Cannabis, selbst in geringen Dosen eine wirksame Option für Patienten mit behandlungsresistenten neuropathischen Schmerzen darstellt"*.

Auch bei neuropathischen Schmerzen, die sich als Spätfolge einer Zuckerkrankheit (Diabetes mellitus) entwickeln kann, waren Cannabinoide hilfreich. So reduzierte der synthetische THC-Abkömmling Nabilon Schmerzen bei Patienten mit Diabetes, die an peripheren neuropathischen Schmerzen litten, die nicht auf andere Medikamente ansprechen (Toth et al. 2012). 37 Patienten erhielten 4 Wochen lang das synthetische Cannabinoid Nabilon zusätzlich zu ihrer laufenden Medikation. Von diesen erzielten 26 eine zusätzliche Schmerzlinderung um mehr als 30 Prozent und 11 sprachen auf die Behandlung nicht an.

Zwei Ärzte vom Institut für neuropathische Schmerzen in Soest (Niederlande) berichteten über eine 56 Jahre alte Frau, die an schweren chronischen neuropathischen Schmerzen aufgrund einer Schädigung des rechten Ulnar-Nervs litt (Hesselink & Kopsky 2012). Während ihres Lebens hatte sie mehrere Brüche und Operationen des rechten Arms erlitten. Seit 1996 leidet sie an Schmerzen im sensorischen Versorgungsgebiet des rechten Ulnar-Nervs, also vor allem im Bereich des vierten und fünften Fingers. Die Schmerzen nahmen in den folgenden Jahren zu, mit einer Schmerzintensität von 7 auf einer 11-Punkte-Skala mit *„0 = keine Schmerzen“* und *„10 = stärkste mögliche Schmerzen“*, trotz der Verwendung von Opiaten und anderen Schmerzmitteln. Sie beendete die Einnahme der Medikamente wegen schwerer Nebenwirkungen und begann, oralen Cannabis (0,5 Gramm pro Tag in Keksen) einzunehmen, was zu einer Reduzierung der Schmerzintensität von 8 auf 5 auf der Schmerzskala führte. Die zusätzliche Verwendung von zweimal täglich Ketamin-Salbe führte zu einer weiteren Reduzierung der Schmerzen (Schmerzwerte von 2 bis 3). Ketamin ist ein Medikament, das für Vollnarkosen sowie zur Schmerzbekämpfung verwendet wird.

In einer klinischen Studie, die am allgemeinen Krankenhaus von San Francisco bei 50 HIV-Patienten, die an neuropathischen Schmerzen litten, durchgeführt worden war, führte gerauchter Cannabis im Vergleich mit einem Plazebo zu einer signifikanten Reduzierung des Schmerzes (Abrams et al. 2007). Patienten wurden zufällig zwei Gruppen zugeordnet, von denen eine 5 Tage lang dreimal täglich Cannabiszigaretten (3,56 Prozent THC, etwa 25 mg THC) und die andere identische Plazebozigaretten ohne Cannabinoide rauchte. 31 verwendeten andere Schmerzmedikamente und nahmen sie während der Studie in stabilen Dosen weiter, darunter Opiate und Gabapentin. Cannabis reduzierte die täglichen Schmerzen im Median um 34 Prozent, verglichen mit 17 Prozent beim Plazebo. Eine mehr als 30-prozentige Reduzierung der Schmerzen wurde von 52 Prozent in der Cannabisgruppe und von 24 Prozent in der Plazebogruppe angegeben.

Krebsschmerzen

Patienten mit fortgeschrittenem Krebs, die bereits Opiate zur Schmerzbehandlung bekommen, können von einer zusätzlichen Behandlung mit Cannabis profitieren (Portenoy et al. 2012). Das ist das Ergebnis einer klinischen Studie mit 360 Patienten, die 5 Wochen lang zusätzlich zu ihrer bestehenden Opiatmedikation entweder den Cannabisextrakt Sativex oder ein Placebo erhielten. Die Wirkung von Cannabis auf die Schmerzen war in dieser Studie bei den meisten Patienten jedoch nur gering.

Eine Frau aus Berlin, die an einem Plasmozytom, einem Krebs, der die Knochen befällt und zu starken Schmerzen führt, litt, berichtete über die vielfältigen positiven zusätzlichen Wirkungen bei ihrer Erkrankung: „*Cannabis nehme ich ein wie Morphin. Beides brauche ich. Morphin sediert die Schmerzen in meinen Knochen. Cannabis hilft, die Muskelverspannungen, die ich durch die Schmerzen habe, zu lösen. Wenn ich Cannabis nehme, kann ich die Dosis der zusätzlich notwendigen Schmerzmittel neben Morphin wie Novalgin und Proxen reduzieren oder ganz darauf verzichten. Die Morphindosis kann ich nicht ohne weiteres verändern, da ich sonst unter Entzugserscheinungen leiden würde. Meine Erkrankung breitet sich aus, ohne dass viel unternommen werden kann. Wenn ich mit Chemotherapie und Bestrahlung behandelt werde, bricht mein Immunsystem zusammen und mein Leben hängt an einem seidenen Faden. Die Depressionen, die dann eintreten, sind existentiell. Cannabis führt mich aus diesem Tal der Depressionen wieder heraus. Ich kann anknüpfen an meine positive Lebenseinstellung. Die Stimmungsaufhellung durch Cannabis tritt umgehend ein. Obwohl ich keine Erfahrungen mit Psychopharmaka habe, habe ich mir sagen lassen, dass es dabei ein grosses Abhängigkeitsrisiko gibt und erhebliche Nebenwirkungen auftreten. Mit Cannabis habe ich solche oder andere negative Erfahrungen nicht gemacht. Ohne Cannabis wäre ich nur noch ein Skelett. Unter der Morphin-Behandlung und auch in Folge der Erkrankung selbst verliere ich jeglichen Appetit. Cannabis hilft mir dabei, immer wieder etwas auch mit Spass und Freude am Genuss zu essen. Ohne Cannabis geht es bei mir nicht mehr.*“

Rheuma, Arthritis und Morbus Bechterew

Eine fünfwöchige klinische Studie mit 58 Patienten mit rheumatoider Arthritis fand, dass ein Cannabisextrakt einem Plazebo überlegen war (Blake et al. 2006). In der doppelblinden Studie erhielten 31 Patienten Cannabis und 27 ein Plazebo. Die Teilnehmer konnten bis zu 15 mg THC

einnehmen. Die mittleren Dosen, die in der letzten Behandlungswoche erreicht wurden, betrugen in der Cannabisgruppe 13,5 mg THC. Die Forscher fanden heraus, dass Patienten, die Cannabis eingenommen hatten, signifikante Verbesserungen bei den Schmerzen unter Bewegung, bei Ruheschmerzen, bei der Schlafqualität und bei der Entzündung aufwiesen. Es gab keine Verbesserung bei der Morgensteifigkeit, jedoch waren die Ausgangswerte niedrig.

Ein Mann von 30 Jahren schrieb mir: *„Ich leide seit 2 Jahren an unterschiedlich starken Schmerzen durch rheumatoide Arthritis. Da keines der ärztlich verordneten Schmerzmittel und Prednisolon bei akuten Schmerzschüben hilft, und damit ich dann auch noch schlafen kann, habe ich es mit THC probiert. Es hilft mir ca. 3 Tage lang, schmerzfrei zu leben. Kurz nach der Einnahme kribbelt es in den Gelenken, und es fühlt sich anders an. Wegen der bei falscher Dosierung einsetzenden Rauschwirkung nutze ich es nur vor dem Zubettgehen und habe am nächsten Morgen keine Schmerzen mehr.“*

Ein Mann mit einem Morbus Bechterew, einer rheumatischen Erkrankung der Wirbelsäule, die schliesslich zu einer Versteifung der Wirbelsäule führt, schilderte seine Erfahrungen mit Cannabis wie folgt: *„In 1990 wurde bei mir ein Morbus Bechterew festgestellt. Bis 2003 habe ich dann die hierfür üblichen nichtsteroidalen Antirheumatika Diclofenac, Vioxx und Co. mit den dafür bekannten Nebenwirkungen eingenommen. Seit 2003 nehme ich regelmässig Cannabis als Schmerzmittel zu mir. Die Lebensqualität ist jetzt das, was man unter einem interessanten und abwechslungsreichen Leben versteht. Die typisch bechterewsche Haltung ist verschwunden, meine Beweglichkeit ist um ein Vielfaches besser. Meine krankengymnastischen Übungen und Sport muss ich auch weiterhin jeden Tag machen, denn nur Cannabis allein einnehmen reicht beim Bechterew nicht aus.“*

Fibromyalgie

Eine offene klinische Studie mit 56 Fibromyalgie-Patienten wurde am Institut de Recerca Hospital del Mar in Barcelona (Spanien) durchgeführt, um die Wirkungen von Cannabis auf die Symptome und die Lebensqualität zu untersuchen (Fiz et al. 2011). Zwei Stunden nach Einnahme von Cannabis traten eine signifikante Reduzierung der Schmerzen und der Steifheit, eine Zunahme der Entspannung sowie eine Zunahme der Schläfrigkeit und des Gefühls von Wohlbehagen ein. Die Werte für die seelische Gesundheit waren in einem Fragebogen höher bei Cannabiskonsumenten als bei den Nicht-Konsumenten. Die Forscher folgerten, dass *„die Verwendung von Cannabis mit nützlichen Wirkungen auf einige Fibromyalgie-Symptome assoziiert war. Weitere Studien zum Nutzen von Cannabinoiden bei Fibromyalgie-Patienten sowie zur Beteiligung des Cannabinoidsystems an der Pathophysiologie dieser Erkrankung sind angezeigt.“*

In einer Plazebo-kontrollierten Studie an der Universität von Manitoba (Kanada) mit 40 Patienten, die an Fibromyalgie litten, reduzierte Nabilon die Schmerzen und verbesserte die Lebensqualität (Skrabek et al 2008). Es gab in der mit Nabilon behandelten Gruppe nach vier Wochen eine signifikante Abnahme der Schmerzen, eine Verbesserung nach dem so genannten Fibromyalgie-Einfluss-Fragebogen sowie eine signifikante Reduzierung der Angst. Die Forscher folgerten, dass Nabilon *„eine nützliche, gut verträgliche Behandlungsmöglichkeit für Fibromyalgie-Patienten zu sein scheint, mit einem signifikanten Nutzen bei der Schmerzlinderung und einer funktionellen Verbesserung“.*

Kopfschmerzen

Ein mögliches wichtiges Einsatzgebiet für Cannabisprodukte sind Migräne und andere Kopfschmerzformen, darunter auch Cluster-Kopfschmerz, obwohl es zu diesem Thema noch keine klinische Forschung gibt. Migräne ist ein schwerer, oft halbseitiger Kopfschmerz, der Stunden und Tage andauern und von Sehstörungen, Übelkeit und Brechreiz begleitet sein kann. Bei vielen Migränepatienten macht sich der Anfall durch Vorboten, eine Aura, bemerkbar. Vor allem von Berichten aus dem 19. Jahrhundert wissen wir von der guten Wirksamkeit von Cannabis bei dieser Indikation, vor allem zur Kuppierung eines drohenden Anfalls. In einem Lehrbuch aus der ersten Hälfte des 20. Jahrhunderts, aus dem Jahre 1922, von Professor Hobart Amory Hare, heisst es: *„Vor der Einführung von Antipyrin und seinen Verwandten waren Gelsemium-Tinktur und die Tinktur oder der Extrakt von Cannabis unsere besten Arzneien für die Behandlung der Migräne"* (Hare 1992).

Ein Migräne-Betroffener schrieb in einer E-Mail: *„Ich habe seit meiner Kindheit von Zeit zu Zeit ohne besondere Anzeichen einen Migräneanfall mit Aura. (...) Ich habe zum ersten Mal im Alter von 18 Jahren Cannabis geraucht. Um zu schauen, ob dieser Entspannungszustand sich auch auf meine Migräne auswirkt, habe ich es dann auch geraucht, als sich eine starke Migräne-Attacke ankündigte. Nach dem dritten Zug bemerkte ich eine leichte Verbesserung im Bereich der Aura und des Flackerns, das die Tendenz hat, manchmal bis über das Ende des Kopfschmerzes hinaus zu bestehen. Bereits nach ungefähr einer Stunde (und einem Joint) bemerkte ich eine deutliche Abschwächung der Attacke. Anstatt mich in einem starken Migräneanfall von im Allgemeinen etwa 10-stündiger Dauer wiederzufinden, hat dieser nur ein paar Stunden gedauert. Was für ein Wunder! Da ich skeptisch veranlagt bin und nicht an Wunder glaube, habe ich versucht, die Erfahrung zu reproduzieren. Nach einigen Jahren kann ich nun sagen, dass die Intensität und Dauer meiner Anfälle durch Cannabis reduziert wird. Mittlerweile konsumiere ich regelmässig am Ende des Tages Cannabis – meine Anfallshäufigkeit ist innerhalb eines Zeitraums von zwei bis drei Jahren um mehr als die Hälfte zurückgegangen und bei einem Auslassversuch von sechs Monaten wieder angestiegen."*

Eine Umfrage mit 139 Patienten, die an Cluster-Kopfschmerzen leiden, legt nahe, dass eine beachtliche Zahl von Menschen mit dieser Erkrankung von einer Behandlung mit Cannabis profitieren könnte (Leroux et al. 2013). Der Fragebogen wurde von Wissenschaftlern des Notfall-Kopfschmerzzentrums des Hôpital Lariboisière in Paris (Frankreich) verteilt und ausgewertet. 63 der 139 Teilnehmer (45,3 Prozent) hatten irgendwann in ihrem Leben Cannabis konsumiert. Von den 27 Patienten (19,4 Prozent der Gesamtgruppe), die Cannabis verwendet hatten, um Cluster-Kopfschmerzattacken zu behandeln, gaben 25,9 Prozent eine gewisse Wirksamkeit an,

51,8 Prozent berichteten von variablen oder unsicheren Wirkungen, während 22,3 Prozent negative Wirkungen angaben.
Nach einem Fallbericht von Wissenschaftlern des Montefiore-Kopfschmerzzentrums des Albert-Einstein-Kollegs für Medizin in New York (USA) waren sowohl gerauchter Cannabis als auch orales Dronabinol (THC) wirksam bei der Behandlung von Cluster-Kopfschmerzen (Robbins et al. 2009). Ein 19-jähriger Universitätsstudent hatte ein zyklisches Muster von Attacken entwickelt, die vorhersehbar alle 1 bis 2 Monate auftraten und etwa zwei Wochen andauerten. Während dieser zweiwöchigen Cluster-Perioden erlebte er jeden zweiten Tag eine Attacke. Jede Kopfschmerzattacke dauerte unbehandelt drei bis vier Stunden. Es war eine Vielzahl von Medikamenten ausprobiert worden, um diesem Zustand vorzubeugen oder ihn zu behandeln, keiner hatte jedoch zu einer relevanten Verbesserung geführt. Der Patient hatte festgestellt, dass die Verwendung von Cannabis zu Beginn dieser Kopfschmerzen innerhalb von fünf Minuten nach der Inhalation konsistent zu einer vollständigen Linderung jeder Attacke führte. Im Krankenhaus wurde Cannabis durch THC ersetzt, was ebenfalls eine dramatische Linderung bewirkte.

5.5 Magen-Darm-Erkrankungen

Cannabisprodukte üben einige Wirkungen aus, die bei verschiedenen Magen-Darm-Erkrankungen von Nutzen sein können. Dazu zählen Appetitsteigerung, Hemmung von Übelkeit und Erbrechen, Verminderung der Bewegungen von Magen und Darm, sowie eine Abnahme der Magensäure-Produktion und anderer Darmsekrete. Der Magen-Darm-Trakt enthält Cannabinoidrezeptoren und endogene Cannabinoide.
Neben verschiedenen Ursachen von Übelkeit und von Appetitlosigkeit, bei denen Dronabinol (THC) häufig medizinisch eingesetzt wird, gibt es weitere Magen-Darm-Erkrankungen, bei denen Cannabisprodukte von Nutzen sein können. Dazu zählen Magengeschwüre, Sodbrennen (Refluxkrankheit), Reizdarm, chronisch-entzündliche Darmerkrankungen (Morbus Crohn, Colitis ulcerosa) und Durchfall. Die Themen Übelkeit, Erbrechen und Appetitlosigkeit werden in separaten Abschnitten behandelt.

Magenschutz, Magengeschwüre und Sodbrennen

Italienische Wissenschaftler untersuchten im Jahre 1999, wie Cannabinoide eine vermehrte Produktion von Magensäure beeinflussen. Dazu stimulierten sie bei Ratten mit dem Magensaftstimulans Pentagastrin die Produktion von Magensäure. Ein Teil der Tiere erhielt gleichzeitig das synthetische Cannabinoid WIN55,212, das ähnlich wie THC an CB1-Rezeptoren bindet. Die Forscher beobachteten, dass das Cannabinoid die künstlich stimulierte Magensaftproduktion um 80 Prozent reduzierte, während es die normale Magensaftproduktion nicht beeinflusste. Das ist ein deutlicher Hinweis, dass THC und Cannabis eine verstärkte Produktion von Magensäure, wie sie bei Sodbrennen und bei Magengeschwüren vorhanden sein kann, vermindern kann.

Moderate THC-Dosen sind auch in der Lage, die Blutungen und die Entzündung des Magens zu reduzieren, die durch NSAIDs (nichtsteroidale Entzündungshemmer), wie beispielsweise Diclofenac, Ibuprofen und Acetylsalicylsäure, verursacht werden (Kinsey & Cole 2013). Dies ist das Ergebnis von Studien mit Mäusen, die von Forschern des Psychologischen Instituts der Universität von West Virginia in Morgantown durchgeführt wurden. Die Tiere fasteten, erhielten dann THC und wurden dann mit dem NSAID Diclofenac behandelt. THC war bei bereits niedrigen Dosen wirksam, die noch keine Wirkungen verursachten, die psychischen Wirkungen beim Menschen entsprechen. Die Autoren folgerten, dass *„diese Daten zeigen, dass das Phytocannabinoid Delta-9-THC in Dosen, die noch keine üblichen Cannabinoid-Nebenwirkungen verursachen, vor entzündlich bedingter Gewebeschädigung des Magens schützt."*

In den USA (Einwohnerzahl: 315 Millionen) werden jährlich etwa 107 000 Personen aufgrund von Komplikationen, die durch die regelmässige Einnahme von Diclofenac, Ibuprofen und anderen NSAIDs entstanden sind, in Krankenhäuser eingeliefert. Dies entspricht etwa 27 000 Personen in Deutschland (Einwohnerzahl: 80 Millionen), wenn man davon ausgeht, dass in Deutschland der Verbrauch von solchen Entzündungshemmern so gross ist wie in den USA. Patienten mit Arthritis oder Rheuma haben ein 5-mal so hohes Risiko als die Allgemeinbevölkerung, aufgrund von Magenschäden durch NSAIDs in Krankenhäuser aufgenommen zu werden. Etwa 15 Prozent der Patienten, die wegen solcher Komplikationen im

Krankenhaus behandelt werden, sterben an dieser Komplikation. Dies sind in Deutschland jährlich etwa 4000 Personen. Cannabis kann daher auch in diesem Bereich der Medizin Leben retten.

Durchfall

THC und andere Cannabinoide, die an CB1-Rezeptoren binden, hemmen nicht nur die Produktion von Magensaft, sondern auch von anderen Säften, die im Darm produziert werden. Zudem reduzieren sie geringfügig die Beweglichkeit des Darms (Shook 1989). Er wird etwas träger. Beide Effekte sind bei Durchfallerkrankungen von Nutzen.

In einer experimentellen Studie von Wissenschaftlern der Universität von Neapel wurde Mäusen Krotonöl verabreicht, was Durchfall und eine Darmentzündung verursacht (Izzo 2001). Cannabinoide konnten hier die Stärke des Durchfalls deutlich reduzieren. Bemerkenswerterweise nahm nach der Gabe des Krotonöls die Konzentration der Cannabinoidrezeptoren und der Endocannabinoide im Darm zu. Die Wissenschaftler schliessen daraus, dass bei Vorliegen einer Darmentzündung die Wirksamkeit von Cannabinoiden bei Darmerkrankungen zunimmt. Tatsächlich hemmten Cannabinoide die normale Darmbeweglichkeit nur wenig.

Reizdarm

Bei Reizdarm oder Reizkolon (Colon irritabile) besteht eine Anfälligkeit des Dickdarms gegenüber verschiedenen äusseren Faktoren, oft als Folge einer Entzündung des Dickdarms. Es handelt sich um hartnäckige funktionelle Störungen des Dickdarms mit krampfartigen Schmerzen, Völlegefühl, Rumoren, Blähungen, Störungen des Stuhlgangs mit einem Wechsel von Durchfällen und Verstopfung. Eine Betroffene schreibt: *„Ich habe vor sechs Monaten zum ersten Mal Marihuana probiert. Mein Durchfall und meine Übelkeit hörten sofort auf. Ich bin auf die Idee gekommen, es mal auszuprobieren, weil ich gehört hatte, dass es bei Übelkeit und Erbrechen bei einer Krebschemotherapie helfen soll. Ich rauche es jetzt immer sofort, wenn die Krämpfe und die Übelkeit anfangen.“*

Obwohl Cannabisprodukte eher ein wenig verstopfend wirken, kann Cannabis bei der Verstopfung im Zusammenhang mit einem Reizdarm helfen, wie sich im folgenden Bericht eines 36 Jahre alten Mannes zeigt: *„Ich habe chronische Verstopfung, was meine Gedanken von morgens bis abends beherrscht. Je verstopfter ich bin, umso gestresster werde ich, und je gestresster ich bin, umso verstopfter werde ich. Es ist ein Teufelskreis. Wenn ich Cannabis nehme, fühle ich mich so erleichtert, dass ich manchmal fast schreien könnte. Mein Magen entspannt sich, und ich glaube, auch mein Darm."*

Forscher an einem Zentrum für Darmforschung in Rochester, USA, untersuchten die Wirkungen von THC auf die Bewegungen des Dickdarms sowie die Empfindungen bei Patienten mit Reizdarm (Wong et al. 2011). 75 Patienten mit Reizdarm (35 mit Reizdarm und Verstopfung, 35 mit Reizdarm und Durchfall und fünf mit einem Wechsel zwischen Verstopfung und Durchfall) wurden zufällig drei Gruppen zugeordnet, die eine Dosis Plazebo oder 2,5 mg oder 5,0 mg Dronabinol erhielten. Die Wissenschaftler beurteilten die Bewegungen des Dickdarms, seinen Tonus und die Sinneswahrnehmungen während des Fastens und nach einer Mahlzeit. Bei allen Patienten reduzierte THC im Vergleich zum Plazebo die Bewegungen des Dickdarms während des Fastens. Die Wirkungen von Dronabinol waren am grössten bei Patienten mit Reizdarm und Durchfall, sowie jenen mit Reizdarm und Wechsel von Durchfall und Verstopfung. Dronabinol beeinflusste nicht die Wahrnehmung oder den Tonus (Muskelspannung des Darms).

Nach einer Studie, die an der Mayo-Klinik in den USA mit 52 Freiwilligen durchgeführt wurde, entspannt die Gabe von THC den Dickdarm (Esfandyari et al. 2007). Die Teilnehmer erhielten nach einer zufälligen Zuordnung entweder eine einzelne Dosis von 7,5 mg oralem THC oder ein Placebo. Die Wirkungen von THC auf den Dickdarm wurden eine Stunde nach der Gabe, während der nüchternen Periode und eine Stunde nach einer kalorienreichen Mahlzeit gemessen. Die Autoren schrieben, dass THC den Dickdarm entspannt und seine Beweglichkeit und seinen Tonus nach einer Mahlzeit reduziert, und weiter: *„Das Potenzial für CBR [Cannabinoidrezeptoren], die motorische Funktion des Dickdarms bei Durchfallerkrankungen wie etwa dem Reizdarm-Syndrom zu beeinflussen, bedarf weiterer Untersuchungen."*

Morbus Crohn und Colitis ulcerosa

Forscher am Mount-Sinai-Krankenhaus in Toronto (Kanada) und der Salford-Royal-NHS-Stiftung (Grossbritannien) untersuchten die Verwendung von Cannabis bei Patienten mit chronischen Darmentzündungen (Lal et al. 2011). 100 Patienten mit Colitis ulcerosa und 191 Patienten mit Morbus Crohn, die eine Klinik aufsuchten, füllten einen Fragebogen zu ihrem aktuellen und früheren Cannabiskonsum, sozioökonomischen Faktoren, Krankengeschichte und der Verwendung von Medikamenten, aus. Von allen, die jemals Cannabis konsumiert hatten, verwendeten 33 Prozent der Patienten mit Colitis ulcerosa und 50 Prozent der Patienten mit Morbus Crohn ihn zur Linderung von Symptomen der chronischen Darmentzündung, darunter Bauchschmerzen, Durchfall und reduzierter Appetit. Die Forscher folgerten, dass *„Cannabiskonsum bei Patienten mit chronischen Darmentzündungen zur Linderung von Symptomen häufig ist, insbesondere bei Patienten mit einer Bauchoperation in der Anamnese, chronischen Bauchschmerzen und/oder einem niedrigen Wert für Lebensqualität"*.

Die Inhalation von Cannabis verbesserte bei 21 Patienten mit Morbus Crohn in einer klinischen Studie an der Universität von Tel Aviv in Israel die Symptome und die Krankheitsaktivität (Naftali et al. 2013). Sie sprachen nicht auf eine Therapie mit Steroiden, Immunmodulatoren oder Substanzen gegen den Tumor-Nekrose-Faktor-Alpha an. Ein vollständiges Verschwinden der Krankheitszeichen wurde bei 5 von 11 Patienten in der Cannabisgruppe und bei einem von 10 in der Placebo-Gruppe festgestellt. Eine klinisch signifikante Verbesserung trat bei 10 der 11 Patienten in der Cannabisgruppe und bei 4 der 10 Teilnehmer in der Placebo-Gruppe ein. Die Forscher folgerten, dass eine *„kurzzeitige Gabe (8 Wochen) von THC-reichem Cannabis im Vergleich zu einem Placebo signifikante klinische, steroidfreie, positive Wirkungen bei 11 Patienten mit aktivem Morbus Crohn verursachte, ohne Nebenwirkungen"*.

Eine frühere Studie mit 13 Patienten mit chronisch-entzündlichen Darmerkrankungen an der Universität von Tel Aviv war ebenfalls positiv verlaufen (Lahat et al. 2011). Nach einer dreimonatigen Behandlung mit gerauchtem Cannabis gaben die Patienten eine Verbesserung der allgemeinen Gesundheit, des sozialen Lebens, der Fähigkeit zu arbeiten, der körperlichen Schmerzen und Depressionen an.

Die Patienten nahmen durchschnittlich um 4,3 kg an Gewicht zu. Der Harvey-Bradshaw-Index, ein Mass für die Krankheitsaktivität bei entzündlichen Darmerkrankungen, wurde durchschnittlich von 11,36 auf 5,72 reduziert.

5.6 Übelkeit und Erbrechen

Übelkeit und Erbrechen sind Symptome, die durch eine Vielzahl von Reizen verursacht werden. Dazu zählen bestimmte Medikamente, wie beispielsweise Opiate und Mittel zur Krebstherapie, Erkrankungen des Magendarmtraktes oder Störungen des Gleichgewichtssinns, wie sie bei Schiffsreisen bei stärkerem Wellengang auftreten können und so manchen Passagier an die Reling führen. Cannabisprodukte werden bei einer Vielzahl von Erkrankungen verwendet, bei denen Übelkeit und Erbrechen auftreten können:

- Chemotherapie bei Krebs
- HIV/Aids
- Hepatitis C
- Schwangerschaftserbrechen
- Migräne
- Unverträglichkeit von Morphium und anderen Opiaten

Die grösste wissenschaftliche Erfahrung zur Verwendung von THC und Marihuana liegt für ihre Verwendung bei der Krebschemotherapie vor.
Im Jahre 2002 konnte in einem Tierversuch gezeigt werden, dass auch das Cannabidiol (CBD) wirksam gegen Übelkeit ist (Parker 2002). Dies ist ein Hinweis darauf, dass auch Cannabinoide ohne psychoaktive Nebenwirkungen einen therapeutischen Wert bei der Behandlung von durch Chemotherapie ausgelöster Übelkeit besitzen könnten.

Krebschemotherapie

Im Jahr 2008 erkrankten nach Angaben der Deutschen Krebsgesellschaft 469 800 Menschen in Deutschland neu an Krebs. Mehr als ein Drittel der Betroffenen erhält eine Chemotherapie. Moderne Chemotherapien sind in der Lage, eine grosse Zahl von Patienten zu heilen. Beispielsweise können heute 80 Prozent aller Patienten, bei denen ein Lymphdrüsenkrebs diagnostiziert wird, mit einer normalen Lebens-

spanne rechnen, die meisten dank wirksamer Antikrebs-Medikamente. Einige Krebsarten, wie zum Beispiel Nierenkrebs oder Magenkrebs, sprechen allerdings sehr schlecht auf eine Chemotherapie an.
Unter einer Krebschemotherapie versteht man eine Behandlung mit chemischen Substanzen, die die Krebszellen schädigen, beziehungsweise in ihrem Wachstum hemmen sollen. Diese Substanzen heissen Zytostatika. Eine Behandlung mit Zytostatika wird meistens als Intervallbehandlung durchgeführt. Auf eine Behandlungsphase unterschiedlicher Länge folgt eine Pause, in der sich der Körper wieder etwas erholen kann. Mehrere solcher Zyklen werden hintereinander durchgeführt, so dass eine Krebschemotherapie einige Monate dauert. Heute stellt eine Krebserkrankung häufig eine chronische Erkrankung dar, bei der der Krebs über viele Jahre mit Chemotherapien im Zaum gehalten werden kann.
Die wichtigsten Nebenwirkungen von Zytostatika sind Übelkeit und Erbrechen, Müdigkeit, Entzündungen der Schleimhäute, Haarausfall und Schädigung des Knochenmarks.
Einige Cannabiskonsumenten beobachteten Anfang der siebziger Jahre zufällig, dass ihnen Marihuana bei der Bewältigung der Nebenwirkungen einer Krebschemotherapie hilft. Das animierte Forscher, diese Cannabiswirkungen zu überprüfen. Dabei wurden überwiegend einzelne Cannabinoide, vor allem der Cannabiswirkstoff THC und die beiden synthetischen Cannabinoide Nabilon und Levonantradol, eingesetzt.
Im Jahre 1975 wurden von Ärzten aus Boston erstmals die Ergebnisse einer doppelblinden Studie mit THC bei 22 Krebspatienten veröffentlicht, denen konventionelle brechreizhemmende Medikamente nicht helfen konnten (Sallan 1975). Bei den 20 auswertbaren Patienten hatte THC in etwa 35 Prozent der Chemotherapiezyklen eine gute Wirkung und bei weiteren 45 Prozent einen mässigen Effekt gezeigt, was einer Ansprechbarkeits-Rate von etwa 80 Prozent entspricht. Bei den restlichen 20 Prozent war THC wirkungslos. Die Wirksamkeit der THC-Therapie war mit den Cannabis-typischen psychischen Veränderungen verbunden. Bei Patienten ohne psychische Veränderungen war auch eine schlechtere Wirksamkeit gegen die Übelkeit festzustellen. Die Autoren machten eine schlechtere Aufnahme des THC aus dem Darm bei diesen Patienten für die mangelnde Wirksamkeit verantwortlich.

In den folgenden 20 Jahren wurden etwa 15 Studien mit THC (Dronabinol), etwa 20 Studien mit Nabilon und etwa 10 mit Levonantradol durchgeführt, dazu eine Studie mit Delta-8-THC, einem nahen Verwandten des Delta-9-THC. Das Gesamtergebnis zeigt, dass THC ein wirksames brechreizhemmendes Medikament bei Patienten ist, die eine Chemotherapie gegen Krebserkrankungen erhalten. Die verwendeten Dosen für Dronabinol variierten von 7,5 bis 20 mg pro Gabe, die im Allgemeinen alle 4 Stunden gegeben wurde. Meistens wurde einige Stunden vor der Chemotherapie begonnen und bis zu ihrem Abschluss weitergemacht. Es traten recht häufig Nebenwirkungen auf, darunter vor allem Euphorie, Schwindelgefühl, Sedierung und Blutdruckabfall. Einige Patienten berichteten von Halluzinationen und unangenehmen, ängstigenden Gefühlen. Es wurde in den siebziger und achtziger Jahren in den USA auch eine Anzahl von Studien mit gerauchtem Cannabis durchgeführt, zum Teil im Vergleich mit synthetisch hergestelltem THC. Im Jahre 1977 überzeugte der 26-jährige Student Lynn Pierson, der an Lungenkrebs litt, das Parlament von Neu-Mexiko, sich mit der medizinischen Verwendung von Marihuana zur Bekämpfung von Nebenwirkungen der Chemotherapie zu befassen. Nach öffentlichen Anhörungen, bei denen sich Patienten und Ärzte für die Möglichkeit der medizinischen Verwendung von Marihuana aussprachen, verabschiedete das neu-mexikanische Parlament im Februar 1978 das erste Gesetz, das den medizinischen Wert von Marihuana anerkannte. Danach konnten Krebspatienten Cannabis verwenden, wenn konventionelle brechreizhemmende Mittel nicht halfen oder nicht angewendet werden konnten.

Neu-Mexiko legte das Lynn-Pierson-Forschungsprogramm auf, in dem die Wirksamkeit von Marihuana mit THC verglichen wurde. Zwischen 1979 und 1986 nahmen 256 Männer und Frauen im Alter zwischen 18 und 77 Jahren an dem Projekt teil. Den Krebspatienten wurde gestattet, während der Chemotherapie auf ihren THC-Gehalt standardisierte Marihuana-Zigaretten zu rauchen. Wenn sie nicht rauchen wollten oder konnten, so erhielten sie THC in Pillenform. Die durchschnittliche Stärke der Übelkeit auf einer Skala zwischen 1 (kein Problem) und 5 (stark) wurde durch Marihuana oder THC von durchschnittlich 4,5 auf 2,0 reduziert und das Erbrechen von durchschnittlich 4,3 auf 1,7. Etwa 95 Prozent der Teilnehmer woll-

ten nach der ersten Chemotherapie-Erfahrung unter Marihuana mit der Marihuana-Behandlung fortfahren.
Innerhalb kurzer Zeit folgten ähnliche Forschungsprogramme in weiteren fünf Staaten, New York, Michigan, Georgia, Tennessee und Kalifornien, die ähnliche staatliche Forschungsprogramme entwickelten. Erst im Jahre 2001 erschien eine vollständige Übersicht der Studienergebnisse von Professor Richard Musty von der Universität von Vermont sowie seiner Mitarbeiterin Dr. Rita Rossi. Insgesamt nahmen mehr als 1 000 Patienten an den Studien teil. 748 hatten inhaliertes Marihuana und 345 kapsuliertes Dronabinol erhalten.
In den Studien, bei denen die Cannabis-Inhalation mit THC-Kapseln verglichen worden war, war inhaliertes Cannabis gleich gut oder besser wirksam als orales Dronabinol. In den meisten Fällen wurden die Patienten nur in die Studie aufgenommen, wenn konventionelle Medikamente versagt hatten, so dass anzunehmen ist, dass Zytostatika verwendet worden waren, die einen starken Brechreiz verursachen. Dennoch zeigte THC und Marihuana in den meisten Fällen eine gute bis mässig gute Wirksamkeit. Die Ansprechbarkeit betrug wie bei isoliertem THC meistens etwa 80 Prozent. Nebenwirkungen waren recht häufig. Allerdings waren sie meistens nicht stark. So wurden die Nebenwirkungen von Marihuana in der Studie aus Tennessee in 85 Prozent als gering, in 11 Prozent als mässig und in 3 Prozent als stark eingestuft.
Der Stellenwert von Cannabisprodukten beziehungsweise THC bei der Bekämpfung von Übelkeit und Erbrechen durch eine Krebsbehandlung hat sich in den vergangenen Jahren deutlich verringert. Seit Anfang der neunziger Jahre wurden sehr wirksame Medikamente in die Behandlung eingeführt, die so genannten Serotonin (5HT3)-Antagonisten wie Ondansetron und Tropisetron, die in den meisten Fällen sehr gut helfen und im Allgemeinen auch deutlich wirksamer sind als Cannabis. Weitere sehr wirksame Medikamente folgten. Allerdings gibt es eine ungewisse Anzahl von Patienten, denen auch die modernen Medikamente nicht gut helfen. Einige dieser Patienten profitieren gut von Cannabisprodukten.
Alexander Remmele, der 1995 eine Selbsthilfegruppe zur medizinischen Verwendung von Cannabis in Berlin initiiert hatte und 1997 an einer besonders bösartigen Form eines Lymphdrüsenkrebses starb, berichtete im Jahre 1996: *„Seit knapp 2 Jahren setzte ich*

Cannabis gezielt gegen die Nebenwirkungen der Chemotherapie wie Übelkeit, Appetitlosigkeit und Erbrechen ein und um meine psychische Verfassung zu stabilisieren bzw. zu verbessern. Doch habe ich über 10 Jahre lang regelmässig Cannabis konsumiert. In dieser Zeit habe ich Haschisch und Marihuana allerdings ausschliesslich als Rausch- und Genussmittel betrachtet. Daran änderte sich zunächst auch nichts, nachdem ich von meiner Erkrankung erfahren hatte. Das heisst, ich habe auch weiterhin gelegentlich gekifft und mich wohl dabei gefühlt. Im Unterschied zu früher machte ich mir jetzt allerdings mehr Gedanken über die potentiellen gesundheitlichen Risiken meines Drogenkonsums. Offensichtlich hatte die jahrzehntelange Diffamierungskampagne gegen Cannabis, also die Darstellung von Cannabis als gefährliche, suchterzeugende und wegbereitende Einstiegsdroge – trotz gegenteiliger eigener Erfahrungen – auch bei mir ihre Spuren hinterlassen. Inzwischen haben sich allerdings sogar meine Eltern von kompromisslosen Drogengegnern zu Befürwortern einer Versachlichung der Cannabisdiskussion gemausert, da auch ihnen nicht entgangen ist, dass der Konsum von Marihuana zu einer deutlichen Steigerung meiner Lebensqualität führt."

Verschiedene spanische wissenschaftliche Institutionen nahmen an einer kleinen, randomisierten, doppelblinden und plazebokontrollierten klinischen Studie mit einem Cannabisextrakt bei der Behandlung von Übelkeit und Erbrechen, die durch unterschiedliche Arten von Chemotherapien verursacht worden waren, teil (Duran et al. 2010). Die Patienten litten trotz einer Prophylaxe mit einer antiemetischen Standardtherapie an Übelkeit. Ihnen wurde nach dem Zufallsprinzip jeweils Cannabis oder Plazebo für fünf Tage nach der Chemotherapie zugeteilt, das der Standardbehandlung hinzugefügt wurde. Patienten in der Cannabisgruppe erlebten überwiegend ein vollständiges Ansprechen auf die Therapie während der gesamten Beobachtungszeit (71,4 Prozent), verglichen mit dem Plazebo (22,2 Prozent). Die Autoren folgerten, dass Cannabis, das *„einer antiemetischen Standardtherapie hinzugefügt wurde, gut vertragen wurde und einen besseren Schutz"* vor verzögerter Übelkeit und verzögertem Erbrechen bietet.

Auch Wissenschaftler der Universität von Göttingen (Deutschland) behandelten sieben Patienten, die an einem bösartigen Hautkrebs

(Melanom mit Lebermetastasen) litten, mit THC (Zutt et al. 2006). Alle Patienten hatten zuvor eine Brechreiz-hemmende Standardbehandlung ohne adäquate Linderung erhalten. Die Mehrzahl der Patienten gab eine signifikante Zunahme des Appetits und eine Abnahme der Übelkeit an. Die Forscher schlossen daraus, dass *„Appetitverlust und Übelkeit aufgrund von Lebermetastasen beim malignen Melanom in Einzelfällen"* mit THC behandelt werden kann.

HIV/Aids

In einer im Jahre 2000 beim 5. Kongress über die medikamentöse Behandlung der HIV-Infektion in Glasgow (Schottland) vorgestellten Studie erlebten 85 Prozent der Patienten, die THC (Marinol) zusätzlich zu ihren antiretroviralen Medikamenten einnahmen, eine Linderung von Übelkeit und Erbrechen. Die Symptome wurden um 50 Prozent reduziert.

Übelkeit und Erbrechen sind häufige Nebenwirkungen antiretroviraler Medikamente zur Behandlung der HIV-Infektion. *„Es hat sich gezeigt, dass Marinol bei Krebspatienten, die sich einer Chemotherapie unterziehen, ein gutes Mittel gegen Übelkeit ist,"* erklärte Roger Anderson, Professor aus Pittsburgh in den USA, der die Studie leitete, gegenüber der Presse. *„Die Studie, die wir heute vorstellen, zeigt, dass Marinol auch bei Patienten, die im Zusammenhang mit ihrer HIV-Behandlung unter Übelkeit und Erbrechen leiden, wirksam sein kann. Das ist eine wichtige Erkenntnis, da Patienten häufig einzelne Dosen der retroviralen Medikamente wegen ihrer Nebenwirkungen wie Übelkeit und Erbrechen auslassen."*

In einer anderen Studie hatten US-Forscher die Wirkungen des Cannabiskonsums auf die Fortsetzung der antiretroviralen Therapie (ART) bei HIV-positiven Patienten untersucht (de Jong et al 2005). 252 Patienten nahmen an der Befragung teil, 175 erhielten ART und 168 lieferten Informationen zur Fortsetzung der ART und der Cannabisverwendung. Es gab keine Beziehung zwischen der Fortsetzung der ART und dem Cannabiskonsum. Allerdings war unter den HIV-Positiven, die an Übelkeit litten, die Wahrscheinlichkeit dreimal so hoch, mit der ART-Therapie weiterzumachen wenn sie Cannabis konsumierten, als wenn sie es nicht verwendeten.

Hepatitis C

Nach Angaben von Forschern der Universität von Ottawa (Kanada) kann die Verwendung von Cannabinoiden hilfreich bei der Behandlung der Appetitlosigkeit und der Übelkeit bei Patienten mit Hepatitis C sein (Costiniuk et al. 2008). Die Krankenakten von allen Hepatitis C-Patienten, die zwischen August 2003 und Januar 2007 eine Behandlung mit Ribavirin und Interferon erhalten hatten, wurden durchgesehen. Von den 191 identifizierten Patienten hatten 25 ein orales Cannabinoid-haltiges Medikament erhalten. 64 Prozent aller Patienten, die Cannabinoide erhalten hatten, erlebten eine subjektive Verbesserung der Symptome. Der mediane Gewichtsverlust betrug vor dieser Behandlung 4,5 kg. Die Abnahme des Gewichts stabilisierte sich jedoch einen Monat nach Beginn der Cannabinoid-Therapie. Der Anteil der Patienten, der einen vollständigen Zyklus einer anti-viralen Hepatitis C-Therapie absolviert und eine anhaltende virologische Reaktion erzielt hatte, war in der Cannabinoidgruppe grösser als in der Vergleichsgruppe.

Schwangerschaftserbrechen

In Kanada wurde unter Schwangeren, die Cannabis zur Behandlung von Übelkeit und Erbrechen verwendeten, eine Umfrage durchgeführt (Westfall et al. 2006). 59 der Teilnehmerinnen hatten Übelkeit und/oder Erbrechen während der Schwangerschaft erlebt. 40 hatten Cannabis verwendet, um diese Symptome zu lindern, und 37 (92,5 Prozent) beurteilten Cannabis als wirksam oder sehr wirksam.

Andere Erkrankungen mit Übelkeit

Wie historische Berichte und moderne Erfahrungen nahe legen, können Cannabisprodukte auch bei anderen Ursachen von Übelkeit und Erbrechen erfolgreich angewandt werden, etwa bei Brechreiz nach einer Vollnarkose. Allerdings gibt es zu diesen Anwendungsgebieten keine wissenschaftlichen Studien. Es ist jedoch nahe liegend, dass bei einer Wirksamkeit von Cannabisprodukten bei Übelkeit im Rahmen einer Krebschemotherapie oder bei der Einnahme von Medikamenten, die gegen den Aids-Virus gerichtet sind, auch eine Wirksamkeit bei anderen Formen von Übelkeit möglich erscheint.

Kalifornische Ärzte stellten einen Fallbericht einer 31 Jahre alten Frau mit seit langem bestehenden Übergewicht vor, die eine Magen-Bypassoperation erhielt, um ihre Nahrungsaufnahme zu reduzieren (Merriman et al. 2008). Innerhalb der folgenden Wochen entwickelte sie eine schwere Übelkeit und Unfähigkeit, Flüssigkeiten oder Nahrung zu tolerieren und wurde siebenmal ins Krankenhaus eingeliefert. Es wurde eine Vielzahl von Übelkeit hemmenden Medikamenten, inklusive ein Serotoninantagonist, eingesetzt, die nur eine begrenzte Linderung brachten. Schliesslich bat die Patientin darum, den Magenbypass rückgängig zu machen. Als letzter Ausweg wurde orales THC verschrieben, mit einem Maximum von 15 mg pro Tag. Daraufhin bemerkte die Patientin eine signifikante Verbesserung ihrer Symptome innerhalb von 1–2 Tagen und vertrug das Medikament gut. Ihre Stimmung und ihr Energieniveau verbesserten sich schnell, und sie begann, oral aufgenommene Nahrung und Flüssigkeiten zu vertragen. Die Autoren stellten fest, dass *„THC eine nützliche Rolle bei der Behandlung dieser schweren und beeinträchtigenden post-operativen Komplikation spielen könnte“*.

5.7 Appetitlosigkeit und Gewichtsverlust

Appetitlosigkeit und starker Gewichtsverlust ist ein Symptom vieler fortgeschrittener Erkrankungen wie Krebs, Aids und Hepatitis C. Die Gewichtsabnahme verschlechtert die Erkrankung und das Befinden der Betroffenen weiter, so dass versucht werden sollte, dem auch unabhängig von der Grunderkrankung entgegen zu steuern.
Es gibt verschiedene Mechanismen, nach denen Cannabinoide dabei hilfreich sind. Das endogene Cannabinoidsystem in einer Hirnregion namens Hypothalamus ist Teil des komplexen Systems im Gehirn, das den Appetit kontrolliert und durch das Sättigungshormon Leptin reguliert wird. Leptin reduziert den Appetit, während Endocannabinoide den Appetit verstärken. Ein Teil des appetitanregenenden Effektes der Cannabinoide wird der Beobachtung zugeschrieben, dass Nahrung besser schmeckt und daher lieber aufgenommen wird. Bei vielen Erkrankungen mit Appetitlosigkeit besteht ein regelrechter Widerwillen gegen Nahrungsmittel. Interessanterweise finden sich auch viele Cannabinoidrezeptoren im Darm, und bei Hunger nimmt die Konzentration der Endocannabinoide im Darm um ein Vielfaches

zu. Nach dem Essen normalisiert sich ihre Konzentration wieder, ein Hinweis, dass auch solche peripheren Mechanismen an der Regulierung von Hunger und Sättigung beteiligt sind.
Der Appetit anregende Effekt von Cannabis ist seit langem bekannt. So beschrieb der schottische Cannabis-Pionier O›Shaugnessy in einer Veröffentlichung aus dem Jahre 1838–1840 eine *„bemerkenswerte Appetitzunahme"* als Nebeneffekt bei allen seinen mit einer Cannabistinktur behandelten Patienten. Und der französische Arzt G. See fasste 1890 zu den Wirkungen von Cannabis bei Magen-Darm-Problemen zusammen: *„Die Cannabis ist von konstanter Wirkung zur Beseitigung der Schmerzempfindungen und zur Wiederherstellung des Appetits, unter welchen Verhältnissen die Schmerzen und die Appetitlosigkeit auch auftreten mögen."*
Cannabiskonsumenten berichten, dass Speisen und Getränke unter Cannabiseinfluss sehr gut schmecken und Alltägliches sich in eine Köstlichkeit verwandeln könne. Der appetitsteigernde Effekt wird auch in der Krankenbehandlung genutzt. Bei fortgeschrittenem Krebs wirken ein durch den Tumor gesteigerter Energiebedarf und Veränderungen des Stoffwechsels auszehrend, während bei Aids vermutlich primär der mangelnde Appetit zum Gewichtsverlust führt. Man spricht vom „Aids-Wasting-Syndrom". Positiv wirkt sich oft der gleichzeitige übelkeits- und brechreizhemmende Effekt des THC aus.

Krebs

Eine erste klinische Studie zum appetitanregenden Effekt von THC bei Krebspatienten wurde 1976 veröffentlicht (Regelson 1976). Die 54 Teilnehmer erhielten eine Woche lang 3 mal täglich 2,5 bis 5 mg THC oder ein Placebo. Unter THC war eine Gewichtszunahme von 0,2 bis 0,4 Kilogramm zu verzeichnen, während unter Placebo ein Gewichtsverlust von 0,6 bis 1 Kilogramm eintrat. Anfang der 90er Jahre folgten einige weitere kleine Studien mit Krebs- und Aids-Patienten, die einen ähnlichen Erfolg der THC-Behandlung bei Gewichtsabnahme nachwiesen (Beal 1995, Gorter 1992, Plasse 1991, Wadleigh 1990 etc.). So konnte der appetitanregende und gewichtsfördernde Effekt von THC bei Aids- und Krebspatienten in einigen Untersuchungen bereits in Dosierungen von 5 mg pro Tag nachgewiesen werden.

An der Abteilung für Landwirtschafts-, Nahrungs- und Ernährungswissenschaften der Universität von Alberta (Kanada) untersuchte eine Pilotstudie die Wirkungen von THC (Dronabinol) auf die Geschmacks- und Geruchswahrnehmung sowie auf Appetit, Kalorienaufnahme und Lebensqualität bei Krebspatienten (Brisbois et al. 2011). Erwachsene mit fortgeschrittenem Krebs, schlechtem Appetit und Änderungen der chemosensorischen Wahrnehmung wurden in die Studie aufgenommen. 24 Teilnehmer erhielten zweimal täglich 2,5 mg THC und 22 erhielten 18 Tage lang ein Plazebo. Patienten, die mit THC behandelt worden waren, gaben eine signifikant verbesserte und verstärkte chemosensorische Wahrnehmung an, und das Essen *„schmeckte besser"*. Der Appetit vor der Mahlzeit und der Anteil der Kalorien, der als Protein aufgenommen wurde, war verglichen mit dem Plazebo signifikant verbessert. Die mit THC behandelten Patienten gaben eine verbesserte Schlafqualität und Entspannung an. Die Forscher folgerten, dass *„THC nützlich bei der Linderung chemosensorischer Veränderungen und zur Verbesserung des Nahrungsgenusses bei Krebspatienten sein könnte"*.

Aids

Eine sechswöchige Studie mit 139 Aids-Patienten führte zur Erweiterung der Indikation für das in den USA zugelassene THC-Präparat Marinol um Appetitlosigkeit (Anorexie) und extreme Abmagerung (Kachexie) bei Aids-Patienten (Beal 1995). Im Vergleich zu einem Scheinpräparat (Placebo) steigerte THC den Appetit, verringerte den Gewichtsverlust sowie die Übelkeit und verbesserte auch die Stimmung der Teilnehmer.

Wissenschaftler des Zentrums für medizinische Cannabisforschung der Universität von Kalifornien in San Diego untersuchten im Rahmen einer placebokontrollierten Studie mit HIV-Patienten, die an neuropathischen Schmerzen litten, unter anderem die Wirkungen von Cannabis auf Appetithormone (Riggs et al. 2012). Verglichen mit Plazebo war die Gabe von Cannabis mit einer signifikanten Zunahme der Blutspiegel der Hormone Ghrelin und Leptin sowie mit einer Reduzierung von Peptid YY assoziiert, während die Insulinspiegel nicht signifikant beeinflusst wurden. Die Autoren folgerten aus ihren Studienergebnissen, dass *„diese Befunde konsistent mit der Modulation von Appetithormonen, vermittelt durch endogene*

Cannabinoidrezeptoren, sind, unabhängig vom Glukosestoffwechsel". Cannabis und THC beeinflussen den Appetit also unter anderem über Wirkungen auf bekannte Appetithormone.

Alzheimer-Krankheit

Im Jahre 1997 wurde eine Studie über die Wirkung von Dronabinol bei 15 Patienten mit der Alzheimer-Krankheit veröffentlicht (Volicer 1997). Es handelt sich dabei um eine Hirnerkrankung, die mit zunehmender Gedächtnis- und Orientierungsstörung, eventuell Depressionen und weiteren Symptomen einhergeht. Die 15 ausgewählten Patienten verweigerten sämtlich die Nahrungsaufnahme. Sie erhielten daraufhin sechs Wochen lang THC oder ein Placebo-Präparat. Ihr Gewicht nahm unter THC mehr zu als unter Placebo. Die Nebenwirkungen waren nur gering und umfassten Euphorie und Müdigkeit.

Eine zweite Studie mit neun Patienten in einem Alter von durchschnittlich 83 Jahren, die im Mai 2003 beim jährlichen wissenschaftlichen Kongress der Amerikanischen Gesellschaft für Geriatrie (Altersheilkunde) vorgestellt wurde, führte zu ähnlichen Ergebnissen. Vor der Studie hatten alle Patienten wegen Appetitlosigkeit an Gewicht verloren. Nach der THC-Behandlung hatten alle zugenommen.

Appetitlosigkeit im Alter

Gemäss Forschung, die an der Saint-Louis-Universität in den USA durchgeführt wurde, kann die Verwendung von THC das Gewicht von älteren Personen steigern, die an Anorexie (Appetitverlust) und Gewichtsverlust leiden (Wilson et al. 2007). Vor Beginn der THC-Einnahme betrug das mittlere Körpergewicht der 28 Teilnehmer 48 kg. 15 Teilnehmer (53,5 Prozent) nahmen unter THC an Gewicht zu, davon 10 mehr als 2,3 kg und 6 mehr als 4,5 kg. Insgesamt betrug die mittlere Gewichtszunahme 1,4 kg. 11 Teilnehmer verloren allerdings Gewicht, was Auswirkungen auf die Lebenserwartung hatte. Von den Teilnehmern, die Gewicht verloren, verstarben 7 (64 Prozent) gegenüber 4 (26 Prozent) in der Untergruppe, die an Gewicht zunahmen. Das Körpergewicht der Patienten war also von erheblicher Bedeutung für die Lebenserwartung der Patienten.

Chronisch-obstruktive Lungenerkrankung (COPD)

Patienten mit der schweren Lungenerkrankung COPD (chronic obstructive pulmonary disease) leiden häufig unter Appetitlosigkeit und Abmagerung (Kachexie). Die Folgen sind ein verschlechterter Allgemeinzustand und eine vorzeitige Sterblichkeit.

In einer offenen klinischen Studie verbesserte THC Appetit sowie Befinden und führte zu einer Gewichtszunahme (Bergmann 2005). Die Untersuchung an der Allergie- und Asthmaklinik Bad Lippspringe schloss 18 COPD-Patienten im Alter zwischen 49 und 81 Jahren ein, die im Durchschnitt 48,5 kg wogen. In den sechs Monaten vor Aufnahme in die Klinik wiesen 7 Teilnehmer ein konstantes Gewicht auf, und 11 hatten im Durchschnitt 2,3 kg abgenommen. Sie erhielten in der Klinik zweimal täglich 3,3 bis 4,2 mg THC, jeweils eine halbe Stunde vor dem Frühstück und Abendessen. Die durchschnittliche Dauer der Behandlung betrug 16 Tage. Sie führte zu einer deutlichen Zunahme des Appetits, einer Verbesserung des Allgemeinbefindens, einer Verbesserung der Leistungsfähigkeit und eine Gewichtszunahme um durchschnittlich 1,5 kg, was angesichts der kurzen Behandlungsdauer beachtlich ist. Die Nebenwirkungen waren gering.

5.8 Entzündungen und Allergien

THC übt komplexe Wirkungen auf das Immunsystem aus, die noch nicht vollständig erforscht sind. Zu den möglichen Einsatzgebieten zählen Asthma, Gelenkentzündungen (Arthritis, Rheuma), Colitis ulcerosa, Morbus Crohn, Hausstauballergie, Heuschnupfen und Neurodermitis. Möglicherweise können auch die der Multiplen Sklerose zugrunde liegenden Entzündungsprozesse positiv beeinflusst werden.

Entzündungen

Die Wirkungen von Cannabisprodukten auf chronisch-entzündliche Darmerkrankungen wurden bereits im Kapitel zu Magen-Darm-Erkrankungen behandelt, das Thema Rheuma im Kapitel Schmerzerkrankungen.

Ich möchte dieses Kapitel mit dem Bericht eines Mannes beginnen, der an einer selteneren Entzündung leidet, eine Episkleritis, eine unangenehme Entzündung im Bereich des Auges. Er schrieb: *„Über* *einen Zeitraum von 8 Jahren hatte ich zunehmend Episkleritis. Zuerst zwei- bis dreimal pro Jahr, dann fünf- bis achtmal. In den letzten beiden Jahren auch Skleritis, welche mit hohen Dosen von Ultracortenol [ein Cortison-Präparat] behandelt werden musste. Antibiotika als Tropfen waren völlig wirkungslos. Die Behandlung mit dem neuen Wundermittel Ecolicin [Erythromycin, ein Antibiotikum] führte zu einer Explosion der Entzündung. Ein weiteres Problem war, dass kein Arzt in der Lage war, mich ganzheitlich zu behandeln. Ich bin ein typischer Atopiker: Allergien (diverse Pollen, Milben und Schimmelpilze), seborrhoisches Exzem und leichtes Asthma. Die Augenärzte waren mit Ihrem Wissen am Ende, nachdem das Blutbild keinen Befund erbracht hatte. Auch die Allgemein-Mediziner fanden keinen Ansatz. Durch eine längere Internetrecherche erfuhr ich, dass Cannabis einigen Atopikern bei verschiedenen Gesundheitsproblemen geholfen hatte, und so probierte ich es aus. Seit genau 2 Jahren habe ich keine Episkleritis mehr. Ich rauche das Medikament einmal pro Woche, wahrscheinlich reicht es auch alle 2 Wochen. Ich habe Cannabis einmal für 3 Monate abgesetzt, dann begann die Augenentzündung wieder. Ich konnte die Entzündung diesmal sehr schnell stoppen, indem ich eine Cannabiszigarette rauchte und gleichzeitig einen Tag lang Inflaneran als Tropfen einsetzte.“*

THC beeinflusst das Verhältnis der so genannten Zytokine. Zytokine sind Botenstoffe, die von bestimmten weissen Blutkörperchen, den so genannten T-Lymphozyten, gebildet werden und bestimmte entzündliche und allergische Reaktionen des Immunsystems vermitteln. THC reduziert eine zu grosse Konzentration entzündungsfördernder Zytokine, wie TNF-Alpha und Interferon-Gamma, indem es ihre Freisetzung aus den T-Lymphozyten hemmt. Diese entzündungsfördernden Zytokine sind bei der rheumatoiden Arthritis und chronisch entzündlichen Darmerkrankungen, wie Colitis ulcerosa und Morbus Crohn, in einem Übermass vorhanden und unterhalten die überschiessende Entzündung.

Der Leiter der Forschungs- und Entwicklungsabteilung eines Chemieunternehmens schrieb mir: *„Meine Frau hat seit ca. 6 Jahren das Devic-Syndrom. [Das Devic-Syndrom oder die Neuromyelitis optica ist eine autoimmun bedingte entzündliche Erkrankung des zentralen Nervensystems mit Abbau der isolierenden Nervenum-*

mantelungen, bei der zumeist innerhalb weniger Monate nacheinander oder gleichzeitig sowohl eine Entzündung mindestens eines Sehnerven (Neuritis nervi optici) als auch eine Entzündung des Rückenmarkes (Myelitis) auftritt.] Mittlerweile beläuft sich die „schulmedizinische" Medikamentierung auf monoklonale Antikörper (Rituximab) und im akuten Schubfall hohe Dosen diverser Cortisonpräparate. Der Verlauf bei meiner Frau hat sich gegenüber früher extrem verbessert. Das grosse Problem sind aber leider die immer wieder auftretenden Entzündungen, unter anderem in der Blase und anschliessend den Nieren. Durch verschiedenste Versuche mit Cannabistee konnten wir eine signifikante Verbesserung der Entzündungssituation erreichen. Die Gabe von Corticoiden helfen zwar akut, sind aber auf Dauer keine Lösung. Setzen wir den Cannabistee ab, entsteht nach maximal 2 Tagen das Krankheitsbild einer Blasenentzündung mit dem „tollen" Hinweis der Ärzte zum Kathetern und massiver Antibiotikagaben. Dieser offizielle, legale und doch sehr dumme Weg sorgt dann auch noch für eine Zerstörung der Darmflora. Diesen Teufelskreis hatten wir schon einige Male."

Es ist heute noch unklar, ob THC und andere Cannabinoide möglicherweise auch günstig auf die chronisch-entzündlichen Prozesse der Multiplen Sklerose wirken könnten. THC-Kapseln verlangsamten nach einer grossen britischen Studie, die von Dr. John Zajicek, Professor für Neurologie am Peninsula Kolleg für Medizin und Zahnmedizin der Universität Plymouth, Grossbritannien, geleitet wurde, jedoch nicht das Fortschreiten der Multiplen Sklerose. Trotz vielversprechender Hinweise in einer früheren Studie mit einer Dauer von zwölf Monaten, fanden die Forscher, dass Patienten, die Kapseln mit THC einnahmen, nach einer dreijährigen Behandlung nicht besser abschnitten als Patienten, die ein Placebo erhalten hatten.

Allergien

Einige Patienten haben mir berichtet, dass sie gute Erfahrungen mit Cannabisprodukten bei verschiedenen Allergien gemacht haben, wie beispielsweise Hausstauballergie. Die Symptome sind oft abends und nachts am stärksten, wenn der natürliche Cortisonspiegel am niedrigsten ist. Einige Züge aus einer Cannabispfeife verhinderten solche Symptome.

Eine Studie der Universität Bonn zeigte in einem Tiermodell für Kontaktdermatitis, dass Mäuse, die keine Cannabinoidrezeptoren hatten, eine verstärkte allergische Entzündung aufwiesen (Karsak et al. 2007). Andererseits wiesen Tiere mit erhöhten Endocannabinoidspiegeln geringere allergische Reaktionen der Haut auf. Auch von aussen zugeführte Cannabinoide schwächten die allergische Entzündung der Haut ab. Die Autoren folgerten, dass diese Ergebnisse *„eine schützende Rolle des Endocannabinoidsystems bei der Kontaktallergie der Haut besitzt und ein Ziel für therapeutische Interventionen nahelegt"*.
In einer tierexperimentellen Studie mit Mäusen an der Universität von Michigan schwächten die Cannabinoide THC und Cannabinol (CBN) die allergische Reaktion auf eine Sensibiliserung mit einem Eiweissstoff ab (Jan 2003). Die Wissenschaftler hatten bei den Tieren systematisch eine Allergie gegen ein Protein erzeugt, und sie dann dem aerolisierten Protein ausgesetzt. Die Mäuse reagierten innerhalb von 24 Stunden mit einer Zunahme allergischer Zytokine in der Lunge. Es traten auch andere Zeichen einer allergischen Reaktion auf, eine Zunahme des Immunglobulin E im Blut und der Schleimsubstanzen in der Lunge. Alle diese Entzündungszeichen wurden sowohl durch THC als auch durch CBN deutlich reduziert. Die Forscher schrieben daher in einer Fachzeitschrift, dass Cannabinoide einen *„möglichen therapeutischen Nutzen bei der Behandlung allergischer Atemwegserkrankungen aufweisen, in dem sie die Expression kritischer T-Zell-Zytokine und die damit verbundene Entzündungsreaktion hemmen"*.
Die antiallergischen Eigenschaften können weitere therapeutische Wirkungen bei der Behandlung von Atemwegserkrankungen ergänzen. So erweitert Dronabinol die Bronchien und wurde dazu in kleinen klinischen Studien erfolgreich bei Asthmatikern eingesetzt.

5.9 Juckreiz

Juckreiz kann viele Ursachen haben, wie Neurodermitis und Allergien, Urtikaria (= Nesselsucht), Zuckerkrankheit, Parasiten (Flöhe und Milben), Lebererkrankungen und Leukämien. Die Ursache kann wie bei der Neurodermitis eine Veränderung der Haut sein, oder eine zu hohe Konzentration eines Juckreiz auslösenden Stoffes im Blut oder im Gewebe, wie dies bei bestimmten inneren Erkrankungen zu beobachten ist.

Zu diesen Stoffen zählen die Gallensäuren, die normalerweise mit der Gallenflüssigkeit in den Darm gelangen und dort die Verdauung fördern, aber bei einigen Lebererkrankungen ins Blut zurückgestaut werden. Juckreiz aufgrund von Lebererkrankungen kann schwierig zu behandeln sein.

In einer kleinen Studie an der Universität von Florida wurde im Jahre 2002 untersucht, ob Dronabinol (THC) bei therapieresistentem Juckreiz aufgrund einer so genannten cholestatitischen Lebererkrankung hilfreich sein kann (Neff 2002). Dazu wurden drei Patienten ausgewählt, die zuvor erfolglos mit einer Vielzahl von Massnahmen behandelt worden waren. Sie wiesen wegen des starken Juckreizes eine erheblich reduzierte Lebensqualität, Schlafmangel, Depressionen, Arbeitsunfähigkeit und Selbstmordgedanken auf. Sie begannen mit 5 mg THC zur Schlafenszeit. Alle drei berichteten von einer Abnahme des Juckreizes und einer deutlichen Verbesserung des Schlafes. Bei zwei Patienten verschwand die Depression. Bei einem Teilnehmer trat eine Koordinationsstörung auf, so dass die Dosis bei ihm auf 2,5 mg Dronabinol reduziert wurde, die auch ausreichend wirksam war. Die Dauer der Juckreiz stillenden Wirkung betrug bei allen drei Patienten etwa 4 bis 6 Stunden.

Zu einigen anderen möglichen Juckreizformen gibt es bisher keine klinischen Studien, sondern nur Berichte von Patienten oder ihren Ärzten. So berichtete Professor Grinspoon von einem 52-jährigen Mann, der an einer schweren Neurodermitis litt (Grinspoon 1994). Unter einer Selbstmedikation mit Cannabis nahmen der Juckreiz und die Entzündungszeichen deutlich ab und traten bei Unterbrechung der Behandlung mit unverminderter Stärke wieder auf. Nach anderen Berichten an die Arbeitsgemeinschaft Cannabis als Medizin wird Cannabis auch erfolgreich bei Juckreiz verwendet, wie er bei Aids auftreten kann.

5.10 Atemwegserkrankungen

Dronabinol (THC) und andere psychoaktive Cannabinoide weiten die Bronchien. Cannabispräparate fanden Mitte des 19. Jahrhunderts unter anderem als Asthmamittel Eingang in die Arzneibücher der westlichen Medizin. Besonders beliebt waren um die Jahrhundertwende Asthmazigaretten, die unter anderem auch Cannabisprodukte

(*„indischen Hanf“*) enthielten. Die Verwendung von Cannabis bei Husten ist seit vielen Jahrhunderten in Indien belegt.

Asthma

In den siebziger Jahren des letzten Jahrhunderts wurden THC und einige andere Cannabinoide in einigen klinischen Studien bei Gesunden und Asthmatikern getestet. In einer Studie wurde bei acht Asthmatikern ein Krampf der Bronchien, ein Asthmaanfall, provoziert (Tashkin 1975). Gerauchter Cannabis löste den Spasmus innerhalb von zehn Minuten. Cannabis sollte wegen der Schleimhaut-schädigenden Wirkung des Rauches jedoch möglichst nicht geraucht, sondern oral eingenommen werden, zum Beispiel als Tee oder in Gebäck. Da sich die Wirkungsweise des THC von jener üblicher Asthmamittel unterscheidet, kann THC gut mit anderen Mitteln kombiniert werden. 1984 zeigte eine Studie, dass im Verlauf einer zwanzigtägigen Behandlung mit 20 mg oralem THC keine Abnahme der Wirkung eintrat, so dass THC über längere Zeit genommen werden kann (Gong 1984).
Die antiallergische und entzündungshemmende Wirkung des THC dürfte insbesondere bei allergischen Asthmaformen ebenfalls von Vorteil sein.

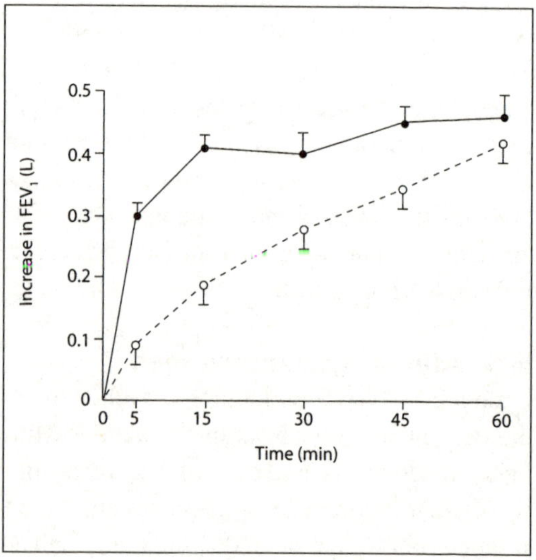

Erleichterung der Atmung nach Inhalierung von 100 Mikrogramm Salbutamol (durchgängige Linie) oder 200 Mikrogramm THC (unterbrochene Linie). Gemessen wurde das so genannte forcierte 1-Sekunden-Expirationsvolumen. Nachdruck mit freundlicher Genehmigung aus: Williams SJ, et al. Thorax 1976;31(6):720-723.

Chronisch-obstruktive Lungenerkrankung

Britische Forscher untersuchten in einer doppelblinden, Plazebo- und kreuzkontrollierten Studie die Wirkungen eines Cannabisextrakts auf die Atemnot bei fünf gesunden Probanden und vier Patienten mit chronisch-obstruktiver Lungenerkrankung (COPD) (Pickering et al. 2011). Die Teilnehmer erhielten einen sublingualen Cannabisextrakt oder ein Plazebo. Normale Probanden und Teilnehmer mit COPD zeigten keine Unterschiede bei den Werten der Atemnot sowie verschiedener Atemparameter vor und nach Plazebo oder Medikament. Nach der Cannabisgabe klagten COPD-Teilnehmer verglichen mit dem Plazebo jedoch seltener unter *„Lufthunger"*. Die Autoren folgerten: *„Wir haben gezeigt, dass Atemnot-Beschreibungen eine Verbesserung unangenehmer Aspekte der Atemnot durch Cannabinoide nachweisen können, ohne dass eine Änderung konventioneller Atemnotwerte auf einer visuellen Analogskala eintritt. Ein Stimulus, der spezifischer für Lufthunger ist, könnte notwendig sein, um einen Medikamenteneffekt auf die Atemnot nachzuweisen."*

Husten

Im Jahre 2000 fand eine Gruppe von Wissenschaftlern heraus, warum Cannabis in manchen Fällen Husten auslöst und in anderen Fällen Krämpfe der Atemwege und Husten verhindert. In einem Artikel für die wissenschaftliche Zeitschrift *„Nature"* berichteten sie, dass das Endocannabinoid Anandamid bei Ratten und Meerschweinchen die Muskulatur der Bronchien entspannt, wenn sich diese zuvor wegen eines Reizmittels (Capsaicin) verkrampft hatten (Calignano 2000). Wenn die Atemwege jedoch völlig entspannt waren, konnte Anandamid einen Hustenanfall auslösen. *„Wir denken, dass wir Husten verschiedener Ursachen durch Beeinflussung der Cannabinoidrezeptoren in den oberen Luftwegen behandeln können"*, erklärte Professor Daniele Piomelli, einer der Forscher des Teams von der Universität von Kalifornien, in einem Interview. *„Da sich die meisten heute üblichen Behandlungsmethoden auf das Hustenzentrum konzentrieren, eine kleine Region im Hirn, das auf Codein und ähnliche Medikamente anspricht, ist diese Erkenntnis von besonderer Bedeutung."* Man hoffe, bald mit Studien am Menschen beginnen zu können.

5.11 Glaukom

In Deutschland haben etwa drei Millionen Menschen einen erhöhten Augeninnendruck und 800 000 Menschen leiden an einem Glaukom, auch grüner Star genannt. Seine Häufigkeit nimmt mit dem Alter zu. Bei den über 40-Jährigen ist etwa jeder Vierzigste betroffen, bei den über 75-Jährigen etwa jeder Fünfzehnte. Bei etwa 10 Prozent aller Blinden mit erworbener Blindheit beruht der Verlust des Augenlichts auf einem grünen Star. Das Glaukom ist damit die zweithäufigste Ursache für Erblindung in Deutschland.

Charakteristisch für alle Glaukomerkrankungen ist die langsame Zerstörung des Sehnervs. Dies ist ein schleichender Prozess, der meistens schmerzlos verläuft und daher oft erst spät bemerkt wird, meistens zu einem Zeitpunkt, zu dem der Sehnerv bereits weitgehend untergegangen ist und die Erblindung bereits begonnen hat.

Die Zerstörung des Sehnervs beim Glaukom beruht oft auf einer Erhöhung des Drucks im Inneren des Auges. Normalerweise liegt der Augeninnendruck zwischen 10 und 21 mmHg. Die Augeninnendruckerhöhung über einen Wert von 21 mmHg beruht oft auf einer Abflussstörung des Kammerwassers in der Vorderkammer des Auges. Der Druck kann auf 30 oder 40 mmHg und noch weit darüber hinaus ansteigen. Dieser Anstieg kann schleichend oder seltener, bei einer plötzlichen Verstopfung des Kammerwasserabflusses, innerhalb weniger Stunden erfolgen. Im zweiten Fall spricht man von einem Glaukomanfall, der mit heftigen Augenschmerzen einhergeht. Über den Glaskörper, eine gelartige Masse, die dem Auge seine runde Form gibt, wird der erhöhte Druck auf den weichen Sehnerv übertragen, der dadurch Druckschäden erleidet und bei fehlender Behandlung allmählich zerstört werden kann.

Bei etwa 30 bis 40 Prozent der Glaukomkranken tritt ein Sehnervenschaden auf, ohne dass ein erhöhter Augeninnendruck dafür verantwortlich gemacht werden könnte. Man spricht in diesem Fall vom Normaldruckglaukom. Die genaue Ursache für eine Schädigung des Sehnervs bei normalem Druck ist nicht bekannt. Man geht jedoch heute davon aus, dass ein wesentlicher Faktor die Störung der Durchblutung in den kleinen Gefässen darstellt, die den Sehnerv mit Sauerstoff und Nährstoffen versorgen.

Das Glaukom wird mit Augentropfen oder auch einer Operation, eventuell als Laseroperation, behandelt. Die Operation soll den Abfluss des Kammerwassers fördern. Die Medikamente werden zum Teil nicht gut vertragen und die Operation ist nicht immer erfolgreich. Daher verwenden auch in Deutschland eine Anzahl von Glaukompatienten Dronabinol oder Cannabis.

Anfang der siebziger Jahre wurde zufällig bei Untersuchungen von Cannabiswirkungen auf das Auge entdeckt, dass THC den Augeninnendruck senkt. Dr. Robert Hepler und Dr. Ira Frank aus Los Angeles hatten bei 11 freiwilligen Probanden nach dem Rauchen von Marihuana mit 18 mg THC festgestellt, dass eine Stunde nach dem Rauchen der Augeninnendruck im Mittel um 25 Prozent abgenommen hatte (Hepler 1971). Zwei Teilnehmer zeigten nahezu keine Veränderung, dagegen wurde bei einigen Probanden eine deutliche Abnahme des Augeninnendrucks um bis zu 45 Prozent festgestellt. Die Wirkung auf den Augeninnendruck kann also bei verschiedenen Personen sehr unterschiedlich ausfallen.

Es wurde auch versucht, THC in Form von Augentropfen zu applizieren. Man hatte nämlich festgestellt, dass sich im Auge viele Cannabinoidrezeptoren befinden. Durch die lokale Gabe mittels Augentropfen lassen sich die psychischen Nebenwirkungen am besten vermeiden. THC und andere Cannabinoide sind allerdings nicht wasserlöslich, so dass es schwierig ist, geeignete Trägersubstanzen zu finden. Die lokale Applikation brachte zudem nicht immer den gewünschten Erfolg, so dass es bisher nicht zu einer Zulassung von THC-Augentropfen als Medikament kam. Experimente haben gezeigt, dass THC sowohl die Produktion des Kammerwassers reduziert, als auch dessen Abfluss aus dem Auge vergrössert.

Nach Forschung an der Universität Aachen reduzierte eine orale Einzeldosis von 7,5 mg THC, die acht gesunden Ärzten in einem Selbstversuch verabreicht worden war, den Augeninnendruck (AID) und verbesserte zusätzlich die Durchblutung in der Netzhaut (Plange et al. 2007). Die Werte waren vor und zwei Stunden nach der THC-Gabe gemessen worden. Die Dauer der Passage des Blutes von den Arterien zu den Venen in der Netzhaut verringerte sich signifikant von durchschnittlich 1,77 Sekunden auf 1,57 Sekunden. Die Forscher folgerten, dass *„Cannabinoide, deren Fähigkeit zur Reduzierung des AID bereits bekannt war, zu einer Zunahme der retinalen Hämodynamik führen können. Dies könnte bei Durchblutungsstörungen des Auges, inklusive Glaukom, nützlich sein."*

5.12 Diabetes

Eine repräsentative Studie mit 10 896 Bürgern der USA hat ergeben, dass Cannabiskonsumenten im Vergleich zu Nichtkonsumenten ein signifikant vermindertes Risiko für die Entwicklung eines Diabetes mellitus aufwiesen (Rajavashisth et al. 2012). Die Untersuchung umfasste 4 Gruppen: Nichtkonsumenten (61,0 Prozent), ehemalige Cannabiskonsumenten (30,7 Prozent), leichte Konsumenten (ein- bis viermal pro Monat) (5,0 Prozent) und starke aktuelle Cannabiskonsumenten (mehr als fünfmal pro Monat) (3,3 Prozent).

Cannabiskonsumenten wiesen im Vergleich zu Nichtkonsumenten eine um mehr als die Hälfte geringere Diabetes-Häufigkeit auf. In einem statistischen Modell, das soziodemographische und andere Faktoren einbezog, sank das Risiko weiter auf 36 Prozent. Das bedeutet, dass das Risiko der Cannabiskonsumenten nur 36 Prozent des Risikos der Nichtkonsumenten betrug. Die Autoren folgerten, dass Cannabiskonsum *„mit einer verringerten Häufigkeit von Diabetes mellitus assoziiert war. Weitere Studien werden benötigt, um eine direkte Wirkung von Marihuana auf den Diabetes mellitus nachzuweisen."*

Eine weitere grosse Untersuchung unterstützt die Annahme eines geringeren Diabetes-Risikos durch Cannabiskonsum. Trotz eines erhöhten Appetits und grösserer Kalorieneinnahme zeigte eine repräsentative Studie mit 4657 Erwachsenen aus den USA, dass Cannabiskonsum mit einem niedrigeren Nüchterninsulinspiegel, einer niedrigeren Insulinresistenz und einem geringerem Bauchumfang verbunden ist (Penner et al. 2013). Von den Teilnehmern waren 579 aktuelle Cannabiskonsumenten und 1975 ehemalige Konsumenten. Aktueller Cannabiskonsum war mit einem um 16 Prozent niedrigeren Nüchterninsulinspiegel und einer besseren Funktion der Beta-Zellen verbunden, die in der Bauchspeicheldrüse Insulin produzieren. Die Forscher fanden auch signifikante Zusammenhänge zwischen Cannabiskonsum und einem geringeren Bauchumfang.

5.13 Schlafapnoe

Schlafapnoe ist eine Atemstörung, die durch kurze Unterbrechungen der Atmung während des Schlafes charakterisiert ist. Diese Atempausen sind fast immer mit Schnarchen zwischen den Apnoe-

Episoden verbunden, wenn auch nicht jeder, der schnarcht, unter Apnoe leidet. Die häufigen Unterbrechungen von tiefem, erholsamem Schlaf führen oft zu einer ausgeprägten Müdigkeit während des Tages und können mit unregelmässigem Herzschlag, hohem Blutdruck, Herzinfarkt und Schlaganfall verbunden sein.
In einer klinischen Studie mit 17 Patienten, die an einer Schlaf-Apnoe, also Unterbrechungen der Atmung während des Schlafes, litten, verbesserte THC signifikant die Symptomatik (Prasad et al. 2013). Dies schrieben Wissenschaftler der medizinischen Fakultät der Universität von Illinois in Chicago (USA) in der Zeitschrift ‚Frontiers in Psychiatry'. Die Eingangsdosis betrug einmal täglich 2,5 mg THC, was langsam bis zur Maximaldosis von einmal täglich 10 mg gesteigert wurde. Messungen des so genannten Apnoe-Indexes wurden in den Nächten 7, 14 und 21 der THC-Behandlung vorgenommen. Dieser Index wurde durch THC deutlich verbessert.

5.14 Krebs

Verschiedene experimentelle Studien zeigen, dass THC und andere Cannabinoide hemmend auf viele Krebsarten wirken. Beispielsweise hatten spanische Wissenschaftler in einem Versuch mit Ratten, die an einem malignen Gliom (einem bösartigen Hirntumor) leiden, nachgewiesen, dass THC ein Drittel der Tiere heilen und bei einem Drittel das Überleben deutlich verlängern konnte (Galve-Roperh 2000). Dazu musste das THC mit Hilfe einer kleinen Operation direkt an den Tumor herangebracht werden.
Bisher gibt es nur eine klinische Untersuchung mit Cannabinoiden beziehungsweise Cannabis bei Krebs von Menschen. Die Ergebnisse dieser Studie mit THC bei neun Patienten mit Gehirnkrebs, die in einem Krankenhaus auf Teneriffa, Spanien, durchgeführt worden war, wurden 2006 veröffentlicht (Guzman et al. 2006). Die Patienten litten an einem Glioblastom, einem sehr aggressiven Hirntumor und waren erfolglos mit einer Standardtherapie (Operation und Strahlentherapie) behandelt worden. Die mediane Überlebenszeit nach der THC-Behandlung betrug 24 Wochen. Zwei Patienten überlebten nahezu ein Jahr. THC wurde über einen kleinen Katheter, dessen Spitze bei einer Operation in den Tumor gelegt worden war, direkt in den Tumor verabreicht. Ein Vergleich mit der Überlebenszeit in

Pilotstudien mit anderen Medikamenten legt nahe, dass THC in dieser Studie für die Patienten von Nutzen war. Die Wissenschaftler stellten fest, dass THC zumindest „nicht das Tumorwachstum erleichterte und das Überleben der Patienten nicht verminderte". Sie schlagen weitere Studien mit Cannabinoiden bei diesem und anderen Tumorarten entweder allein, oder in Kombination mit anderen Medikamenten vor.

Das Thema Cannabis bei Krebs wird im Internet viel diskutiert. Zum Teil werden bestimmte Haschischöle, wie beispielsweise Rick-Simpson-Öl, angeboten, die besonders wirksam bei Krebs und anderen Erkrankungen sein sollen. Dafür gibt es allerdings bisher keine Hinweise und auch keine wissenschaftliche Basis. Zum Teil wird Krebspatienten, die bereit sind, viel zu investieren, um doch noch geheilt zu werden, das Geld mit teuren Präparaten und wissenschaftlichen nicht begründeten Versprechen aus der Tasche gezogen.

Eine Studie aus dem Jahr 2014 mit Mäusen zeigt, dass wenn THC und CBD bei der Behandlung von Krebserkrankungen zusammen mit Strahlentherapie eingesetzt werden, das Wachstum nahezu verschwinden kann (Scott et al. 2014). Die neue Forschung von Spezialisten an der St. Georg Universität London untersuchte die Behandlung von Hirnkrebstumoren in Krebszellen und Mäusen und entdeckte, dass die wirksamste Behandlung eine Kombination aus THC und CBD zusammen mit Strahlentherapie ist. Die Ergebnisse zeigten eine dauer- und dosisabhängige Reduzierung der Lebensfähigkeit der Krebszellen durch beide Cannabinoide. Eine Kombination der Cannabinoide war mehr als additiv. In gleicher Weise führte die Vorbehandlung mit THC und CBD zusammen vier Stunden lang vor der Strahlentherapie zu einer grösseren Empfindlichkeit der Tumorzellen gegenüber den Strahlen als eine Vorbehandlung mit einem der Cannabinoide allein. Diese Ergebnisse im Zellversuch wurden bei Mäusen mit Gliom, einem aggressiven Hirntumor, bestätigt. Sie zeigten dramatische Rückgänge der Tumorvolumina, wenn beide Cannabinoide zusammen mit Strahlentherapie eingesetzt wurden. In der Behandlungsgruppe war das mittlere Tumorvolumen am 21. Behandlungstag im Vergleich zur Kontrollgruppe um etwa 90 % (5,5 Kubikmillimeter gegenüber 48,7 Kubikmillimeter) reduziert. Die Forscher schrieben, dass „unsere Daten die Möglichkeit hervorheben, dass diese Cannabinoide Gliomzellen vorbereiten, sodass sie besser auf ionisierende Strahlen ansprechen, und legen einen potenziellen klinischen Nutzen für Gliompatienten durch die Verwendung dieser beiden Therapieformen nahe."

5.15 Verschiedene weitere Erkrankungen

Cannabis und Dronabinol werden auch bei einer Vielzahl von Erkrankungen mit Erfolg eingesetzt, die in den vorangegangenen Kapiteln nicht erwähnt wurden. In all diesen Fällen gibt es bisher keine klinischen Studien, die ihre Wirksamkeit nachweisen, sondern nur historische Berichte oder Einzelfallberichte aus der Gegenwart. Gelegentlich gibt es Hinweise aus der Grundlagenforschung, die ein therapeutisches Potenzial aufzeigen. Man muss bei diesen Hinweisen immer zurückhaltend sein. Möglicherweise handelt es sich in diesen Fällen um Ausnahmen, so dass nur wenige Patienten mit dieser Erkrankung von einer Behandlung profitieren. Andererseits sollte man solche Erfahrungen auch nicht ignorieren. Viele klinische Studien wurden durch persönliche Erfahrungen von Patienten angeregt und später auch bei anderen Personen mit der gleichen Symptomatik bestätigt.

Schluckauf (Singultus)

In der Fachzeitschrift ‚Lancet' erschien ein Bericht über einen Patienten, der an einer Pilzinfektion des Speiseröhre litt und nach einer Operation einen anhaltenden Schluckauf entwickelte (Gilson 1998). Er wurde mit mehreren Medikamenten behandelt (Chlorpromazin, Nifedipin, Valproinsäure, etc.), die aber alle wenig oder nicht halfen. Akupunktur am sechsten und neunten Tag des Schluckaufs brachte den Schluckauf nur für eine Stunde zum Verschwinden. Am achten Tag rauchte der Patient, der noch nie vorher Cannabis geraucht hatte, eine Cannabiszigarette, und der Schluckauf verschwand, trat jedoch am neunten Tag wieder auf. Am zehnten Tag rauchte er erneut Marihuana, und der Schluckauf verschwand sofort und kam nicht wieder. Die Autoren Gilson und Busalacchi schrieben abschliessend: *„Weil unbehandelbarer Schluckauf eine seltene Erkrankung ist, ist es unwahrscheinlich, dass die Verwendung von Marihuana jemals in einer kontrollierten klinischen Studie getestet wird (...). Obwohl die Politik die therapeutische Verwendung von Marihuana verbietet, sollte dieser Bericht als Anregung zur Verwendung beim Schluckauf, der auf andere Massnahmen nicht anspricht, betrachtet werden."*

Nystagmus

Ärzte der neurologischen Abteilung eines Londoner Krankenhauses berichteten in der Fachzeitschrift Neurology von einem Patienten mit Multipler Sklerose, der an einem so genannten Pendel-Nystagmus litt (Schon 1999). So bezeichnet man ein unwillkürliches Hin- und Herzucken der Augen mit gleich bleibender Frequenz um eine Mittellage. Dieses Augenzittern beeinträchtigte den Betroffenen sehr. Er stellte jedoch fest, dass das Rauchen von zwei Cannabiszigaretten diese Symptome für 4 bis 5 Stunden deutlich reduzierte. Die britischen Ärzte konnten dies an drei verschiedenen Tagen durch Videoaufnahmen und andere Verfahren objektivieren. Dabei stellten sie auch eine verbesserte Sehschärfe fest. Der Nystagmus blieb, jedoch verursachte das Rauchen von Cannabis eine deutliche Reduzierung der Stärke der Ausschläge. Die Gabe von Dronabinol in einer Dosis bis zu 40 mg pro Tag führte dagegen nicht zu messbaren Verbesserungen.

Tinnitus (Ohrgeräusche)

Mir sind mehrere Patienten bekannt, die Cannabisprodukte erfolgreich bei Ohrgeräuschen eingesetzt haben. Einer gab an, nach dem Rauchen von Cannabis für mehr als 24 Stunden von seinem Tinnitus befreit gewesen zu sein, also noch sehr lange nachdem die psychische Wirkung bereits abgeklungen war. Ein anderer Betroffener schrieb mir: *„Ich habe seit gut drei Jahren einen chronischen Tinnitus und habe durch den Konsum von Cannabis das Gefühl, dass die Pfeifgeräusche nicht mehr auftreten. Ausserdem sind die Schlafstörungen, die ich durch das ständige Pfeifen hatte, verschwunden."*

Idiopathische intrakranielle Hypertension

Wissenschaftler des Psychiatrischen Institutes des Staates New York in New York City stellten eine Fallstudie vor, in der eine Frau, die seit Jahren unter einer idiopathischen intrakraniellen Hypertension litt, nach dem Rauchen von Cannabis von einer Abnahme ihrer Kopfschmerzen, Lichtempfindlichkeit, vorübergehenden Blindheit, eines vergrösserten blinden Fleckes und ihres Tinnitus berichtete (Raby et al. 2006). Diese Symptome und Krankheitszeichen, darunter auch das Papillenödem (Schwellung der Eintrittstellen des Seh-

nervs), sind mit einem erhöhten Schädelinnendruck assoziiert. Das bedeutet, dass Cannabis den Schädelinnendruck wirksam senkte. Eine effektive Behandlung wurde auch mit einer zweimal täglich verabreichten THC-Dosis von 10 mg, später mit einer geringeren Dosis von zweimal täglich 5 mg THC erzielt.
Bei der idiopathischen intrakraniellen Hypertension handelt es sich um eine neurologische Störung, die durch einen hohen Druck der das Gehirn umgebenden Flüssigkeit charakterisiert ist.

Stiff-Person-Syndrom
Der Cannabisextrakt Sativex erwies sich als wirksam bei der Behandlung eines Patienten, der am Stiff-Person-Syndrom (auch: Stiff-Man-Syndrom) litt (Vicente-Valor et al. 2012). Ärzte an der Klinik für Neurologie des Universitätskrankenhauses von Ribera in Alzira (Spanien) stellten den Fall eines 40-jährigen Mannes mit einer in den vergangenen sechs Jahren zugenommen Muskelsteifheit sowie intermittierenden Krämpfen vor. Der Cannabisspray wurde ausprobiert, nachdem eine Anzahl üblicher medizinischer Behandlungen fehlgeschlagen waren. Nach 14 Monaten wurde eine beachtliche Verbesserung festgestellt.

Isaacs-Syndrom
Nach einem Fallbericht aus einem Krankenhaus in Nantes (Frankreich) verbesserte orales THC die Symptome eines Patienten mit Isaacs-Syndrom, das nicht auf andere Therapien ansprach (Meyniel et al. 2011). Ein 56 Jahre alter Mann stellte sich mit Episoden starken Schwitzens vor, das mit muskulären Zuckungen verbunden war und ein Jahr vor der Erstvorstellung im Krankenhaus begonnen hatte. Das plötzliche Auftreten durchnässenden Schwitzens trat zwei oder dreimal am Tag auf, hielt 20 Minuten bis zu zwei Stunden an und war mit starkem Juckreiz verbunden. Das Körpergewicht hatte in diesem Zeitraum von 70 auf 55 kg abgenommen. Er zeigte eine ausgeprägte generalisierte Myokymie, d. h. unwillkürliches, spontanes, lokalisiertes Zucken einiger Muskelbündel innerhalb eines Muskels. Drei Monate nach Beginn der Behandlung mit THC in begann sich der Zustand des Patienten zu verbessern. Nach einem Jahr war die Myokymie vollständig verschwunden, es gab keine Schwitzattacken mehr und das Körpergewicht war auf 65 kg ange-

stiegen. Die Autoren stellten fest, dass *„die dramatische Verbesserung seit zwei Jahren anhält und weiterhin besteht"*. Das Isaacs-Syndrom, auch Neuromyotonie oder kontinuierliche Muskelfaser-Aktivität genannt, ist eine Hyperaktivitätsstörung der peripheren motorischen Nerven. Es wird im Allgemeinen als Autoimmun-Erkrankung betrachtet, die durch Antikörper gegen neuromuskuläre Verbindungen verursacht wird, was in einer verstärkten Neurotransmitter-Freisetzung resultiert. Die Autoren denken, dass *„der Wirkmechanismus von Dronabinol eher immunmodulatorisch als symptomatisch war"*.

Verbesserte Nachtsicht

Ein amerikanischer Wissenschaftler führte zusammen mit spanischen und marokkanischen Kollegen eine Studie zu der Frage durch, ob THC und Cannabis das Sehen in der Nacht verbessert (Russo 2003). Denn sowohl Fischer aus Jamaika als auch aus Marokko hatten unabhängig voneinander berichtet, dass sie beim nächtlichen Fischfang besser sahen, wenn sie zuvor Cannabis konsumierten. Tatsächlich zeigten Versuche mit 2,5 bis 20 mg oralem THC sowie mit gerauchtem Cannabis eine dosisabhängige Verbesserung der nächtlichen Sehfähigkeit. Die Forscher erachten einen therapeutischen Einsatz bei Nachtblindheit und ähnlichen Erkrankungen für möglich. Tatsächlich war 1998 in der Zeitschrift ‚Nursing Standard' ein Fallbericht veröffentlicht worden, nach dem das Rauchen von Cannabis die Sehfähigkeit bei der Retinitis pigmentosa, einer Augenkrankheit, verbesserte.

Geburtsunterstützung

Aus vielen Kulturen und auch aus der westlichen Medizin des 19. Jahrhunderts ist die Verwendung von Cannabisprodukten zur Förderung der Wehentätigkeit bekannt. Leider gibt es keine aktuellen klinischen Studien zu diesem Thema. Bemerkenswert sind allerdings experimentelle Befunde von Wissenschaftlern der Universität von Florida (Berkley 2001). Danach wirkten Cannabinoide hemmend auf die Aktivität der Harnblase, jedoch stimulierend auf die Aktivität der Gebärmutter. Britische Forscher fanden zudem heraus, dass die Spiegel von Anandamid, einem Endocannabinoid, im Körper einer schwangeren Frau kurz vor der Entbindung stark ansteigen (Habayeb et al. 2004). Die Wissenschaftler sind der Ansicht, dass diese Ergebnisse dabei helfen können, Frauen zu identifizieren, die ein erhöhtes Risiko für eine Frühgeburt aufweisen. Sie könnten zudem erklären helfen, warum das Rauchen von Cannabis mit einem erhöhten Risiko für Frühgeburten assoziiert ist.

Zudem hemmen Cannabinoide die Schmerzen. In einem Brief an mich heisst es: *„Ich habe mich vor der Geburt meines Sohnes (zu dem Zeitpunkt, als regelmässig Wehen einsetzten) ganz bewusst bekifft. Die Geburt meines Sohnes hat über 12 Stunden gedauert. Ich bin völlig ohne Schmerzmittel ausgekommen. Ich habe diese Geburt schön erleben können. Die Schmerzen werden einem nicht genommen, aber gemildert.“*

Antivirale Wirkungen bei HIV

Forscher der Mount Sinai School of Medicine in New York (USA) haben entdeckt, dass Cannabinoide, die an den CB2-Rezeptor binden, andere Rezeptoren auf bestimmten Immunzellen aktivieren, die direkt das HI-Virus in späten Aids-Stadien hemmen können (Costantino et al. 2012). *„Wir wussten, dass Cannabinoid- Substanzen wie Marihuana eine therapeutische Wirkung bei Aids-Patienten haben können, haben jedoch nicht verstanden, wie sie die Verbreitung des Virus selbst beeinflussen“*, erklärte die Autorin der Studie Dr. Cristina Costantino. Das HIV infiziert bestimmte Immunzellen, aktive T-Zellen, die den CD4-Rezeptor tragen, was dazu führt, dass diese Zellen nicht mehr in der Lage sind, die Infektion zu bekämpfen. Um sich auszubreiten, benötigt das Virus die Aktivierung so genannter ruhender T-Zellen. Bei fortgeschrittenem Aids verändert sich das HIV, so dass es diese ruhenden T-Zellen infizieren kann. Es erhält Zutritt zu diesen Zellen durch Verwendung eines Signalrezeptors mit dem Namen CXCR4. Durch eine Behandlung der Zellen mit einem Cannabinoid wurde dieser Signalprozess blockiert und die Infektion durch das Virus unterdrückt.

Im Jahr 2011 hatte ein Forscherteam von der Universität von Louisiana in New Orleans (USA) bereits eine Studie veröffentlicht, nach der THC bei Rhesusaffen, die mit dem SI-Virus, das ein Äquivalent zum HI-Virus ist, in frühen Stadien der Erkrankung nicht die Zahl der Viren beeinflusste.

Amyotrophe Lateralsklerose

Die Amyotrophe Lateralsklerose (ALS) ist eine Erkrankung des Nervensystems, die mit Muskelschwund und fortschreitender Schwäche der Muskeln einhergeht, so dass die Betroffenen bald nicht mehr laufen, ihre Hände nicht mehr benutzen und nur noch schlecht sprechen können. 75 Prozent aller Betroffenen sterben innerhalb von drei bis fünf Jahren nach der Diagnosestellung. Berühmte Menschen mit ALS sind der britische Astrophysiker Steven Hawking und Mao Tse-tung.

Im Gegensatz zur Multiplen Sklerose, mit der oft eine spastische Lähmung der Muskulatur einhergeht, ist die Lähmung bei ALS meistens schlaff. Im Allgemeinen kann Cannabis daher nicht helfen. Manchmal bestehen allerdings auch Muskelverhärtungen und Spasmen. Gelegentlich treten als Folge der Erkrankung Schmerzen des Bewegungsapparates auf. Weitere mögliche Symptome, bei denen Cannabisprodukte helfen können, sind Atemprobleme, eine zu starke Speichelproduktion, Appetitlosigkeit und Schlafstörungen. Cannabis mindert Spasmen und Schmerzen, weitet die Bronchien, verringert die Speichelbildung und fördert den Appetit.

Eine Umfrage unter Menschen, die an der Amyotrophen Lateralsklerose (ALS) leiden, wurde von Wissenschaftlern der Universität Washington durchgeführt (Amtmann et al. 2004). Es gab 131 Rückläufe, von denen 13 eine Verwendung von Cannabis in den zurückliegenden 12 Monaten angaben. Die Forscher schreiben, dass die *„Ergebnisse andeuten, dass Cannabis mässig wirksam bei der Reduzierung von Symptomen wie Appetitlosigkeit, Depressionen, Schmerzen, Spastik und vermehrter Speichelbildung sein kann. Cannabis wurde als unwirksam bei Sprach- und Schluckschwierigkeiten sowie sexueller Fehlfunktion angegeben."*

Lupus erythematodes

Der systemische Lupus erythematodes (SLE) ist eine schwere Autoimmunerkrankung. Im Blut zirkulierende Immunkomplexe lagern sich in die Wände der Blutgefässe ein und verursachen dadurch eine Gefässentzündung, die zu verschiedenen Symptomen wie Hautveränderungen, Gelenkbeschwerden, Nierenschäden, etc. führen kann. Die Betroffenen leiden unter Gewichtsverlust, Appetitlosigkeit, Schwäche, Fieber, Depressionen, Schmerzen. Eine Betroffene schreibt: *„Nachdem ich schon öfter von Cannabis gehört hatte, habe* *ich es vor drei Jahren das erste Mal probiert. Wenn ich Cannabis rauche, verschwinden die Schmerzen in meinen Gelenken, Muskeln und Knochen. Sie sind noch da, aber sie sind dann erträglich. Ich habe auch seit dieser Zeit keinen Durchfall mehr. Ich habe auch keine Panikattacken mehr und bin wieder motiviert und kann aus dem Bett aufstehen. Meine Magenschmerzen lassen nach und ich bekomme Hunger."* Ein anderer SLE-Patient, der auch an häufigem Harndrang in der Nacht litt, berichtete ebenfalls von einer langen Liste von Symptomen, bei denen Cannabis ihm hilft. Unter anderem litt er unter Nieren- und Blasenbeschwerden mit häufigem nächtlichem Harndrang. Mit Cannabis könne er jedoch durchschlafen.

Bluthochdruck

Nach einer Studie an der John-Hopkins-Universität in Baltimore (USA) führte ein abruptes Einstellen des Cannabiskonsums zu einer signifikanten Zunahme des Blutdrucks (Vandrey et al. 2011). Die Teilnehmer waren 13 gewohnheitsmässige Cannabiskonsumenten. Bei 6 von ihnen war die Zunahme des Blutdrucks substanziell mit mittleren Zunamen von bis zu 23 mmHg beim systolischen Blutdruck. Die Herzfrequenz nahm während der Abstinenz ebenfalls zu, aber dieser Effekt war klinisch nicht bedeutsam.

Viele Patienten mit Bluthochdruck haben festgestellt, dass Cannabiskonsum den Hochdruck reduziert. So berichtete ein Patient Folgendes: *„Seit etwa zehn Jahren nehme ich Cannabis als Schmerzmittel gegen Schmerzen in meinen Sprung- und Kniegelenken, habe aber zwischenzeitlich über ein Jahr Pause gemacht, weil sich insgesamt eine erhebliche Besserung eingestellt hatte. Aber vor etwa einem Jahr wurde bei mir ein erhöhter Blutdruck festgestellt. Werte um 270 zu 160 waren keine Seltenheit. Mit vielen Medikamenten (Ebrantil, Cynt, Beloc, Nebilet, Delix, Norvasc) und Gewichtsreduzierung blieb immer noch ein Durchschnittswert von 160 zu 100. Dann habe ich wieder angefangen, Cannabis zu konsumieren. Ich rauche, trinke Tee und backe mir auch mal ein paar Plätzchen. Unter Cannabiseinfluss habe ich beständig Top-Werte um 135 zu 75. Ich fühle mich wieder gut und bin mit wenigen Einschränkungen wieder arbeitsfähig. Die Medikation habe ich mittlerweile deutlich reduzieren können, und ich bin überzeugt, dass ich bald ganz von den Medikamenten wegkomme."*

6 Nebenwirkungen

Cannabis wirkt nicht spezifisch. Die in dem einen Fall erwünschte Wirkung kann in dem anderen Fall unerwünscht sein. Wer nur die Muskelrelaxierung wünscht und nicht zunehmen möchte, empfindet den Appetit anregenden Effekt möglicherweise als Nebenwirkung. In anderen Fällen können die sedierende oder die stimmungsverändernde Wirkung unerwünscht sein. Vor allem in solchen Fällen, in denen nur durch vergleichsweise hohe Dosen der gewünschte Effekt erzielt werden kann, muss erst durch Ausprobieren ein individuell annehmbarer Kompromiss zwischen unerwünschten und erwünschten Wirkungen gesucht werden.

Eine heute weit akzeptierte Meinung zum Nebenwirkungspotenzial von Cannabis wird in dem Bericht des Medizininstituts der USA von 1999 zur medizinischen Verwendung von Marihuana in folgender Weise wiedergegeben: *„Marihuana ist keine vollständig gutartige Substanz. Es ist eine starke Droge mit einer Vielzahl von Effekten. Allerdings bewegen sich die unerwünschten Effekte einer Marihuanaverwendung mit Ausnahme der Schäden, die mit dem Rauchen verbunden sind, innerhalb der Effekte, die bei anderen Medikamenten toleriert werden."* Cannabis ist also weder besonders gefährlich, noch völlig harmlos.

Der grösste Vorteil von Cannabis als Medikament ist seine ungewöhnliche Sicherheit. Das Verhältnis von tödlicher zu wirksamer Dosis beträgt nach Schätzungen anhand von Tierversuchsdaten bei oraler Aufnahme 20 000 zu 1, mindestens jedoch 1000 zu 1. Wegen der Wirkungen auf das Herz-Kreislaufsystem, wie Steigerung der Herzfrequenz und eventuell Blutdruckabfall, sollten Herzkranke im Umgang mit Cannabis jedoch vorsichtig sein. Sie sollten zunächst nur sehr kleine Dosen nehmen und diese nur langsam steigern, um mögliche unerwünschte Wirkungen zu vermeiden oder gering zu halten.

Cannabis hat den Vorteil, keine physiologischen Funktionen zu stören oder innere Organe zu schädigen, wenn es in therapeutischer Dosierung eingenommen wird. Dies bedeutet: Wer Cannabisprodukte akut verträgt, braucht auch nach langjähriger medikamentöser Einnahme keine gesundheitlichen Schäden, beispielsweise an Magen, Gehirn, Leber oder Nieren zu fürchten.

6.1 Allgemeine Gefährlichkeit von Cannabis

Die langzeitige gute Verträglichkeit von Cannabis sei an einem Beispiel aus der tierexperimentellen Forschung erläutert. Anfang der neunziger Jahre verabreichten amerikanische Wissenschaftler Ratten zwei Jahre lang täglich 50 mg THC pro Kilogramm Körpergewicht, was eine recht hohe Dosis ist. Am Ende des Untersuchungszeitraums lag die Überlebensrate bei den mit THC behandelten Tieren mit 70 Prozent deutlich über jener der unbehandelten Tiere mit 45 Prozent. Die höhere Überlebensrate in der THC-Gruppe wurde vor allem auf ihre geringere Krebsrate zurückgeführt. Diese Studie war der Ausgangspunkt für die Untersuchung der krebshemmenden Eigenschaften der Cannabinoide.

In epidemiologischen Studien beim Menschen konnte bisher kein Zusammenhang zwischen starkem Marihuanakonsum und der Sterblichkeit ermittelt werden. Danach leben starke Cannabiskonsumenten weder länger noch kürzer als andere Menschen. Menschen, die nur Cannabis konsumieren, weisen einen besseren Gesundheitszustand auf als Menschen, die Tabak rauchen (Rooke et al. 2013). Das ist das Ergebnis einer Studie von Forschern der Universität von New South Wales in Randwick (Australien). Die Forscher nahmen 350 Erwachsene im Alter von 40 Jahren oder darüber in die Studie auf und teilten sie in vier Gruppen: (1) solche, die nur Cannabis, jedoch keinen Tabak rauchten, (2) die sowohl Cannabis, als auch Tabak rauchten, (3) die Tabak, aber keinen Cannabis verwendeten und (4) Teilnehmer, die keine der beiden Substanzen nutzten, die Kontrollgruppe. Es bestanden mehrere signifikante Unterschiede zwischen den 4 Gruppen. Hinsichtlich diagnostizierter Erkrankungen wiesen die 3 Rauchergruppen im Vergleich zur Kontrollgruppe höhere Raten von Lungenemphysem auf. Allerdings waren alle Mitglieder der Gruppe, die nur Cannabis verwendete und eine Emphysem-Diagnose hatte, vorher regelmässige Tabakraucher gewesen. Die Werte der allgemeinen Gesundheit tendierten für die beiden Tabak rauchenden Gruppen zu schlechteren Ergebnissen. Die Autoren folgerten, dass *„Messergebnisse der allgemeinen Gesundheit ein Muster zeigten, in der die Kontrollgruppe und die Nur-Cannabis-Gruppe zur besten Gesundheit tendierten, während die beiden Tabak rauchenden Gruppen am schlechtesten abschnitten“*.

6.2 Akute Nebenwirkungen

Akute Cannabiswirkungen betreffen vor allem das psychische Erleben und die geistige Leistungsfähigkeit. Körperliche Wirkungen betreffen vor allem das Herzkreislauf-System.

Psychische Wirkungen und psychomotorische Leistungsfähigkeit

Cannabis wird von gesunden Konsumenten vor allem wegen seiner angenehmen psychischen Wirkungen konsumiert. Der Cannabisrausch wird im Allgemeinen als entspannendes Erlebnis beschrieben, bei dem ein leicht euphorisches Hochgefühl („*High*"), gesteigertes Wohlbefinden, traumähnliche Zustände, Veränderungen der Zeitwahrnehmung mit Dehnung der Zeit, assoziatives Denken mit Störungen des Kurzzeitgedächtnisses, und eine Intensivierung normaler sinnlicher Eindrücke auftreten. Nicht selten jedoch, vor allem bei höheren Dosen, können auch unangenehme Wirkungen wie Angst und Unruhe empfunden werden, die sich gelegentlich bis zur Panik steigern können. Phasen gesteigerten Wohlbefindens können mit unangenehmen Phasen wechseln. Einige Konsumenten berichten, dass Cannabis sie müde und schläfrig macht, während dies bei anderen nicht der Fall ist. Oft ist dieser Effekt von der verwendeten Sorte abhängig.

Cannabis und THC beeinträchtigen Gedächtnis, Aufmerksamkeit, Reaktionsfähigkeit, Feinmotorik und Bewegungskoordination, so dass die Fähigkeit zur Bewältigung motorischer Aufgaben, wie etwa das Führen eines Fahrzeuges, und von Aufgaben, die eine grosse Denkleistung erfordern, reduziert sein kann, insbesondere zu Beginn einer Therapie oder bei Änderungen der Dosierung.

In einigen Fällen kann Cannabis aber auch die psychomotorische Leistungsfähigkeit verbessern. So stellten Ärzte der Ludwig-Maximilians-Universität in München den Fall eines 42-jährigen LKW-Fahrers mit Tourette-Syndrom vor (Brunnauer et al. 2011). Er litt an einer Vielzahl von Tics und wiederholtem Aufstehen und Hinsetzen. Meistens litt er zudem an Zwangsgedanken. Alle üblichen Medikamente für Tic-Störungen hatten sich als unwirksam erwiesen. Nach einer zweiwöchigen Behandlung mit ansteigenden THC-Dosen (bis zu 15 mg täglich) waren die Tics erheblich reduziert. Da der Patient täglich am Strassenverkehr teilnehmen können muss, wurde seine Fahrtüchtigkeit mit computergestützten Tests nach den deutschen Richtlinien für die Verkehrssicherheit untersucht. Sowohl in der medikamentenfreien Phase, als auch unter der Therapie mit THC erreichte er die Kriterien nach den deutschen Vorschriften in allen untersuchten Bereichen (visuelle Wahrnehmung, Reaktionszeit, Konzentration und Stress-Toleranz). Im Vergleich mit der medikamentenfreien Phase gab es unter der Behandlung mit THC eine deutliche Verbesserung der Konzentration und der visuellen Wahrnehmung. Ähnliche Beobachtungen gibt es bei Patienten mit ADHS (Aufmerksamkeitsdefizit, Hyperaktivität), die Cannabis therapeutisch verwenden.

Körperliche Nebenwirkungen

Zu den möglichen akuten körperlichen Nebenwirkungen zählen eine verminderte Speichelproduktion mit trockenem Mund und Rachen, eine Zunahme des Pulses, gerötete Augen, eventuell eine Abnahme des Blutdruckes im Stehen. Die Abnahme des Blutdrucks kann zu Schwindelgefühl führen, so dass man sich in diesem Fall am besten hinlegt. Die Zunahme der Herzfrequenz und die Veränderungen des Blutdrucks können für Personen, die an einer schweren Herzerkrankung leiden, gefährlich sein, so dass in diesen Fällen eine besondere Vorsicht angezeigt ist.

Die meisten Personen, die Cannabisprodukte aus medizinischen Gründen nehmen, merken von diesen Wirkungen auf den Kreislauf nichts oder nur wenig, weil sich in den üblicherweise therapeutisch verwendeten Dosen Blutdruck und Puls nur wenig verändern. Gegen die Herzkreislauf-Wirkungen entwickelt sich zudem im Allgemeinen innerhalb weniger Tage eine Toleranz, so dass bei regelmässiger Einnahme sogar eine langsame Herzfrequenz bestehen kann. Selten treten Kopfschmerzen sowie Übelkeit und Erbrechen auf.

Bei Patienten mit einer nachgewiesenen koronaren Herzerkrankung, die einen Herzinfarkt überlebt haben, gab es in einer grossen amerikanischen Studie mit 3886 Teilnehmern *„keine statistisch signifikante Beziehung zwischen Marihuanakonsum und Sterblichkeit"* (Frost et al. 2013). Während eines Beobachtungszeitraums von bis zu 18 Jahren starben 519 Patienten, inklusive 22 von den 109 Teilnehmern, die einen Cannabiskonsum im Jahr vor dem Herzinfarkt angegeben hatten. Verglichen mit Nichtkonsumenten war die Sterblichkeitsrate unter denen, die einen Cannabiskonsum angaben, um 29 Prozent erhöht, aber dieser geringe Unterschied war statistisch nicht signifikant.

6.3 Langzeitnebenwirkungen

Es wurde eine Vielzahl von Wirkungen auf das Immunsystem, die Hormone, die Atemwege, auf die Psyche und das Denken beschrieben. Schädliche Wirkungen auf die Atemwege treten nur beim Rauchen von Cannabiszigaretten auf. Die Wirkungen auf das Immunsystem und die Hormone sind gering.

Risiken des Rauchens

Die grösste Sorge im Zusammenhang mit möglichen chronischen Schäden eines Cannabiskonsums betrifft nicht die Substanz an sich, sondern eher die heute am meisten verbreitete Einnahmeform wie das Rauchen einer Cannabiszigarette („*Joint*“) oder -pfeife. Beim Verbrennen von Pflanzenmaterial – seien es nun Tabak, Cannabis oder andere Kräuter – entstehen Verbrennungsprodukte, die die Schleimhäute reizen und schädigen können. So kann sich eventuell ein chronischer Husten oder gar Krebs entwickeln. Im 19. Jahrhundert war dagegen in der medizinischen Verwendung als auch zu Genusszwecken überwiegend die orale Verabreichung gebräuchlich, zum Beispiel als Cannabistinktur. Bei der Beurteilung des Schädigungspotenzials von Cannabis ist es wichtig, die Bestandteile der Pflanze und die zusätzlichen Verbrennungsprodukte im Cannabisrauch zu unterscheiden.

Obwohl Cannabisrauch ähnliche Verbrennungsprodukte wie Tabakrauch enthält, sind die Risiken des Cannabisrauchens für die Lunge deutlich geringer als die des Tabakrauchens. Dies zeigt eine Übersicht von Dr. Donald Tashkin, Professor an der Universität von Kalifornien in Los Angeles (Tashkin 2013). Danach *„implizieren die angehäuften Daten, verglichen mit den starken pulmonalen Konsequenzen des Tabaks, wesentlich geringere Risiken für pulmonale Komplikationen selbst eines starken, regelmässigen Marihuanakonsums“*. Cannabiskonsum kann mit einer chronischen Bronchitis assoziiert sein, wobei Studien nicht die Behauptung unterstützen, dass er positiv mit der Entwicklung von Lungenkrebs, chronisch-obstruktiver Lungenerkrankung (COPD) oder Emphysemen verbunden ist Eine Ursache für diese unterschiedlichen Wirkungen könnten die entzündungs- und krebshemmenden Eigenschaften des THC sein.

Psyche und Denken

Es gibt deutliche Hinweise darauf, dass Cannabis beim Konsum in der Jugend oder im jungen Erwachsenenalter, nicht aber in späteren Lebensabschnitten, die Auslösung einer Schizophrenie, beziehungsweise einer schizophrenen Psychose bei entsprechend veranlagten Personen auslösen kann. Möglicherweise ist die Schizophreniehäufigkeit durch Cannabiskonsum im Jugendalter verdoppelt.

Schizophrenie kann durch Cannabiskonsum ungünstig beeinflusst werden. Allerdings haben nicht alle Studien einen solchen negativen Einfluss nachweisen können. Umstritten ist, ob und in welchem Umfang eine Anzahl psychiatrischer Probleme, wie Depression, Angst, Gleichgültigkeit und Rückzugsverhalten, die bei gewohnheitsmässigen Cannabiskonsumenten gefunden werden, eine Folge des regelmässigen Cannabiskonsums ist, oder ob der Cannabiskonsum eher ein Begleitsymptom dieser Probleme ist, beziehungsweise einen individuellen Problemlösungsversuch darstellt.

Selbst starker Cannabiskonsum verursacht bei Erwachsenen keine Abnahme der geistigen Leistungsfähigkeit (Meier et al. 2012). Allerdings kann starker Konsum der Droge während der Jugendzeit zu einer geringfügig reduzierten Intelligenz im späteren Leben führen. Das sind die wichtigsten Ergebnisse einer Langzeitstudie, die von einem internationalen Forschungsteam in Neuseeland durchgeführt worden war. Die Teilnehmer waren Mitglieder der Dunedin-Studie, eine Studie mit 1.037 Personen, die von der Geburt in den Jahren 1972/73 bis zum Alter von 38 Jahren begleitet wurden. Cannabiskonsum wurde bei Befragungen im Alter von 18, 21, 26, 32 und 38 Jahren ermittelt. Neuropsychologische Tests wurden dabei im Alter von 13 Jahren vor Beginn des Cannabiskonsums, und erneut im Alter von 38 Jahren durchgeführt. *„Es ist eine so spezielle Studie, dass ich ziemlich sicher bin, dass Cannabis für Gehirne über 18 Jahre sicher, jedoch risikoreich für Gehirne unter 18 Jahre ist“*, erklärte Professor Terrie Moffitt von der Klinik für Psychiatrie des King’s College in London, ein Mitglied des Forscherteams, gegenüber BBC News.

Toleranzentwicklung

Für nahezu sämtliche Cannabiswirkungen ist eine Toleranzentwicklung beschrieben worden. Dies gilt für die psychischen und die physiologischen Effekte gleichermassen wie Herzfrequenzsteigerung und auch die medizinisch erwünschten Wirkungen. Toleranzbildung bedeutet, dass die Stärke der Wirkungen bei gleich bleibender Dosierung abnimmt. Die Reaktionsweise des vegetativen Nervensystems verändert sich. Die Geschwindigkeit des Abbaus der Cannabinoide nimmt zu. Die Reizschwelle der Cannabinoidrezeptoren erhöht sich und die Anzahl der Rezeptoren nimmt ab. In diesem Zusammenhang wird bei lang andauerndem Cannabiskonsum von einer Neuroadaptation gesprochen, das heisst, von einer Anpassung des Nervensystems an veränderte Bedingungen.

Diese Veränderungen sind sämtlich umkehrbar, wenn die Droge abgesetzt wird. Innerhalb einiger Wochen passt sich der Körper wieder den neuen Bedingungen an und stellt den ursprünglichen Zustand mit einem neuen Gleichgewicht wieder her. Zu einigen Medikamenten (beispielsweise Schlafmitteln) besteht eine partielle Kreuztoleranz. Die Toleranzentwicklung bei einer Substanz wirkt sich partiell (teilweise) auch auf die andere aus. Das ist von vielen Substanzen bekannt, zum Beispiel von Alkohol und Benzodiazepinen. Es besteht keine Kreuztoleranz zu Amphetaminen und Opiaten und zu Halluzinogenen wie LSD oder Meskalin.

Die Toleranzbildung ist bei Cannabis vergleichsweise gering. Sie ist abhängig von der Dosis und von der Dauer der Einnahme. Bei geringer Dosierung sind für viele Effekte auch nach Monaten kaum merkliche Toleranzentwicklungen beziehungsweise Wirkungsabnahmen zu erwarten, etwa beim muskelentspannenden oder beim appetitsteigernden Effekt.

In einer Umfrage der Arbeitsgemeinschaft Cannabis als Medizin bei Personen, die Dronabinol oder Cannabisprodukte zu medizinischen Zwecken verwenden, gaben 76,9 Prozent an, ihre Dosis in den drei Monaten vor der Befragung nicht verändert zu haben. 15,4 Prozent hatten die Dosis reduziert, 3,5 Prozent berichteten von einer Dosissteigerung.

Abhängigkeit

Das körperliche Abhängigkeitspotenzial von Cannabis ist gering. Nach langzeitiger Verwendung können für einige Tage Entzugssymptome als Schlafstörungen, vermehrtes Träumen, vermehrtes Schwitzen und eine nervöse Reizbarkeit auftreten. Psychische Abhängigkeit ist bei entsprechender Persönlichkeitsstruktur möglich. Amerikanische Forscher fanden heraus, dass die Stärke der Entzugssymptomatik bei 67 täglichen Cannabiskonsumenten etwa so stark war wie bei 54 täglichen Tabakrauchern, die in den vergangenen 30 Tagen Versuche unternommen hatten, den Konsum einzustellen (Budney et al. 2008).

Cannabis wird zu Rauschzwecken vor allem wegen des erwünschten Gefühls der Zufriedenheit konsumiert, einer Erweiterung des gegenwärtigen Bewusstseins für neue Möglichkeiten. Rauschmittel können *„helfen, die Dimension 'Zukunft' gefühlsmässig überhaupt zu eröffnen"*, wie es Erich Wulff, emeritierter Professor für Psychiatrie aus Hannover, auf einem Cannabis-Symposium in Berlin 1995 beschrieb. Diese Veränderung der inneren Befindlichkeit wird ohne Erbringung einer besonderen Leistung erzielt. Bei psychisch labilen Personen kann diese Form der Erzeugung von Glücksgefühlen eventuell einen festen Platz im Leben erhalten – bei gleichzeitigem Verzicht auf andere Anstrengungen zur Erlangung von Glück und Zufriedenheit. Es entsteht eine psychische Abhängigkeit. Auf die Dauer schwächen sich in der Regel die künstlich erzeugten Glücksgefühle ab und es stellt sich eventuell erneute innere Leere ein, welcher der Konsument zu entkommen sucht.

Bei Verwendung als Arzneimittel ist die Gefahr einer psychischen Abhängigkeit vernachlässigbar. Die künstliche Erzielung von Glücksgefühlen macht bei schwerer Krankheit Sinn, um Kraft zu tanken, eine vorübergehende Veränderung der inneren Befindlichkeit zu erwirken und damit eine Distanzierung von Schmerz und Leid zu schaffen, um das Leben selbst lebenswert zu erhalten.

Aber selbst bei der Verwendung von Cannabis als Rauschmittel bekommt nur ein kleiner Teil der Konsumenten ernsthafte Probleme damit. In einer deutschen Studie mit 1.458 Cannabiskonsumenten, beziehungsweise ehemaligen Konsumenten, welche durch Professor Dieter Kleiber aus Berlin und seine Mitarbeiter 1997 im Auftrag des Bundesgesundheitsministeriums erstellt wurde, waren je nach Konsummuster und -intensität 2 bis 10 Prozent der aktuellen alleinigen Cannabiskonsumenten als substanzabhängig anzusehen. Wenn sie daneben auch andere Drogen konsumierten, wurde jedoch ein grösserer Teil der Teilnehmer als abhängig eingestuft.

Rebound-Effekte

„Rebound“ ist englisch und bedeutet Rückschlag oder Rückprall. Als Rebound-Effekt bezeichnet man in der Medizin eine Verstärkung der Symptome beim Absetzen eines Medikaments. Solche Effekte sind bei den meisten Medikamenten beschrieben, die auf das zentrale Nervensystem wirken. So ist es etwa bekannt, dass nach dem Absetzen von Schlafmitteln die Schlaflosigkeit eventuell vorübergehend zunimmt, oder dass nach dem Absetzen von Medikamenten, die Ängste bekämpfen sollen, diese verstärkt auftreten.

Solche Rebound-Phänomene sind von Cannabis auch bekannt. So hat Cannabis einen Augeninnendruck-senkenden Effekt. Stellen starke Cannabiskonsumenten ihren Konsum ein, so steigt ihr Augeninnendruck in den folgenden Tagen eventuell geringfügig an, um sich dann nach einer Weile wieder zu normalisieren. Nach dem Absetzen von Cannabis kann die vorher erfolgreich bekämpfte Spastik eventuell vorübergehend auch zunehmen.

Rebound-Effekte sind auf Toleranzeffekte zurückzuführen und wie diese dosisabhängig. Bei der langzeitigen Verwendung von hohen Dosen ist eher mit Rebound-Phänomenen zu rechnen.

Immunsystem

Zell- und tierexperimentelle Studien belegen, dass THC das Immunsystem vielfältig beeinflusst. Diese Einwirkungen waren beim Menschen selbst bei starkem Cannabiskonsum nur schwach ausgeprägt mit fraglicher Bedeutung für die Gesundheit. Die Weltgesundheitsorganisation fasste in einer Übersicht aus dem Jahre 1997 die Wirkungen von Cannabinoiden auf das Immunsystem in folgender Weise zusammen: *„Viele dieser Effekte erscheinen als relativ klein, als völlig reversibel nach Entfernung der Cannabinoide, und nur nach Konzentrationen und Dosen entstanden, die höher sind, als für eine Psychoaktivität erforderlich.“*

Bei starken immununterdrückenden Wirkungen von THC wären gravierende Auswirkungen eines Cannabiskonsums auf den Verlauf der HIV-Infektion beziehungsweise der Aids-Erkrankung und anderer Infektionen zu erwarten. Dies ist jedoch nicht der Fall. Möglicherweise sind jedoch auch geringe Effekte bei immunbeeinträchtigten Personen von klinischer Bedeutung. Bei einem besonders stark aktivierten Immunsystem im Rahmen von chronischen Entzündungen, ist der immununterdrückende Effekt offenbar stärker und kann therapeutisch genutzt werden.

Hormonsystem und Fruchtbarkeit

Cannabis und THC beeinflussen im Tierversuch eine Vielzahl hormoneller Prozesse mit Wirkungen auf Sexual- und andere Hormone sowie den Zuckerstoffwechsel. In einigen Untersuchungen wurden bei weiblichen Cannabiskonsumentinnen geringe Veränderungen des Menstruationszyklus ermittelt, in anderen nicht. Bei akutem THC-Konsum wurden bei Frauen vorübergehende Effekte auf einige Hormone (Prolaktin, luteinisierendes Hormon) gefunden, die allerdings im Allgemeinen geringfügig waren, während andere gänzlich unbeeinflusst blieben (Gestagen, Progesteron, Östrogen). Bei Männern fanden sich nach akuter THC-Gabe keine eindeutigen Effekte auf die Hormonspiegel. Gegen die hormonellen Effekte entwickelt sich bei hohen Dosen auch eine Toleranz. Gewohnheitsmässige weibliche und männliche Cannabiskonsumenten weisen daher völlig unauffällige Hormonspiegel sämtlicher Hormone auf.

Im Tierversuch trat nach hohen THC-Dosen eine leichte Zunahme abnormer Spermien auf. In einer anderen Untersuchung wurde nach mehrwöchigem Rauchen von täglich 8 bis 10 Cannabiszigaretten bei den beteiligten Freiwilligen eine leichte Verminderung der Spermienzahl festgestellt. Sie wiesen eine normale Funktion auf und auch die Zahl abnormer Spermien war nicht erhöht.

Es gibt keine Hinweise, nach denen die Fruchtbarkeit bei Mann und Frau durch Cannabis oder THC beeinträchtigt wird.

So wurden in einer indischen Studie 150 verheiratete männliche Cannabiskonsumenten, die vor oder kurz nach der Eheschliessung mit dem Hanfkonsum begonnen hatten, mit einer gleich grossen Zahl an Opium- und Nichtkonsumenten verglichen. 1 Prozent der Nichtkonsumenten, 2 Prozent der Cannabiskonsumenten und 10 Prozent der Opiumkonsumenten waren kinderlos. Bemerkenswerterweise lag die Sterilitätsrate der Bhangkonsumenten (Cannabisblätter) mit einem Tageskonsum von etwa 150 mg THC – was schon eine recht ordentliche Menge ist – mit 0,4 Prozent unter jener der Nichtkonsumenten, bei den Ganja- und Charas-Konsumenten (Blüten und Harz) mit einem täglichen Durchschnittskonsum von 300 mg THC dagegen bei 5,7 Prozent.

Eine andere Arbeitsgruppe hatte die Auswirkungen auf die weibliche Fruchtbarkeit untersucht. Cannabiskonsumentinnen waren danach etwas häufiger steril als Nicht-Konsumentinnen. Das Risiko war nur bei Gelegenheitskonsumentinnen und nicht bei stärkeren Konsumentinnen erhöht. In einer weiteren Studie wurden 2817 Frauen in der Zeit vom Kinderwunsch bis zur Empfängnis beobachtet. Die regelmässigen Cannabiskonsumentinnen wurden am schnellsten schwanger – im Durchschnitt innerhalb von 3,7 Monaten. Tabakraucherinnen benötigten 5,1 Monate und drogenabstinente Frauen 4,3 Monate.

5.4 Schwangerschaft

Es ist nach den vielen bisher durchgeführten Studien an Kindern, deren Mütter während der Schwangerschaft Cannabis konsumiert hatten, nicht wahrscheinlich, dass Cannabis Missbildungen verursacht. In einigen Studien wurde ein etwas geringeres durchschnittliches Geburtsgewicht bei Kindern Cannabis konsumierender Mütter festgestellt, in anderen nicht. Man darf sich zudem die Frage stellen, ob ein um 50 oder 100 Gramm verringertes Geburtsgewicht überhaupt von Bedeutung ist.

Es bestehen deutliche Hinweise auf leichte Entwicklungsstörungen des Gehirns mit Beeinträchtigungen von Denkfunktionen bei den Nachkommen Cannabis konsumierender Mütter. Möglicherweise machen sich die leichten Cannabis-assoziierten Denkstörungen erst im Vorschul- beziehungsweise Schulalter bemerkbar. Sie sind nur sehr gering ausgeprägt. Mögliche Schäden durch die Einnahme von Cannabis während der Schwangerschaft sind wesentlich geringer, als mögliche Schäden durch Alkohol- und Tabakkonsum.

5.5 Nebenwirkungen der Illegalität

Natürliche Cannabisprodukte sind in den meisten Ländern illegal. Oft wird hinsichtlich der rechtlichen Lage kein Unterschied gemacht zwischen Freizeitkonsum und therapeutischer Nutzung, obwohl sich hier in den letzten Jahren ein deutlicher Wandel zum Besseren vollzogen hat.

Bereits 1995 forderten die Herausgeber der renommierten britischen medizinischen Fachzeitschrift Lancet in einem Editorial die Legalisierung von Cannabis: *„Selbst das Rauchen von Cannabis über lange Zeit ist nicht schädlich für die Gesundheit! Trotzdem ist diese viel* *konsumierte Substanz fast überall illegal (...) Aber die Entkriminalisierung des Besitzes von Cannabis geht unserer Ansicht nach nicht weit genug. Sie muss begleitet werden von Kontrollen des Ursprungs, Vertriebs und der Werbung, ähnlich wie beim Tabak".*

Die wichtigsten Nebenwirkungen medizinischen Cannabisgebrauchs sind heute auf die rechtliche Situation, die Illegalität des Cannabisbesitzes zurückzuführen. Es ist wiederholt vorgekommen, dass die medizinische Verwendung von der Justiz als Schutzbehauptung für den Konsum zu Rauschzwecken interpretiert wurde und Patienten dadurch ernsthafte Probleme mit der Justiz bekamen.

Solcherart Nebenwirkungen betreffen jedoch nicht nur die mit der Kriminalisierung und Strafverfolgung verbundenen Probleme, sondern auch die Qualität des am illegalen Markt erworbenen Produkts, die Dosierbarkeit des medizinisch gewünschten Effektes und die vertiefende Erforschung der therapeutischen Wirkungen. In den letzten Jahren hat das Problem gesundheitsschädlicher Streckmittel und Beimengungen zu Cannabisprodukten deutlich zugenommen. Skrupellose Dealer versuchen so auf Kosten der Gesundheit ihrer Abnehmer ihren Profit zu vergrössern, und die Politik erachtet sich als nicht zuständig.

Marihuana, beziehungsweise Haschisch, das am illegalen Markt gekauft wird, enthält ausserdem unterschiedliche THC-Konzentrationen. So ist es für Konsumenten oft schwer, die Menge der aufgenommenen Droge zu steuern. Nicht selten wird so ungewollt eine Dosis aufgenommen, die zu psychischen Effekten führt, während ursprünglich nur der muskelrelaxierende Effekt gewünscht war, der bereits unterhalb der psychoaktiven Dosierung eintritt. Das Problem der Dosierung haben bereits die Ärzte des 19. Jahrhunderts erfahren. Durch auf ihren THC-Gehalt standardisierte Cannabisprodukte wäre dieses Problem heute leicht lösbar.

5.6 Cannabis und andere Drogen im Vergleich

Einige Studien haben versucht, die Gefahren der gebräuchlichsten legalen und illegalen Drogen zu vergleichen. Besondere Aufmerksamkeit erzielte ein im Auftrag des französischen Gesundheitsministeriums angefertigter Bericht, der so genannte *Roques-Report* von Professor Bernhard Roques und seinen Mitarbeitern aus dem Jahre 1998, sowie eine vorbereitende Studie für einen WHO-Bericht von Professor Wayne Hall aus Australien, die 1999 in einem Buch veröffentlicht wurde. Zusammenfassend kamen beide Berichte zu dem Schluss, dass starker Cannabiskonsum geringere gesundheitliche Schäden verursacht, als der starke Konsum der gebräuchlichsten anderen legalen und illegalen Drogen.

Vergleich der Gefährlichkeit verschiedener Drogen. (Modifiziert nach: Roques, »Problèmes posées par la dangerosité des drogues. Rapport du professeur Bernhard Roques au Secrétaire d'Etat à la Santé«, Paris 1998).}

	Opiate	**Kokain**	**Alkohol**	**Benzodiazepine**	**Cannabis**	**Tabak**
Körperliche Abhängigkeit	•••••	••	•••••	•••	••	••••
Psychische Abhängigkeit	•••••	••••	•••••	••••	••	•••••
Nervenschäden	••	••••	••••	–	–	–
Gesamttoxizität	•••• (nicht in der Therapie	••••	••••	•	• (Krebs)	
Soziale Gefährlichkeit	•••••	•••••	••••	••	••	–
– = keine Effekte • = sehr schwache Effekte •• = schwache Effekte ••• = mittelstarke Effekte •••• = starke Effekte ••••• = sehr starke Effekte						

Vergleich der schädlichen Effekte auf die Gesundheit starker Konsumenten durch die jeweils schädlichste Form der Anwendung. (Nach: Hall, Room, Bondy, »Comparing the health and psychological risks of alcohol, cannabis, nicotine and opiate use«, in: Kalant, Corrigan, Hall, Smart (Hg.), The health effects of cannabis, Toronto: Addiction Research Foundation, 1999.)

	Marihuana	**Alkohol**	**Tabak**	**Heroin**
Verkehrs- und andere Unfälle	*	**		*
Gewalt und Selbstmord		**		
Tod durch Überdosis		*		**
HIV und Leberinfektionen		*		**
Leberzirrhose		**		
Herzkrankheit		*	**	
Atemwegserkrankungen	*		**	
Krebs	*	*	**	
Psychische Erkrankung	*	**		
Abhängigkeit/Sucht	**	**	**	**
Bleibender Effekt auf den Fetus	*	**	*	*
* = weniger wichtiger oder weniger gut etablierter Effekt ** = wichtiger Effekt				

Nach Hall und seinen Kollegen können alle untersuchten Drogen in einem gewissen Umfang zur Abhängigkeit führen. Aus der Perspektive des einzelnen Cannabiskonsumenten beschränkten sich die wichtigsten Gesundheitsrisiken des Cannabiskonsums mit einer Ausnahme auf Konsumenten, die die Droge täglich über einen Zeitraum von mehreren Jahren verwenden. Diese Risiken seien die Entwicklung eines Abhängigkeitssyndroms, die Entwicklung einer chronischen Bronchitis und die Verwicklung in einen Verkehrsunfall, wenn unter akutem Drogeneinfluss ein Fahrzeug geführt werde. Letzteres könne aber auch einem Gelegenheitskonsumenten passieren.

Alkohol ist eine gefährlichere Droge als Heroin, wenn die kombinierten Schäden für den Konsumenten und andere beurteilt werden. Dies erklärten auch britische Forscher in einer Studie aus dem Jahr 2010 (Nutt et al. 2010). Sie stellten eine neue Skala für Schäden durch Drogen vor, die den Schaden für den Konsumenten selbst und für die Gesellschaft abschätzt. Die Wissenschaftler beurteilten Alkohol als insgesamt am gefährlichsten und etwa dreimal so gefährlich wie Kokain oder Tabak. Nach der Skala, die von einer Gruppe von Wissenschaftlern, inklusive des britischen unabhängigen wissenschaftlichen Komitees zu Drogen (ISCD) und einem Experten der Europäischen Beobachtungsstelle für Drogen und Drogensucht (EMCDDA), sind Heroin und Crack die zweit- und drittgefährlichsten Drogen. David Nutt, Vorsitzender des ISCD erklärte, dass aktuelle Klassifizierungssysteme nur eine geringe Beziehung zum Kenntnisstand über die Schäden haben. Drogen konnten nach der Skala bis zu 100 Punkte erreichen, wobei 100 den gefährlichsten Drogen gegeben wurde und null keinen Schaden bezeichnete. Die Wissenschaftler fanden heraus, dass Alkohol mit einem Wert von 72 am schädlichsten war, gefolgt von Heroin mit 55. Unter den beurteilten Drogen waren Kokain (27), Tabak (26), Amphetamine oder Speed (23), Cannabis (20), Benzodiazepine wie Valium (15), Ecstasy (9), anabole Steroide (9), LSD (7) und Zauberpilze (5).

7 Kontraindikationen und Vorsichtsmassnahmen

In der Medizin spricht man von absoluten Kontraindikationen, bei denen bestimmte Medikamente nicht eingenommen werden sollten, und von relativen Kontraindikationen, bei denen Medikamente nur unter bestimmten Bedingungen verwendet werden sollen.

7.1 Absolute Kontraindikation

Bei einer Allergie gegen THC dürfen THC und Cannabis nicht verwendet werden. Eine solche Allergie ist sehr selten. Nicht selten besteht eine Allergie gegen andere Cannabisbestandteile, wie vor allem gegen die Pollen. Bei einer Allergie gegen Cannabis sind die Allergie auslösenden Bestandteile vor allem einige Eiweissstoffe der Pflanze.

7.2 Relative Kontraindikationen

Relative Kontraindikationen für eine Cannabistherapie sind schwerwiegende psychiatrische Diagnosen, vor allem schizophrene Psychosen, da sich Psychosen verschlechtern können. Es gibt jedoch auch Menschen, die an schweren psychiatrischen Störungen leiden, wie beispielsweise an manisch-depressiven Störungen (bipolare Störungen), die offenbar von Cannabis gut profitieren.

Bei Jugendlichen verdoppelt sich nach gegenwärtigem Kenntnisstand durch den Konsum von Cannabis das Risiko für die Entwicklung einer Schizophrenie (Moore et al. 2007). Eine Psychose gilt daher als Kontraindikation für eine Behandlung mit Cannabismedikamenten, auch wenn nach zwei Fallberichten THC sogar bei Therapie-resistenter Schizophrenie wirksam war (Schwarcz et al. 2009, 2010).

Cannabisprodukte sollten in der Schwangerschaft und bei stillenden Müttern nur mit Zurückhaltung eingesetzt werden. Zwar sind mögliche Schäden am Kind allenfalls gering, aber Drogen und Medikamente sollten bei Schwangeren grundsätzlich weitgehend vermieden werden. Bei Schwangerschaftserbrechen und Appetitlosigkeit, oder anderen Symptomen, bei denen Cannabisprodukte helfen können, würde ich eine entsprechende Einnahme jedoch befürworten.

Wenn Cannabis oder Dronabinol in diesen Fällen helfen, dürfte der Nutzen gegenüber möglichen Schäden für den Fötus vermutlich überwiegen.
Bei Herzerkrankungen (Koronarsklerose, Zustand nach Herzinfarkt, Rhythmusstörungen, Herzschwäche) sollten Überdosierungen vermieden werden. Relevante Wirkungen auf Herz und Kreislauf sind im üblichen Dosisbereich von 5 bis 15 mg im Allgemeinen noch nicht zu erwarten. Allerdings gibt es Personen, die empfindlicher reagieren. Wer bei einem Spaziergang von ein bis zwei Kilometern Schmerzen in der Herzgegend oder Kreislaufprobleme bekommt, sollte bei einer Cannabistherapie vorsichtig sein.
Ältere Patienten sind gelegentlich sensibler für die psychotropen Wirkungen, so dass bereits bei recht niedrigen Einzeldosen von 2,5 oder 5 mg psychische Wirkungen auftreten können, die als unangenehm empfunden werden.
Die Fähigkeit zum Bedienen von Maschinen sowie das Fahrvermögen sind dosisabhängig beeinträchtigt. Daher sollte man in diesem Bereich sehr vorsichtig sein, um sich und andere nicht zu gefährden, bis man sich mit der Stärke der Wirkungen und ihrem Verlauf gut auskennt, die Therapie toleriert wird und solche Aufgaben wieder sicher durchgeführt werden können.

8 Die Einnahme von Cannabisprodukten

Bei der Einnahme von Cannabis bestehen bei Anfängern oft die grössten Unsicherheiten. Dieses Kapitel soll zeigen, wie man Cannabisprodukte am besten einnimmt, und wie man unerwünschte Nebenwirkungen vermeidet. Grundsätzlich gilt die Regel: Mit kleinen Dosen anfangen und dann die Dosis von Tag zu Tag oder alle zwei Tage langsam steigern, bis die gewünschten Wirkungen eintreten. Eine gewisse Probierphase ist unerlässlich, um ein optimales Ergebnis zu erzielen und Sicherheit bei der Einnahme zu gewinnen.

8.1 Einnahmeformen

Cannabisprodukte werden im Allgemeinen über die Lunge (geraucht, inhaliert) oder durch den Mund (oral, sublingual) eingenommen. Andere Einnahmeformen sind eher ungewöhnlich oder wurden bisher nur in einigen klinischen Studien durchgeführt, wie etwa die Verwendung von Zäpfchen, Infusionen, Aufnahme über die Haut oder in Form von Augentropfen zur Behandlung des Glaukoms.

Rauchen und Inhalieren

Nach dem Rauchen tritt die Wirkung wesentlich schneller ein als nach dem Essen oder Trinken, so dass diese Einnahmeform von vielen Menschen bevorzugt wird, weil die Wirkung besser titriert werden kann. Nach dem Zug an einer Cannabiszigarette merkt man schon nach wenigen Sekunden bis Minuten eine Wirkung. Sie ist etwa 20 bis 30 Minuten nach Wirkungseintritt am stärksten und nimmt danach langsam ab, bis nach etwa 2 bis 3 Stunden der Ausgangszustand wieder vorherrscht. Wird Cannabis geraucht, so gelangen etwa 15 bis 25 Prozent des im Brenngut enthaltenen THC in die Blutbahn, ein grosser Teil geht durch Seitenströme und Verbrennung verloren. Die Ausbeute kann durch eine spezielle Pur-Pfeife oder auch eine geübte Rauchtechnik auf 40 bis 50 Prozent gesteigert werden.

Der grösste Nachteil des Rauchens ist die Irritation und Schädigung der Schleimhäute durch die Verbrennungsprodukte der verwendeten Pflanzen.

Geraucht wird entweder eine Cannabiszigarette, auch Joint genannt, aus einer Pfeife, oder mit Hilfe spezieller neuer Rauchutensilien. Bei Verwendung einer Cannabiszigarette werden viele Schadstoffe aufgenommen. Die Verwendung eines Zigarettenfilters schützt dabei leider nicht vor den Schadstoffen, da mehr Cannabinoide als Teer im Filter hängen bleiben. In Cannabis-Zigaretten wird Cannabis meistens mit Tabak oder rauchbaren Kräutern gemischt, indem etwas Marihuana oder Haschisch auf das Kraut gebröselt wird, und man diese Mischung dann in ein Zigarettenblättchen oder spezielle grössere Joint-Blättchen rollt.
Bei einer Wasserpfeife wird der Rauch vorher durch Wasser geleitet, so dass der Rauch abkühlt und tiefer inhaliert werden kann. Leider wird wie bei Zigarettenfiltern nicht nur die Schadstoffkonzentration, sondern auch die Konzentration der Cannabinoide vermindert. Normale ungefilterte Cannabiszigaretten bieten auch im Vergleich zu Wasserpfeifen ein besseres Verhältnis von Cannabinoiden zu Krebs erregenden Schadstoffen.
Pur-Pfeifen, in denen das Cannabiskraut oder Haschisch pur geraucht wird, sind aus gesundheitlicher Sicht die beste Lösung beim Rauchen, weil so die wenigsten Schadstoffe inhaliert werden. Spezielle metallene Pur-Pfeifen ermöglichen eine weitere Verminderung der Schadstoffkonzentration, indem die Schadstoffe an den Wänden der Pfeife kondensieren. Der kondensierte Teer lässt sich mit Azeton auf einem Wattebausch oder in der Spülmaschine entfernen.
Der Rauch wird im Allgemeinen tief in einem langen Zug inhaliert. Viele Cannabiskonsumenten halten nach einer tiefen Inhalation die Luft für einige Sekunden an und erhöhen in dieser Zeit den Druck im Brustraum, indem die eingeatmete Luft gegen die geschlossene Stimmritze gedrückt wird. Auf dieser Weise erhofft man sich eine grössere Ausbeute an aufgenommenem THC. In der Medizin wird dieses Zusammenpressen der Luft in der Brust *„Valsalva-Manöver"* genannt. Ich möchte aus drei Gründen davon abraten. Erstens wird die Aufnahme von THC durch dieses Vorgehen nicht sehr stark gefördert, zweitens vergrössert man die Menge der in der Lunge abgelagerten Schadstoffe und drittens kann dabei – wenn auch selten – ein so genannter *„Pneumothorax"* ausgelöst werden. Dabei gelangt durch ein geplatztes Lungenbläschen Luft zwischen Lunge

und Brustkorbwand, so dass die Lunge an einer Seite zusammenfällt. Ein Pneumothorax mit Lungenkollaps muss im Krankenhaus behandelt werden.

Am besten für die Gesundheit ist die Inhalation von Cannabis mit Inhalationsgeräten („*Vaporizer*"). Das Cannabiskraut wird dabei auf etwa 180 bis 210 Grad Celsius erhitzt, so dass die Cannabinoide und die ätherischen Öle verdampfen und inhaliert werden können, ohne dass das Kraut verbrennt. Eine Verbrennung beginnt erst bei 230 Grad und darüber, so dass schädliche Verbrennungsprodukte noch nicht in relevanter Konzentration entstehen. Es ist wichtig, darauf zu achten, dass die Geräte tatsächlich die versprochenen 180 bis 210 Grad im Bereich der Füllkammer erreichen und halten können. So führt bei einigen Geräten beispielsweise die Luftbewegung beim Inhalieren zu erheblichen Temperaturschwankungen. Bisher gibt es einen Vaporizer, der als Medizin-Gerät zugelassen ist, der so genannte Volcano Medic.

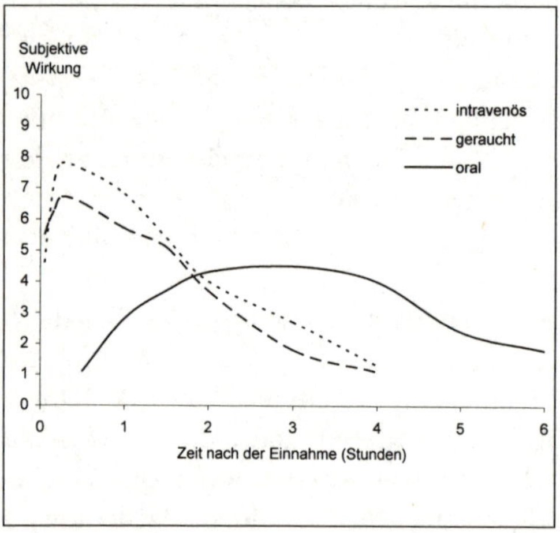

Zeitverlauf der subjektiven Wirkungen nach drei verschiedenen Arten der Einnahme. Die Teilnehmer schätzten die stärke der psychischen Wirkungen auf einer Skala von 1 bis 10 ein. Geschätzt nach Abbildungen von: Hollister LE, et al. J Clin Pharmacol 1981; 21(8-9 Suppl): 171S-7S; Ohlsson A, et al. Clin Pharmacol Ther 1980; 28(3): 409-16)

Essen und Trinken

Nach dem Essen tritt die Wirkung wesentlich langsamer ein als nach dem Rauchen, zwischen 30 bis 90 Minuten, eventuell auch erst nach 120 Minuten, die Wirkung hält allerdings bei stetig langsamem Abklingen auch länger an, etwa 4 bis 6 Stunden, nach sehr hohen

Dosen auch deutlich länger. Auch wenn die psychischen Wirkungen bereits abgeklungen sind, so können andere Wirkungen noch deutlich länger anhalten, so dass einige Patienten zur Behandlung ihrer Symptome nur eine Dosis am Tag benötigen, vorzugsweise abends. Bei oraler Aufnahme wird zwar der weitaus grösste Teil des THC vom Magendarmtrakt ins Blut aufgenommen – ein Teil wird dabei durch die Magensäure zerstört –, aber der grösste Teil des THC wird sofort in der Leber abgebaut und erreicht daher nicht die Orte, an denen es wirken soll, wie beispielsweise die Cannabinoidrezeptoren auf Nervenzellen. Das Blut aus Magen und oberem Darm fliesst zunächst durch die Leber, bevor es in das Herz und schliesslich in alle anderen Organe gelangt. Nur etwa 5 bis 10 Prozent des THC erreichen die übrigen Organe. Man sagt, die systemische Bioverfügbarkeit beträgt 5 bis 10 Prozent, wesentlich weniger als beim Rauchen. Allerdings wird THC in der Leber zunächst zu 11-Hydroxy-THC umgewandelt, das ähnlich wie THC wirkt, so dass bei oraler Aufnahme ein etwa gleicher Wirkungsgrad wie bei der Inhalation erzielt wird.
Dronabinol wird allgemein oral eingenommen, in Form von Tropfen oder Kapseln. Bei einer 2,5-prozentigen öligen oder alkoholischen Dronabinol-Lösung befindet sich in einem Tropfen etwa 0,83 mg Dronabinol, in 3 Tropfen etwa 2,5 mg. Kapseln enthalten 2,5 oder 5 oder 10 mg Dronabinol.
Natürliche illegale Cannabisprodukte wie Marihuana und Haschisch können beispielsweise als Tee oder in Gebäck eingenommen werden. Man kann auch eine Cannabistinktur herstellen oder das zerkleinerte Kraut in Joghurt einrühren und essen, sowie als Zusatz für heisse Getränke (Kakao, Brühe) verwenden. Natürliche Cannabisprodukte sollten vor dem Essen erhitzt werden, da Cannabinoide zu einem grossen Teil in Form der weitgehend unwirksamen Carboxyl-Säuren vorliegen, die erst durch Erhitzen in die wirksamen phenolischen Formen umgewandelt werden. In Cannabiskraut, das in Mitteleuropa angebaut wurde, liegen die Cannabinoide zu mehr als 90 Prozent als saure Formen vor, so dass roh gegessenes Cannabiskraut nur relativ geringe Wirkungen verursacht. In Haschisch kann durchaus die Hälfte der Cannabinoide bereits in der wirksamen phenolischen Form vorliegen, so dass pur gegessenes oder in einen Joghurt eingerührtes Haschisch sehr wirksam sein

kann. Haschisch wird in verschiedenen Ländern unterschiedlich hergestellt. Manchmal wird die Droge dabei erhitzt, so dass phenolisches THC entsteht.
Vor allem in den USA wird es zunehmend populär, Cannabisprodukte roh, beispielsweise als Saft aus Blättern und Blüten, einzunehmen. Dabei werden die Cannabinoide in der sauren, carboxylierten Form aufgenommen. Diese Cannabinoide weisen ebenfalls einen gewissen medizinischen Nutzen auf, beispielsweise hemmt carboxyliertes THC Entzündungen und carboxyliertes CBD Übelkeit.

Einige Unterschiede zwischen der Aufnahme von THC über die Lunge (Rauchen, Inhalieren) und über den Magen-Darm-Trakt (Essen, Trinken).

	Rauchen und Inhalieren	**Essen und Trinken**
Systemische Bioverfügbarkeit	10–30 %	5–10 %
Grenze für psychische Wirkungen	1–3 mg	2,5–15 mg
Dosis für ausgeprägten Cannabisrausch	10–20 mg	30–40 mg
Wirkungsbeginn	2–8 Min.	30–90 Min.
Maximale Wirkung	20–30 Min.	2–4 Std.
Dauer der psychischen Wirkung	2–3 Std.	4–8 Std. und länger

Anmerkungen zur Tabelle: Die Grenzen für psychische Wirkungen und die Dosis für einen Rausch hängen unter anderem von der Dauer der Einnahme ab. Im Laufe der Zeit tritt eine gewisse Gewöhnung ein. Der Wirkungseintritt und die Dauer der Wirkung hängen unter anderem von der Dosis ab. Andere Wirkungen können länger anhalten als die psychische Wirkung.

Sublinguale Anwendung

Der in Deutschland verschreibungsfähige Cannabisextrakt Sativex enthält Dronabinol und Cannabidiol (CBD) in einem Verhältnis von etwa 1:1. Es handelt sich um ein Spray zur Anwendung in der Mundhöhle. Ein Sprühstoss enthält 2,7 mg Dronabinol und 2,5 mg CBD.
Sativex wird angewendet als Zusatzbehandlung für eine Verbesserung von Symptomen bei Patienten mit mittelschwerer bis schwerer Spastik aufgrund von Multipler Sklerose (MS), die nicht angemessen auf eine andere antispastische Arzneimitteltherapie angesprochen haben und die eine klinisch erhebliche Verbesserung von mit der Spastik verbundenen Symptomen während eines Anfangsthe-

rapieversuchs aufzeigen. Die Wirkung von Sativex entspricht etwa der von oralem THC. Die Wirkung tritt etwas schneller ein und wird durch das CBD etwas verändert.

Cannabisöl, Haschischöl, Hanföl

Was früher Haschischöl genannt wurde, heisst heute häufig Cannabisöl oder Rick-Simpson-Öl oder sogar Hanföl, was zur Verwechslung mit Hanföl aus den Hanfsamen, also dem Speiseöl, führen kann. Ich will daher im Folgenden von Haschischöl sprechen. Grundsätzlich gibt es keine Überlegenheit von Cannabisextrakten und hoch konzentrierten Haschischölen gegenüber anderen Zubereitungsformen. Letztlich kommt es immer auf die Dosis an, auch wenn gerade Haschischöl als besonders wirksam bei bestimmten Erkrankungen, wie beispielsweise Krebs, angepriesen wird. Dafür gibt es keinen soliden Grund.

Haschischöl und andere Bezeichnungen für Extrakte aus der Hanfpflanze sind reich an Cannabinoiden und ätherischen Ölen (Terpene). Zur Herstellung werden verschiedene Lösungsmittel, zum Beispiel Alkohol verwendet. Die Cannabinoide und andere Substanzen (Terpene, Wachse) lösen sich in dem Lösungsmittel, das dann durch Erhitzung verdampft wird. Übrig bleibt ein Extrakt mit hoher THC-Konzentration. Gute Haschischöle enthalten mehr als 50 % THC. Es gibt in diesem Bereich aber auch viel Betrug und Abzocke. Für schlechte Qualitäten werden nicht selten überhöhte Preise verlangt und insbesondere von Krebspatienten, die bereit sind, erhebliche finanzielle Mittel aufzubringen, auch bezahlt. Haschischöl und andere Extrakte kann man aber auch selbst herstellen. Es werden unterschiedliche Verfahren und unterschiedliche Lösungsmittel (Alkohol = Äthanol, Naphta, Ölivenöl) verwendet.

Herstellung von Haschischöl

Haschischöl kann man aus den Blättern und Blüten der Pflanze herstellen. Man kann beispielsweise die Blüten rauchen bzw. mit einem Verdampfer (Vaporizer) inhalieren und die Blätter zur Haschischöl-Herstellung verwenden.

Zunächst muss das Material getrocknet und dann ganz fein zerkleinert bzw. pulverisiert werden, beispielsweise indem man alles zwischen den Händen feinreibt.

Wernard Bruining empfiehlt in seinem Buch „Hanf heilt“ (Verlag: Kopp Verlag) ein Verfahren mit Alkohol als Lösungsmittel, zu dem die folgenden Geräte benötigt werden:

- Eine Babyflasche aus Glas,
- Ein Milchflaschenwärmer,
- Eine Durchlüfterpumpe,
- Mindestens 20 g pulverisiertes Pflanzenmaterial (Blätter und/oder Blüten),
- Mindestens 300 ml 95-prozentigen unvergällten Alkohol,
- Pipettenflasche mit Tropfpipette,
- Grosser Bierkrug oder Glas,
- Nylonstrumpf,
- Silikon-Luftschlauch mit einem Durchmesser von 4 oder 6 mm, wie man sie im Aquaristik-Handel bekommt,
- Dessertlöffel mit langem Stiel,
- Zwei kleine Trichter zum Auffüllen der Pipettenflasche,
- Olivenöl,

Vorgehen:

1. Das pulverisierte Pflanzenmaterial in einen Nylonstrumpf füllen und zuknoten. Einen zweiten Strumpf darüber ziehen, um das Pflanzenmaterial noch besser zurückzuhalten.
2. Den gefüllten Strumpf in ein grosses Glas geben und mit so viel Alkohol übergiessen, dass der Beutel vollkommen mit Flüssigkeit bedeckt ist. Ungefähr 5 min ziehen lassen und regelmässig bewegen.
3. Den Beutel gut auswringen oder in einem Trichter abtropfen lassen.
4. Den grün gefärbten Alkohol giesst man mithilfe des Trichters in die Babyflasche. Die Spitze des Saugers abschneiden, um den Luftschlauch hindurchzuführen.
5. Auf dem höchsten Temperaturstand des Milchflaschenwärmers verdampft der Alkohol innerhalb von ein bis zwei Stunden. Vorsicht: der verdampfte Alkohol ist brennbar! Daher kein offenes Feuer machen und Fenster öffnen bzw. eine Dunstabzugshaube einschalten.
6. Nach Verdampfung des Alkohols ist an der Flaschenwand ein schwarzer Belag zu erkennen. Das ist das Haschischöl.
7. Zu diesen Haschischöl kann jetzt Olivenöl hinzugefügt werden. Üblich ist eine Verdünnung um etwa das Fünffache. Während sich

die Flasche im Milchflaschenwärmer befindet, kann man die beiden Öle gut mischen. Den Belag kann man mit einem langen Dessertlöffel von der Innenseite der Babyflasche kratzen.
8. Nach dem Kratzen und Rühren erhält man ein gut vermischtes Cannabisöl.
9. Dieses mit Olivenöl verdünnte Haschischöl kann man dann mithilfe eines Trichters in eine Pipettenflasche geben.

Cannabisöl mit Olivenöl extrahieren

Dr. Arno Hazekamp von der Universität Leiden hat Untersuchungen zur Extraktherstellung durchgeführt und empfiehlt ein einfacheres Extraktionsverfahren mittels Olivenöl. In einem Beitrag für die Internetseite der IACM (www.cannabis-med.org) schrieb er:

Jüngst wurde eine analytische Studie durchgeführt, um mehrere allgemein übliche Herstellungsmethoden auf der Basis von Cannabinoiden, Terpenen und Restbestandteilen der Lösungsmittel zu vergleichen. Die getesteten Lösungsmittel waren Äthanol, Naphtha, Petroleumäther und Olivenöl. Auf der Basis dieser Studie können die folgenden Empfehlungen gegeben werden:

- Als Mittel für die Extraktion erwiesen sich Äthanol und Olivenöl am besten, da sie das gesamte Spektrum der Terpene und Cannabinoide, die im Cannabispflanzenmaterial vorhanden waren, sehr effektiv extrahierten. Zudem sind diese Lösungsmittel sicher für den Konsum.
- Leider extrahiert reines Äthanol auch grosse Mengen Chlorophyll aus dem Cannabismaterial, das dem fertigen Extrakt einen speziellen grünen und oft unangenehmen Geschmack verleiht. Die Entfernung des Chlorophylls, durch Filterung des Äthanolextrakts über Aktivkohle erwies sich als wirksam, dieses Vorgehen entfernte jedoch auch grosse Anteile der Cannabinoide und Terpene, und wird daher nicht empfohlen. Zudem ist Äthanol, das für den Konsum geeignet ist, in vielen Ländern ein teures Lösungsmittel, da Steuern auf Alkoholprodukte erhoben werden.
- Von den getesteten Lösungsmitteln ist daher Olivenöl die optimale Wahl für die Zubereitung von Cannabisöl zur Selbsttherapie. Olivenöl ist preiswert, nicht entflammbar oder giftig, und das Öl

muss nur auf 100 °C erhitzt werden, so dass keine Überhitzung des Öls auftreten kann. Dies geschieht, indem ein Glasgefäss, das das Produkt enthält, ein bis zwei Stunden in kochendes Wasser gestellt wird. Nach dem Abkühlen und dem Abfiltern des Öls steht es sofort für den Konsum zur Verfügung. Ein Nachteil des Olivenöl-Extrakts besteht darin, dass er nicht durch Verdampfung konzentriert werden kann, was bedeutet, dass Patienten eine grössere Menge davon konsumieren müssen, um den gleichen therapeutischen Effekt zu erzielen.

- Das Vorheizen von Cannabis, um die Cannabinoide zu «aktivieren» (decarboxylieren), kann zu einem Verlust von Terpenen durch die Verdampfung führen. Wenn die gesamte Spannbreite der Terpene im fertigen Cannabisöl gewünscht wird, können getrocknete Blüten und Blätter direkt für die Extraktion verwendet werden, ohne Vorheizen.

Cannabis-Butter

Die Herstellung von Cannabis-Butter ist vor allem für Cannabis-Reste (Blätter, kleine Stängel, männliche Pflanzen) geeignet. Zutaten: 200 bis 500 Gramm getrockneter Cannabis, 500 Gramm Butter, 1 Liter Wasser. Von den getrockneten Pflanzen grob die Blüten abschneiden (sie werden für das Rauchen oder die Zubereitung von Tees verwendet). Den Stamm wegwerfen. Den Rest der Pflanze in kleine Stücke schneiden und in einen Topf geben. Die Butter hinzugeben und mit Wasser auffüllen. 6 bis 12 Stunden köcheln lassen. Zwischendurch mit Wasser auffüllen. Anschliessend durch ein Sieb giessen. Das Butter-Wasser-Gemisch in den Kühlschrank stellen. Am nächsten Tag aus der fest gewordenen Butter ein Stück herausschneiden und das Wasser darunter abgiessen. Das restliche Blattgemisch kann noch einmal mit Wasser gekocht werden, um weitere Butter herauszulösen.
Die Butter kann zum Backen von Keksen oder zur Herstellung von Knoblauchbutter oder Ähnlichem verwendet werden.

8.2 Dosierung und Dosisfindung

Die interindividuelle Ansprechbarkeit für Dronabinol beziehungsweise THC ist gross. Daher ist die Ermittlung der besten individuellen Dosierung wichtig. Wenn möglich, sollte zur Vermeidung

unerwünschter Nebenwirkungen und der wirksamen Dosis eine einschleichende Dosierung erfolgen. Begonnen werden kann beispielsweise mit 2 mal 2,5 mg pro Tag. Dann kann täglich oder alle zwei bis drei Tage um 2,5 mg gesteigert werden. Bei besonders empfindlichen Personen oder Kindern kann auch mit noch kleineren Dosen begonnen werden, beispielsweise 2 mal 1 Tropfen einer Dronabinol-Lösung, entsprechend 2 mal 0,83 mg. Durchschnittliche Tagesdosen liegen bei 10 bis 20 mg. Bei einigen Personen reichen aber schon 5 mg oder weniger pro Tag, um die erwünschten Wirkungen zu erzielen. Man sollte also ein wenig herumprobieren.
Entsprechend wird bei der Einnahme von Sativex mit einem Sprühstoss (2,7 mg THC) begonnen und den folgenden Tagen gesteigert. Die maximale Tageshöchstdosis beträgt 12 Sprühstösse. Bei Nabilon kann mit 0,5 oder 1 mg pro Tag begonnen werden. Übliche Tagesdosen liegen bei 1–4 mg, nur selten über 6 mg.
Bei illegalen Cannabisprodukten ist der THC-Gehalt meistens nicht bekannt, so dass hier mit sehr kleinen Dosen begonnen werden sollte, um nicht von starken psychischen Reaktionen überrascht zu werden. Begonnen werden kann mit 0,05 bis 0,1 Gramm Cannabiskraut, beziehungsweise Haschisch. Beim Rauchen ist die Dosisfindung einfacher als bei oraler Aufnahme, weil die Wirkung schneller eintritt. Es wird eine kleine Menge in einer Haschisch-Pfeife geraucht oder mit einem Vaporizer inhaliert und einige Minuten gewartet. Wenn die Wirkung zu schwach war, kann erneut etwas zugelegt werden. Bei Verwendung in Tee oder Gebäck ist eine längere Probierphase mit langsamen Dosissteigerungen unerlässlich. In einer Umfrage unter den Mitgliedern der Arbeitsgemeinschaft Cannabis als Medizin schwankte die Tagesdosis der medizinischen Konsumenten zwischen 0,05 und 3 Gramm Cannabis. Selten beträgt sie 5 g oder mehr.
Die Dosis hängt von der Erkrankung, von der individuellen Empfindlichkeit für Nebenwirkungen und von der Ansprechbarkeit auf den gewünschten Effekt ab. Einige Nebenwirkungen, wie Müdigkeit oder eine Steigerung der Herzfrequenz können im Laufe der Therapie völlig verschwinden. So berichteten Ärzte der Schmerzambulanz der Universität Köln über einen Patienten mit Schmerzen bei Querschnittslähmung. Bei 5 mg THC trat keine schmerzlindernde Wirkung ein, sondern Müdigkeit. Nach Steigerung auf 10 mg THC wurden die Schmerzen erstmals deutlich reduziert. Dieser schmerzlindernde

Effekt hielt über den gesamten Beobachtungszeitraum von 10 Monaten an, während die Nebenwirkung (Müdigkeit) verschwand.
Ein älterer Herr mit Rheuma berichtete mir von seinen Erfahrungen: *„Eine weitere geringe Erleichterung brachten in Leinöl eingelegte Cannabisblüten, was dann zum Beispiel unter Quark gerührt gegessen wurde – ist aber kein kulinarischer Genuss. Cannabis als Joint oder in der Wasserpfeife geraucht brachte mir als Nichtraucher nur einen heftigen Hustenanfall mit Kopfschmerzen. Den Durchbruch brachte vor etwa 8 Wochen Cannabistee (1 gehäufter Teelöffel Cannabisblüten mit ungefähr 2 Prozent THC-Gehalt) zusammen mit dem altbewährten Blutreinigungs- und Rheumatee sowie Zucker aufgekocht. Bereits nach der ersten Einnahme war ein angenehmes Heilempfinden in den Gelenken zu verspüren."*
An verschiedenen Tagen können unterschiedliche Dosen genommen und die Dosierung an die Stärke der Symptome angepasst werden. So meinte eine Schmerzpatientin, die sich seit langem selbst behandelt: *„Wenn ich starke Schmerzen habe, dann muss ich mehr nehmen, dann muss ich das Drehen im Kopf in Kauf nehmen."* Viel hilft aber nicht immer viel. Davon berichtete mir ein Patient mit chronischen Schmerzen im Nackenbereich nach einem Unfall mit Bänderrissen in der Schulter, Muskelüberdehnungen sowie einem Bandscheibenvorfall im Halsbereich: *„Ich bemerkte, dass eine geringe Gabe als Joint oder Keks, wenn sie nicht zum Rausch führt, den Halsmuskel nachhaltig entkrampft hat. Wenn ich mehr genommen habe, merkte ich die Schmerzen wieder."*
Da THC bei der Zubereitung eines Tees nur auf 100 Grad erhitzt wird, ist die THC-Ausbeute bei dieser Form der Einnahme relativ gering.

8.3 Was tun bei einer Überdosierung?

Bei einer versehentlichen Überdosierung können vor allem beim Ungeübten starke Ängste auftreten, die sich bis zur Panik steigern können. Auch geübte Cannabiskonsumenten sind davor nicht gefeit, allerdings wissen diese, während sie diese Angst erfahren, dass sie bald wieder verschwinden wird. Die Angst zu sterben ist sehr charakteristisch für eine Cannabis-Überdosierung. Allerdings hilft es dann sich daran zu erinnern, dass man an einer Cannabisüberdosierung nicht sterben kann. Bekannt sind die Beschreibungen des französischen Schriftstellers Charles Baudelaire, Mitglied des 1843 gegründeten Pariser Haschisch-Klubs, der grosse Mengen bevorzugte. Er empfahl: *„Nimm ohne Furcht eine nussgrosse Menge Haschisch ein – man stirbt nicht daran."* Baudelaire erlebte auf diese Weise einen Rausch, der einen ganzen Tag anhielt, bei dem grossartige Glücksgefühle mit Phasen starker Ängste und Beunruhigung wechseln konnten. Es gibt Cannabiskonsumenten, die gelegentlich am Wochenende eine so grosse Dosis oral einnehmen, dass halluzinative Erlebnisse auftreten, und sich der Rausch über zwei Tage erstreckt. Dabei werden dann gelegentlich mehr als ein bis zwei Gramm Haschisch, also eventuell 200 mg THC oder mehr, auf einmal eingenommen.

Das wichtigste Gebot bei einer Überdosierung lautet: Ruhe bewahren! Die Ängste und unangenehmen Gefühle verschwinden im Allgemeinen mit Abklingen des Rausches. Nur selten halten sie länger an. In diesem Fall sollte man einen Arzt hinzuziehen.

Erlebt ein Bekannter oder Verwandter eine Überdosierung, so sollte man den Betroffenen beruhigen und ihm gut zureden, dass die Wirkung mit der Zeit von selbst abnehmen wird, dass man so lange bei ihm bleiben werde, dass die unangenehmen psychischen Erlebnisse bald verschwinden werden, etc. Man kann dem Betroffenen zu trinken und zu essen oder auch eine Beruhigungstablette geben, wenn er dies möchte. Falls erreichbar, kann ein Arzt zur schnellen Beruhigung auch ein Benzodiazepin, zum Beispiel 5 mg Diazepam, intravenös verabreichen. Ein schneller Puls kann durch einen Betablocker normalisiert werden, zum Beispiel Propanolol intravenös.

8.4 Wechselwirkungen mit anderen Medikamenten und Drogen

Cannabisprodukte und THC wurden von vielen Menschen, die an einer Vielzahl von Krankheiten leiden, in Kombination mit vielen anderen Medikamenten verwendet, ohne dass bisher starke Wechselwirkungen oder Unverträglichkeiten auftraten. Klinische Studien zu Anfang des 19. Jahrhunderts ergaben oft eine wünschenswerte gegenseitige Verstärkung therapeutischer Effekte natürlicher Cannabiszubereitungen und anderer Medikamente. Auch in modernen therapeutischen Konzepten könnte eine Kombination von Cannabis beziehungsweise THC mit anderen Medikamenten bei vielen Erkrankungen sinnvoll sein.

Einige Wechselwirkungen und ihre Mechanismen sind bekannt. Wechselwirkungen mit anderen Medikamenten und Drogen können beispielsweise auf ähnlichen Wirkungen beruhen oder darauf, dass Cannabis und ein anderes Medikament auf ähnlichem Wege in der Leber abgebaut wird. Die ähnlichen Abbauwege in der Leber können dazu führen, dass bei einer Gabe mit einem anderen Medikament die THC-Konzentration verringert wird, weil THC schneller abgebaut wird, oder dass die THC-Konzentration höher ist als normal, weil THC langsamer abgebaut wird. So hat eine Untersuchung gezeigt, dass bei einer gleichzeitigen Gabe von Cannabis und Rifampicin die THC-Konzentration reduziert wird, während sie bei einer gleichzeitigen Gabe mit Ketoconazol erhöht wurde (Stott et al. 2013).

Andere Medikamente können bestimmte Wirkungen von Cannabisprodukten verstärken oder bestimmte Wirkungen dieser Medikamente können durch Cannabis verstärkt oder vermindert werden. Es ist zudem möglich, dass bestimmte Effekte verstärkt und andere reduziert werden. So stellten Forscher, die Patienten Dronabinol sowie ein anderes Brechreiz hemmendes Medikament (Prochlorperazin) unter einer Krebschemotherapie gaben, fest, dass Dronabinol und Prochlorperazin gemeinsam das Erbrechen und die Übelkeit wirksamer verhinderten als jedes der beiden Medikamente allein. Gleichzeitig reduzierte Prochlorperazin die psychischen Wirkungen von Dronabinol (Lane 1991).

Viele gegenseitige Verstärkungen der Wirkungen sind durchaus erwünscht. So können Opiate (Morphium) gut zusammen mit Cannabis verwendet werden, weil sich ihre schmerzlindernden Wirkungen ergänzen, Cannabis aber die Übelkeit, die manchmal durch Opiate hervorgerufen wird, unterdrücken kann. Auch muskelentspannende Medikamente, Asthmamittel und Präparate zur Senkung eines erhöhten Augeninnendrucks können gut zusammen mit Cannabis oder THC genommen werden.

Die wichtigsten Wechselwirkungen von THC mit anderen Substanzen:

- THC kann die müde und schläfrig machenden Effekte anderer sedierender Substanzen, wie beispielsweise Schlafmittel, trizyklische Antidepressiva, Opiate und Alkohol verstärken.

- Betablocker können die Herzfrequenzsteigerung durch THC reduzieren oder blockieren.
- THC und Opiate können sich gegenseitig in ihrer schmerzlinderden Wirkung verstärken.
- THC kann die antidepressive Wirkung einiger Antidepressiva, der so genannten selektiven Serotonin-Wiederaufnahmehemmer (SSRI) wie etwa Fluoxetin verstärken.
- THC kann die anti-epileptischen Wirkungen der Benzodiazepine verstärken.
- Die Augeninnendrucksenkenden Effekte verschiedener Glaukommedikamente und einiger Cannabinoide können sich gegenseitig verstärken.
- THC kann möglicherweise die antipsychotische Wirkung der Neuroleptika verringern. Möglicherweise wird jedoch ihre Ansprechbarkeit bei Bewegungsstörungen verbessert.

Substanzen, die möglichst nicht zusammen mit Cannabis oder THC genommen werden sollten:

- Medikamente, die die Herzfrequenz steigern können. Dazu zählen Amphetamine, Adrenalin, Kokain, Atropin. Der Puls beschleunigende Effekt kann sich ergänzen und bei entsprechend hohen Dosen unangenehm werden. Falls keine Herzerkrankung vorliegt, ist das im Allgemeinen nicht gefährlich, aber man sollte es doch vermeiden, seinen Kreislauf unnötig zu belasten.

9 Tipps zum Umgang mit Cannabis und Dronabinol

Ich habe in diesem Kapitel eine Anzahl von Tipps zusammengestellt. Zum Teil haben sich die Tipps aus eigenen Erfahrungen im Umgang mit vielen Patienten und Ärzten ergeben, zum Teil ergeben sie sich aus der wissenschaftlichen Literatur, zum Teil stammen sie von anderen Personen mit entsprechender Erfahrung.

9.1 Essen und Trinken von Cannabis

Wie an anderer Stelle bereits ausgeführt, sollte Cannabis vor der oralen Aufnahme erhitzt werden, um die weitgehend inaktive saure Form des THC in seine aktive phenolische beziehungsweise neutrale Form umzuwandeln. Man nennt diesen Vorgang *„Decarboxylierung"*, weil die sauren THC-Formen Carboxyl-Säuren sind. Leider wird bei langzeitigem Erhitzen gleichzeitig auch THC zerstört (oxidiert). Man muss also immer einen Kompromiss finden, bei dem ausreichend, aber nicht zu lange erhitzt wird. Wenn Marihuana ungeschützt erhitzt wird, beginnen die Cannabinoide zudem ab einer Temperatur von etwa 140 Grad Celsius zu verdampfen.

Am Chemischen Landes- und Staatlichen Veterinäruntersuchungsamtes in Münster wurden mit Unterstützung des Bundesinstituts für Gesundheitlichen Verbraucherschutz und Veterinärmedizin experimentelle Untersuchungen zur Bestimmung der optimalen Decarboxylierungs-Bedingungen vorgenommen. Es wurden verschiedene Lösungsmittel, unterschiedliche Temperaturen und verschiedene Zeiten der Erhitzung untersucht. Das Problem wurde jedoch bisher nicht befriedigend gelöst, da bei einer Erhitzungen über 75 Grad Celsius parallel zur Umwandlung von THC-Säuren nach THC auch THC abgebaut wird. Bei einer Decarboxylierung mit Temperaturen unter 75 Grad Celsius werden viele Stunden benötigt (eventuell 48 Stunden), was nicht genau untersucht wurde.

Professor Brenneisen aus der Schweiz hat als optimale Decarboxylierungsbedingungen eine fünfminütige Erhitzung bei 200 bis 210 Grad ermittelt. Dabei werde kaum THC oxidiert. Als Regel gilt: Bei niedrigen Temperaturen wird eine längere Zeit benötigt, bei

höheren Temperaturen, wie sie etwa in der Glut eines Joints entstehen, reichen wenige Sekunden.
Bei Hanfpflanzen, die in Mitteleuropa angebaut wurden, liegt mehr als 90 Prozent des THC als THC-Säure vor. Bei Hanfpflanzen aus südlichen und wärmeren Breiten, wie etwa Marokko und Indien, kann allerdings bereits mehr als 30 Prozent des THC in der wirksamen phenolischen Form vorliegen. Daher sind in Indien kalte Getränke mit Hanfblättern (Bhang) durchaus wirksam.
Im Haschisch, dem Cannabisharz, kann der Anteil am phenolischen THC noch deutlich höher liegen. In verschiedenen Untersuchungen lag sein Anteil am Gesamt-THC bei etwa 15 bis 65 Prozent. Das Essen von Haschisch kann also ebenfalls starke Wirkungen hervorrufen, aber im Allgemeinen wird die Wirkstärke aller Cannabisprodukte durch Erhitzen erheblich gesteigert.

Tipp:
Wenn das ungeschützte Kraut zur Decarboxylierung im Backofen erhitzt wird, sollte die Temperatur nicht über 130 Grad liegen, damit die Cannabinoide nicht verdampfen. Es lässt sich leider bisher keine optimale Zeit für eine solche Erhitzung angeben. 20 bis 30 Minuten sollten jedoch nach meiner Auffassung nicht überschritten werden. Es wurde auch berichtet, dass die Vorbehandlung des grob zerkleinerten Krauts in einer Mikrowelle (pro Gramm ca. 3 Min. bei etwa 250 Watt) zu einer guten Decarboxylierung führen kann. Auch hier gilt, dass man sich an die optimale Methodik herantasten muss. Um die Cannabinoide vor dem Verdampfen zu schützen, kann das Kraut zerbröselt und in zerlassenem Fett erhitzt werden. Das THC löst sich dann im Fett und kann nicht mehr abgasen. Beispielsweise kann man etwas Fett in der Pfanne erhitzen und dann zerkleinertes Cannabis (Marihuana oder Haschisch) hinzugeben. Man sollte allerdings Fette mit einem hohen Siedepunkt verwenden, z. B. gehärtete Fette wie Palmin oder Biskin, die einen Siedepunkt von 260 bis 290 Grad aufweisen. Butter siedet bereits bei 150 Grad und eignet sich daher nur bedingt. Als Anhaltspunkt kann eine Temperatur gelten, bei der üblicherweise Gebäck oder Pommes Frites frittiert werden (175 bis 190 Grad Celsius). Wenn Sie kein Frittierthermometer besitzen, so können Sie einen einfachen Trick von Köchen verwenden: Den Stiel eines Kochlöffels in das heisse Fett halten. Wenn sich am

Stiel rasch Blasen bilden, ist die richtige Temperatur erreicht. Vorsicht beim Hineingeben des Cannabis, dass kein Fett hochspritzt. 5 bis 10 Minuten bei dieser Temperatur reichen, um damit fast die von Professor Brenneisen ermittelten optimalen Bedingungen zu schaffen. Dieses Cannabis-Öl kann man beispielsweise in einen Fruchtjoghurt rühren oder in Kakaomilch geben.

Ein weiteres einfaches Rezept sind Cannabis-Schoko-Flakes. Dabei wird Schokolade in der Pfanne erhitzt und dann Cannabis hinzu gegeben. Die flüssige Masse lässt sich dann mit Cornflakes oder Müsli vermischen und auf einem Backblech aushärten. Dazu eignet sich allerdings nur Haschisch, bei dem schon vorher ein grosser Teil des THC decarboxyliert war.

Die Herstellung von Cannabis-Rumkugeln ermöglicht eine gute Dosierung. Und so geht's: 100 Gramm Rosinen klein hacken, über Nacht in Rum (2–3 Esslöffel) ziehen lassen; 200 Gramm Puderzucker mit 200 Gramm geraspelter Blockschokolade mischen und in eine Schüssel geben; 100 Gramm gehärtetes Kokosfett (Palmin) in der Pfanne erhitzen, bis es flüssig geworden ist; zerbröseltes Haschisch (5 Gramm) oder sehr fein gehacktes Cannabiskraut dazugeben und 5 Minuten sieden (siehe oben); etwas abkühlen lassen und dann in die Schüssel zu Blockschokolade und Puderzucker geben; mit den eingelegten Rosinen die Pfanne auswischen, um so Fett- und Cannabisreste aufzunehmen, und in die Schüssel geben; alles gut verrühren; in den Kühlschrank stellen, bis eine formbare Masse entstanden ist; kleine Kugeln formen und in 200 Gramm Schokostreuseln rollen. Würde man 50 Kugeln herstellen, so enthielte jede Kugel 0,1 Gramm Cannabis.

Bei der Herstellung von Cannabis-Gebäck, kann man grundsätzlich normale Backrezepte für Weihnachtsgebäck verwenden.

9.2 Inhalation von Dronabinol

Mit einigen Geräten zur Verdampfung und Inhalation von Cannabis lässt sich auch Dronabinol inhalieren. Dabei sollte Dronabinol nicht wie meistens üblich vom Apotheker in einer öligen, sondern in einer alkoholischen Lösung bereitgestellt werden. Die in eine Füllkammer eingebrachten Tropfen verdampfen das Dronabinol bei der empfohlenen Temperatur von 160 bis 200 Grad und es kann gleich inhaliert werden.

Tipp:
Ein Patient berichtete mir von seiner sehr einfachen Art der Inhalation einer alkoholischen Dronabinol-Lösung ohne Inhalator. Er verwendet dazu eine Pfeife, in die er ein Sieb eingesetzt hat, und gibt zwei Tropfen Dronabinol-Lösung auf das Sieb. Mit einem Feuerzeug erhitze er die Lösung und inhaliere im gleichen Augenblick: *„Ich praktiziere immer noch die feuerzeuginduzierte Pyrolyse von meist zwei Dronabinol-Tropfen in einer ganz normalen Tabakspfeife mit einem eingesetzten Stahlsiebchen, das als Tropfenträger dient. Das funktioniert bisher auch ohne Komplikationen wie Bronchitis. In der Pfeife sammelt sich nach Monaten ein harziger Belag, wie in einer Haschischpfeife.“*

9.3 Wenn Beschwerden zunehmen

Gelegentlich nehmen gewisse Beschwerden nicht ab, sondern zu. Einige Menschen reagieren auf Cannabisprodukte mit Übelkeit. Bei einigen Schmerzpatienten nehmen die Schmerzen zu, bei einigen MS-Patienten nimmt die Spastik vorübergehend zu.
Wie Cannabisprodukte wirken, hängt immer auch vom Zustand des eigenen, sehr komplexen Endocannabinoidssystems ab. Zudem gibt es zwischen dem endogenen Cannabinoidsystem vielfältige wechselseitige Wirkungen mit anderen Systemen, deren Aktivierung oder Hemmung je nach Ausgangslage der Systeme zu unterschiedlichen Reaktionen führen kann. Nach meiner bisherigen Erfahrung reagieren Personen, die einmal mit Übelkeit auf Cannabis reagiert haben, immer wieder in dieser Weise, so dass eine solche Therapie in diesem Fall keinen Sinn macht.
Auch wenn bei bestimmten Schmerzformen der Schmerz zunimmt, bringt eine Cannabis-Therapie meist keinen Erfolg. Solche Fälle sind mir bekannt geworden – z.B. wie ein Cannabiskonsument ganz überrascht feststellen musste, dass seine Schmerzen durch eine Schulterverletzung unter Cannabiseinfluss zunahmen. Ähnliches wurde mir bei Schmerzen von Querschnittsgelähmten berichtet. Es handelt sich hierbei um so genannte neuropathische Schmerzen aufgrund von Nervenverletzungen, bei denen Cannabisprodukte im Allgemeinen gut wirken, offenbar aber nicht immer.
Anders kann es sich mit den Wirkungen auf die Spastik verhalten. Hier haben mir einige Betroffene berichtet, dass die Art der Wirkung

bei ihnen dosisabhängig ist und durch entsprechendes Ausprobieren schliesslich eine Dosis gefunden werden konnte, mit der die erhoffte Reduzierung der Spastik doch noch eintrat.

9.4 Verschreibung von Dronabinol und Sativex

Der Cannabiswirkstoff Dronabinol, das Delta-9-THC, darf auf einem Betäubungsmittelrezept verschrieben werden. Da Dronabinol jedoch arzneimittelrechtlich in Deutschland nicht zugelassen ist, sind die Krankenkassen zur Kostenübernahme rechtlich nicht verpflichtet. In Deutschland und einigen anderen europäischen Ländern ist der Cannabisextrakt Sativex als Fertigarzneimittel zugelassen für die Behandlung der „Spastik bei Multipler Sklerose", die auf andere Therapien nicht anspricht. Die Krankenkassen erstatten daher die Behandlungskosten auch nur bei dieser Indikation.

Dronabinol und Sativex befinden sich in der Anlage 3 zum deutschen Betäubungsmittelgesetz, in dem beispielsweise auch Opiate und einige starke Schlafmittel aufgeführt sind. Substanzen der Anlage 3 dürfen vom Arzt auf einem Betäubungsmittelrezept verschrieben werden. Substanzen der Anlage 1 und 2 dürfen dagegen nicht verschrieben werden.

Tipp:

Informieren Sie sich am besten im Vorfeld selbst schon einmal zur aktuellen rechtlichen Lage, den Verschreibungsmöglichkeiten von Cannabisprodukten sowie über die Dosierung und mögliche Nebenwirkungen, bevor Sie Ihren Arzt um eine Rezeptierung von Dronabinol oder Sativex bitten. Ihre Informiertheit kann dem Arzt helfen, seine eigene Unsicherheit mit einem ihm bisher unbekannten Medikament zu überwinden. Wenn Sie sich jedoch beide nicht auskennen, sind Ihre Chancen schlecht, wenn Ihr Arzt ein vorsichtiger und skeptischer Mensch ist. Machen Sie ihm klar, dass Sie die Therapie mit kleinen Dosen beginnen und langsam steigern wollen, so dass keine überraschenden starken Nebenwirkungen auftreten werden. Bestehen Sie darauf, dass Sie es wenigstens einmal ausprobieren wollen. Bieten Sie an, eine kleine Menge des Medikamentes zunächst auf eigene Kosten nach Verschreibung auf einem Privatrezept auszuprobieren. Es muss ja nicht gleich so deutlich sein, wie mir ein älterer Herr berichtete. Er sei richtig wütend geworden, als

der Arzt einen Versuch mit Dronabinol ablehnte, und habe dem Arzt unterlassene Hilfeleistung vorgeworfen. Darauf habe sein Arzt sofort eingewilligt, Dronabinol zu verschreiben.
Auf dem Betäubungsmittelrezept kann der Arzt beispielsweise schreiben: *„Ölige Dronabinoltropfen 2,5 %, 10 ml (entsprechend 250 mg Dronabinol), (Dosierung einschleichend beginnend mit 2 x 3 Tropfen (2 x 2,5 mg)“*.

9.5 Kostenübernahme durch die Krankenkassen

Dronabinol ist in Deutschland zwar rezeptierfähig, aber arzneimittelrechtlich nicht zugelassen. Aus diesem Grund sind die Krankenkassen nur in Ausnahmefällen zur Kostenübernahme verpflichtet. Die Behandlungskosten werden von einigen Kassen erstattet, von anderen nicht. Patient oder Arzt sollten vor einer Verschreibung Kontakt mit der Kasse aufnehmen und die Frage der Kostenübernahme klären.
Am 6. Dezember 2005 hat das Bundesverfassungsgericht (1 BvR 347/98) entschieden, dass bei einer *„lebensbedrohlichen oder regelmässig tödlichen Erkrankung“* die Kosten einer Behandlung erstattet werden müssen, wenn *„eine nicht ganz entfernt liegende Aussicht auf Heilung oder auf eine spürbare positive Einwirkung auf den Krankheitsverlauf besteht.“*
Das Bundessozialgericht hat in einem Urteil vom 13.10.2010 (Az.: B 6 KA 48/09 R) präzisiert, dass die Verordnung eines Medikamentes bei regelmässig tödlichen Erkrankungen nur dann von den Krankenkassen erstattet werden muss, wenn es den Krankheitsverlauf positiv beeinflussen kann. Das Bundessozialgericht stellte klar, das Urteil des Bundesverfassungsgerichts beziehe sich nicht auf die Verbesserung der Lebensqualität. Nur bei einer Aussicht auf Heilung könne die Krankenkasse die Kosten einer solchen Behandlung übernehmen.

Tipp:
Sie sollten auf jeden Fall vorher mit Ihrer Krankenkasse abklären, ob die Kosten einer Behandlung mit Dronabinol oder Sativex ausserhalb der zugelassenen Indikation (Spastik bei Multipler Sklerose) im so genannten „Off-label use“ übernommen wird oder nicht. Wird dies vorher von Kassenpatienten nicht geklärt, so kann Ihr verschreibender Arzt später in Regress genommen werden. Er muss

dann die Kosten des Medikaments aus eigener Tasche an die Krankenkasse zurück erstatten. Es gab schon Regresse über viele Tausende Euro. Privatpatienten brauchen dieses Thema mit der Krankenkasse nicht zu besprechen, sondern reichen das Privatrezept einfach ein und warten ab, wie die Kasse reagiert.

9.6 Ausnahmeerlaubnis für Cannabisblüten durch die Bundesopiumstelle

Das deutsche Betäubungsmittelgesetz erlaubt die Verwendung von illegalen Drogen nur zu *„wissenschaftlichen oder anderen im öffentlichen Interesse liegenden Zwecken“*. Eine solche Genehmigung erteilt die Bundesopiumstelle beim Bundesinstitut für Arzneimittel und Medizinprodukte (BfArM) in Bonn. Im Jahr 2007 wurden die ersten Anträge von Patienten auf eine Ausnahmegenehmigung für eine medizinische Verwendung von Cannabis genehmigt, nachdem die Bundesopiumstelle durch ein Urteil des Bundesverwaltungsgerichts dazu gezwungen worden war. Ende 2014 gab es etwa 350 Genehmigungen mit steigender Tendenz.

Das Bundesverwaltungsgericht hat in einem Urteil vom 19. Mai 2005 darauf hingewiesen, dass die medizinische Behandlung mit Cannabis ein im öffentlichen Interesse liegender Zweck sei, sodass das BfArM Anträgen von Patienten, die sonst illegalen Cannabis zu medizinischen Zwecken verwenden wollen, entsprechend stattgeben muss.

Tipp:

Auf der Internetseite der ACM gibt es Hinweise für Ärzte und Patienten zur Antragstellung.

Der wichtigste Punkt bei der Antragstellung ist die Bescheinigung eines Arztes, in der er feststellt, dass *„eine Behandlung mit Cannabis erforderlich ist“*. Es reicht kein vager Hinweis auf die Wirksamkeit von Cannabisprodukten bei dem Patienten. Es gibt keine Liste von Erkrankungen beziehungsweise Symptomen, bei denen eine Erlaubnis grundsätzlich gewährt wird, sondern es handelt sich grundsätzlich um eine Einzelfallentscheidung, bei der die Stellungnahme des behandelnden Arztes eine zentrale Rolle spielt.

Der Arztbericht soll folgende Angaben enthalten:

1. Differenzierte Darstellung des Krankheitsbildes und der aktuell bestehenden Symptomatik (z.B. chronisches Schmerzsyndrom mit

Darstellung der unterschiedlichen Schmerzkomponenten, oder Multiple Sklerose mit therapieresistenter schmerzhafter Spastik).
2. Angabe der bisher durchgeführten medikamentösen Therapien (einschliesslich Angaben zur Dosierung und Anwendungsdauer). Angaben dazu, aus welchem Grund eine Therapie nicht weitergeführt wurde (z. B. nicht ausreichende/fehlende Wirksamkeit und/oder nicht zumutbare Nebenwirkungen).
3. Darstellung des so genannten Compliance-Verhaltens des Patienten. Mit Compliance ist die Zuverlässigkeit des Patienten beim Umgang mit Medikamenten gemeint.
4. Eine Erklärung, dass zur Behandlung der Erkrankung, beziehungsweise der vorliegenden Symptomatik, keine vergleichbar geeigneten Therapiealternativen vorliegen und/oder nicht zur Verfügung stehen.
5. Vorlage einer patientenbezogenen Risiko-Nutzen-Einschätzung bezüglich der Anwendung von Cannabis.

9.7 Rechtliche Lage: die *„geringe Menge"*

Gelegentlich herrscht die Meinung, dass man in Deutschland illegalen Drogen Cannabis in geringer Menge besitzen darf. Dies ist jedoch nicht der Fall – Cannabisbesitz ist grundsätzlich verboten. Beim Besitz einer so genannten „geringen Menge" soll jedoch von einer Strafverfolgung abgesehen werden, sofern es sich um ein erstmaliges Vergehen handelt.

Cannabis und THC (Dronabinol) unterliegen in Deutschland und der Schweiz dem Betäubungsmittelgesetz und in Österreich dem Suchtgiftgesetz.

Im § 29 des deutschen Betäubungsmittelgesetzes (BtMG) heisst es: *„Mit Freiheitsstrafe bis zu fünf Jahren oder mit Geldstrafe wird bestraft, wer (...) Betäubungsmittel ohne Erlaubnis nach § 3 Abs. 1 Nr. 1* [gemeint ist auch Cannabis] *anbaut, herstellt, mit ihnen Handel treibt, sie, ohne Handel zu treiben, einführt, ausführt, veräussert, abgibt, sonst in den Verkehr bringt, erwirbt oder sich in sonstiger Weise verschafft..."*

Im § 31a heisst es jedoch, dass die *„Staatsanwaltschaft von der Verfolgung absehen [kann], wenn die Schuld des Täters als gering anzusehen wäre, kein öffentliches Interesse an der Strafverfolgung besteht und der Täter die Betäubungsmittel lediglich zum Eigenverbrauch in geringer Menge anbaut, herstellt, einführt, ausführt, durchführt, erwirbt, sich in sonstiger Weise verschafft oder besitzt."*

Die Definition dieser *geringen Menge* ist in Deutschland in den verschiedenen Bundesländern nicht einheitlich geregelt. Im Allgemeinen beträgt die geringe Menge zwischen 6 bis 10 Gramm. Wenn es sich um deutlich grössere Mengen von 100 oder 200 Gramm handelt, sind die Staatsanwälte und Richter teils geneigt, bei Vorliegen schwerer Erkrankungen und demnach medizinischer Verwendung ein Verfahren einzustellen. Auch wird hier meist von einer *geringen Schuld* ausgegangen.

Tipp:
Der sicherste Schutz für Patienten vor unliebsamen Erfahrungen mit der Justiz ist eine Ausnahmegenehmigung zur Verwendung von Cannabis für medizinische Zwecke, oder die Verwendung von Cannabinoid-Medikamenten (Dronabinol, Nabilon, Sativex). Alle illegalen Aktivitäten sind mit einem Risiko verbunden, sogar wenn eine schwere Erkrankung vorliegt. Weil aber viele Betroffene denken, dass sie keine Chance haben, eine Ausnahmegenehmigung zu bekommen oder Cannabinoide aus der Apotheke zu verwenden, (beispielsweise, weil sie keinen Arzt finden, der sie unterstützt), unternehmen sie auch keinerlei Anstrengungen in diese Richtung. Das ist ein Fehler. Leider bemerken die meisten Patienten diesen Fehler erst, wenn ihnen wegen illegalen Besitzes oder des Eigenanbaus von Betäubungsmitteln ein Strafverfahren droht. Dann ist eines sicher: Der Richter fragt jeden Kranken, was er unternommen hat, um seinen illegalen Cannabiskonsum in legale Bahnen zu lenken. Patienten stehen dann umso besser da, je mehr sie sich darum bemüht haben, aus der Illegalität herauszukommen. Es kommt dabei nicht unbedingt darauf an, dass diese Bemühungen erfolgreich waren. Man steht vor Gericht auch als Schwerkranker ziemlich dumm da, wenn man dem Richter erklären muss, dass man bisher keinen Finger krumm gemacht hat, um an einen legalen Bezug des Cannabis zu kommen. Denn im Gegensatz zur Situation vor 10 bis 15 Jahren gibt es heute legale Möglichkeiten. Jeder Schritt in die richtige Richtung ist daher ein Stück Versicherung vor strafrechtlichen Konsequenzen, zumindest in Richtung mildernde Umstände. Vielleicht sogar für einen Freispruch wegen rechtfertigenden Notstands.
An dieser Stelle sei darauf hingewiesen, dass allerdings noch weitere Aspekte die Strafzumessung vor Gericht beeinflussen können,

darunter die Art des Anbaus und die Sicherung vor dem Zugriff durch andere Personen. Es ist ein Unterschied, ob Cannabis, für Jugendliche leicht zugänglich im eigenen Garten oder einem sicher verschlossenen Raum angebaut wird, und ob geerntete Blüten frei in der Wohnung herumliegen oder zugriffsicher in einem Stahlfach gelagert werden.

9.8 Führerschein und Cannabisprodukte

Der Konsum von Cannabisprodukten kann die psychomotorische Leistungsfähigkeit und damit die Fahrtüchtigkeit beeinträchtigen. Nach wissenschaftlichen Erkenntnissen ist die Fähigkeit zur aktiven Teilnahme am Strassenverkehr jedoch nur während des akuten Cannabisrausches, der beim Rauchen von Cannabisprodukten etwa 2 bis 4 Stunden anhält, reduziert und führt nicht zu einer Einschränkung der Fahrtüchtigkeit. Bei der Einnahme von Dronabinol in therapeutischen Dosen tritt im Allgemeinen keine Beeinträchtigung der Fahrtüchtigkeit auf.

Je nach THC-Dosis (7–32 mg THC) kann während der akuten Rauschphase von einer Verminderung der Fahrtüchtigkeit ausgegangen werden, die in etwa einer Blutalkoholkonzentration (BAK) von 0,3 – 0,9 Promille entspricht. Durch den gleichzeitigen Konsum von Alkohol, anderen Drogen und Medikamenten kann die Beeinträchtigung der Fahrtüchtigkeit verstärkt werden.

Rechtlich sieht das deutsche Strassenverkehrsgesetz (StVG) seit 1998 die Möglichkeit vor, das Führen eines Kraftfahrzeuges nicht nur unter dem Einfluss von Alkohol, sondern auch unter dem Einfluss anderer berauschender Mittel als Ordnungswidrigkeit zu behandeln und mit einer Geldbusse zu bestrafen. Häufig droht zudem ein Fahrverbot von bis zu drei Monaten oder auch der Verlust des Führerscheins.

Nach § 24 a Absatz 2 des StVG gilt: *„(2) Ordnungswidrig handelt, wer unter der Wirkung eines in der Anlage zu dieser Vorschrift genannten berauschenden Mittels im Strassenverkehr ein Kraftfahrzeug führt. Eine solche Wirkung liegt vor, wenn eine in dieser Anlage genannte Substanz im Blut nachgewiesen wird. Satz 1 gilt nicht wenn die Substanz aus der bestimmungsgemässen Einnahme eines für einen konkreten Krankheitsfall verschriebenen Arzneimittels herrührt."*

Der Gesetzgeber erlaubt daher die Teilnahme am Strassenverkehr, sofern Patienten Dronabinol oder Sativex unter der Aufsicht eines Arztes einnehmen. Leider sind einige Strassenverkehrsbehörden nicht ausreichend darüber informiert, so dass es auch bei Patienten, die Cannabinoid-Medikamente vorschriftsgemäss verwenden, vereinzelt zu rechtlichen Problemen kommen kann, die aber im Allgemeinen durch ein klärendes Gespräch ausgeräumt werden können.
Die Bundesopiumstelle bewertet die medizinische Verwendung von Cannabis mit einer Ausnahmegenehmigung strassenverkehrsrechtlich wie die Verwendung von Dronabinol oder Sativex.
Personen, die illegale Cannabisprodukte zu medizinischen Zwecken verwenden, handeln ordnungswidrig. Ihnen droht zudem der Entzug der Fahrerlaubnis nach der Fahrerlaubnisverordnung, wenn sie die Teilnahme am Strassenverkehr und die Verwendung von Cannabis nicht trennen. Da THC bei regelmässiger Verwendung häufig länger als 24 Stunden im Blut nachweisbar ist, sind Personen, die Cannabis zu medizinischen Zwecken verwenden, vom Entzug der Fahrerlaubnis wegen einer fehlenden Fahreignung bedroht. Dabei wird die Fahreignung als zeitlich stabile und von der aktuellen Situation unabhängige Fähigkeit zum Führen eines Kraftfahrzeuges definiert. Gewohnheitsmässigen Cannabiskonsumenten wird generell die Fahreignung abgesprochen. Auch viele Gelegenheitskonsumenten wurden schon nach einem Pflichtbesuch zur Medizinisch-Psychologischen Untersuchung (*„Idiotentest"*) beim TÜV oder einer ähnlichen Einrichtung als *„ungeeignet zur Teilnahme am Strassenverkehr"* eingestuft.
Ein Patient mit einer Hyperaktivitätsstörung, der im Jahr 2010 eine Ausnahmeerlaubnis zur Verwendung von Cannabis durch die Bundesopiumstelle erhielt, schrieb über seine Erfahrungen zur Wiedererlangung seines Führerscheins, den er wegen regelmässigen Cannabiskonsums verloren hatte: *„Ich ging mit meiner Erlaubnis zur Führerscheinstelle. Ich sass bei der Chefin und hab ihr erklärt, dass ich Patient und kein Konsument bin, und dass es einen §24a gibt, wieso gilt das bei mir nicht? Nach langem Hin und Her kam die Frage: Ist das alles krankheitsbedingt geschehen? Meine Antwort war JA. Immerhin wurde meine Problematik verstanden, und ich musste eine MPU machen, mit Cannabis. Ich versuchte noch auf ein ärztliches Gutachten runterzuhandeln, musste aber wegen meiner vielen Straftaten die MPU absolvieren. Nach langer Sucherei fand*

ich auch eine MPU-Stelle die mir dieses Gutachten erstellen konnte. Vielen aus meiner Umgebung war das alles fremd, und sie trauten sich das nicht zu, nur eine Doktorin und Amtsleiterin mit 20 Jahren Berufserfahrung traute sich das zu. Ich musste erst mal ein Jahr lang einen Nachweis erbringen, dass ausser Cannabis keine anderen Substanzen mehr bei mir vorhanden sind. Das wurde auch gemacht und so konnte ich im Jahre 2012 endlich wieder eine erneute MPU absolvieren. Psychologischerseits hatte ich noch am selben Tag bestanden, aber die Amtsärztin machte mir Probleme, weil meine Werte sehr hoch waren. Der Laborleiter versicherte ihr, dass meine hohen Werte zu der empfohlenen Tagesdosis passen. Somit hatte ich bestanden.“

Tipp:

Einige Behörden wissen noch nicht, dass es in Deutschland und anderen Ländern Möglichkeiten gibt, Cannabisprodukte medizinisch zu verwenden und betrachten jeden Nachweis von THC im Blut als Hinweis auf eine fehlende Fahrtüchtigkeit. Es ist sinnvoll, eine Bescheinigung des verschreibenden Arztes von Dronabinol, Nabilon oder Sativex, beziehungsweise des begleitenden Arztes bei der Verwendung von Cannabisblüten mit einer Ausnahmeerlaubnis der Bundesopiumstelle mit sich zu führen. Daraus sollte hervorgehen, dass Sie diese Cannabisprodukte aus medizinischen Gründen verwenden. Das kann bei einer Polizeikontrolle und auch im weiteren Verlauf bei der Kommunikation mit der Strassenverkehrsbehörde hilfreich sein.

Grundsätzlich können die Führerscheinstellen auch bei der Verwendung von Medikamenten (Cannabinoide, Opiate, Benzodiazepine, et cetera), die die psychomotorische Leistungsfähigkeit beeinflussen, eine Überprüfung der Fahreignung verlangen. Gehen Sie gut vorbereitet zu einer Medizinisch-Psychologischen Untersuchung (MPU). Zeigen Sie Problembewusstsein dafür, dass Cannabis die psychomotorische Leistungsfähigkeit beeinträchtigen kann, weisen Sie aber auch darauf hin, dass Sie mit Ihrem Medikament hinsichtlich der Teilnahme am Strassenverkehr sehr verantwortungsbewusst umgehen und nie beeinträchtigt ein Fahrzeug führen.

9.9 Cannabis im Ausland kaufen

In den Niederlanden und Tschechien ist es leichter als in Deutschland und Österreich, Cannabis einzukaufen. In Holland ist der Besitz

kleiner Mengen erlaubt. Cannabis kann in so genannten Coffee-Shops, die es in allen grösseren Städten gibt, eingekauft werden. Hier kann man sich auch beraten lassen. Oft wird Patienten, die bisher keine Erfahrung mit der Einnahme von Cannabis haben und es einmal ausprobieren wollen, gern geholfen.
Seit 2003 dürfen holländische Ärzte ihren Patienten Cannabis verschreiben. Das in den Apotheken erhältliche Marihuana wird von der Firma Bedrocan angebaut. Sie besitzt eine entsprechende Lizenz des holländischen Gesundheitsministeriums. Die holländische Regierung hat wie die kanadische Regierung im Gesundheitsministerium ein Büro für medizinischen Cannabis eingerichtet, das den ordnungsgemässen Umgang mit medizinischem Cannabis überwacht. Holländische Patienten dürfen einen 30-Tagesbedarf nach Deutschland mitnehmen. Leider dürfen deutsche Patienten keinen von einem holländischen Arzt verschriebenen Cannabis nach Deutschland einführen. Grundsätzlich können niederländische Ärzte aber auch deutschen Patienten Cannabis verschreiben. Allerdings ist es nicht leicht, einen solchen Arzt zu finden.

Tipp:
Ein Urlaub in den Niederlanden ermöglicht es, Cannabisprodukte ohne Angst vor Strafverfolgung auszuprobieren, um zu sehen, ob es bei Ihnen den gewünschten Effekt hat. Die niederländische Regierung hat inzwischen einige Massnahmen ergriffen, um Ausländer aus Coffee-Shops fernzuhalten. Diese Massnahmen werden vor Ort allerdings unterschiedlich streng gehandhabt. Informieren Sie sich vor einer Fahrt in die Niederlande über die aktuelle Situation.
Alternativ kommt für einen solchen Test die Verschreibung einer kleinen Menge Dronabinol beziehungsweise Sativex durch einen Arzt auf einem Betäubungsmittelrezept in Frage, dessen Kosten Sie allerdings privat bezahlen müssen. .

9.10 Nachweis von Cannabinoiden in Blut und Urin

Der Konsum von Cannabinoiden kann von der Polizei und Staatsanwaltschaft durch den Nachweis von THC oder THC-Abbauprodukten in Körperflüssigkeiten und den Haaren bewiesen werden. Die nachgewiesenen Substanzen lassen im Allgemeinen keine Unterscheidung zwischen der Einnahme von Dronabinol beziehungsweise Sativex oder illegalem Cannabis zu. Dazu müssten Spezialuntersuchungen durchgeführt werden, auf die im Allgemeinen verzichtet wird.

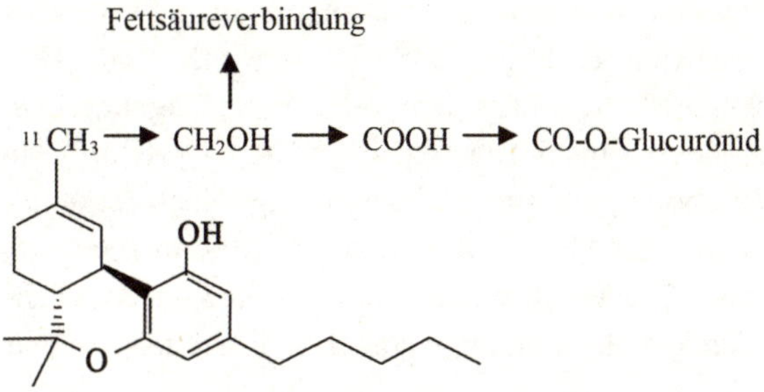

Die wichtigsten Stoffwechselwege von THC. Hauptsächlich wird das C-11-Kohlenstoffatom angegriffen und es entsteht zunächst 11-OH-THC (11-Hydroxy-THC). Dieses wird weiter oxidiert zu THC-COOH (11-nor-9-Carboxy-THC). Dieses wird eventuell weiter mit Glucuronsäure zu THC-COOH-Glucuronid umgewandelt. THC-Abbauprodukte können sich auch mit Fettsäuren verbinden und so lange im Fett eingelagert bleiben.

Im Allgemeinen wird im Blut das THC selbst und eventuell das THC-Abbauprodukt THC-COOH (11-nor-9-Carboxy-THC) nachgewiesen. Auch bei dem THC-Abbauprodukt handelt es sich um eine THC-Säure, die aber nicht mit den Carboxylsäuren in der Cannabispflanze zu verwechseln ist. Beim Nachweis von THC im Blut wird nach dem Strassenverkehrsgesetz von einem akuten THC-Einfluss und akuter absoluter Fahruntüchtigkeit ausgegangen. Das ist zwar nach pharmakologischen Gesichtspunkten Unsinn, aber Politiker erlauben es sich gelegentlich, Unsinn zum Gesetz zu erheben. Werden 2 oder 4 Nanogramm THC pro Milliliter Blutserum nachgewiesen, so besteht sicherlich keine absolute Fahruntüchtigkeit. Der Cannabiskonsum kann bereits einige Stunden zurückliegen und der Betroffene kann wieder völlig nüchtern oder nur gering beeinträchtigt sein. Bei einer THC-Konzentration im Blutserum von unter 5 Nanogramm pro Milliliter ist eine mögliche Beeinträchtigung durch Cannabis im Allgemeinen deutlich geringer, als bei einer Alkoholkonzentration im Blut von 0,5 Promille. Viele Patienten, die Cannabis regelmässig aus therapeutischen Gründen verwenden, weisen auch unmittelbar nach dem akuten Konsum keinerlei psychomotorische Beeinträchtigung auf.

Der THC-Abbaustoff THC-COOH lässt sich in Körperflüssigkeiten wesentlich länger als THC nachweisen, weil er eine längere Halbwertszeit aufweist und daher langsamer vollständig über den Stuhl und Urin ausgeschieden wird. Um zu erfahren, ob jemand Cannabis konsumiert hat, lässt sich der Urin auf die Anwesenheit von THC-COOH untersuchen. Nach einmaligem oder bei gelegentlichem Konsum lässt sich noch 3 bis 5 Tage danach THC-COOH im Urin nachweisen – manchmal auch bis zu 7 Tage lang. Nach regelmässigem Konsum lässt sich THC-COOH je nach Konsum-Intensität im Durchschnitt noch 2–3 Wochen nach dem letzten Konsum nachweisen -gelegentlich aber auch deutlich länger, in Einzelfällen sogar 2 bis 3 Monate.

Auch in den Haaren (Kopfhaare, Achselhaare, Schamhaare) lagern sich geringe Mengen an THC-Abbauprodukten ab. Da Kopfhaare etwa 1 Zentimeter pro Monat wachsen, lässt sich bei 5 Zentimeter langen Haaren ein möglicher Konsum vor vier bis fünf Monaten nachweisen. Bei seltenem Konsum (weniger als einmal alle zwei Wochen) sind die eingelagerten Mengen allerdings meist für einen Nachweis zu gering.

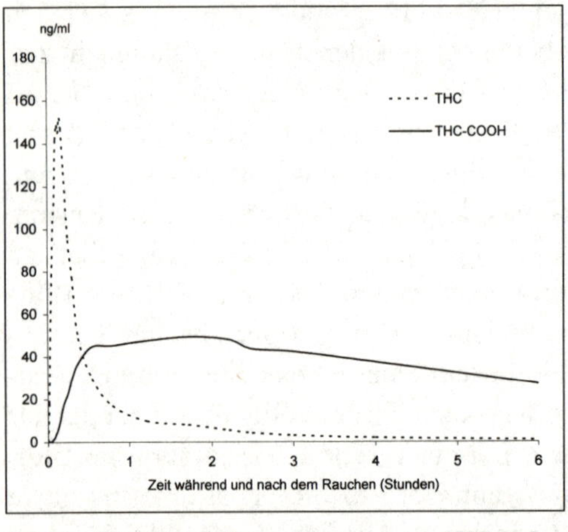

Mittlere Blutplasma-Konzentrationen von THC und seines Abbauproduktes THC-COOH bei sechs Probanden während und nach dem Rauchen einer Cannabiszigarette, die 34 mg THC enthält.

Gezeichnet nach Daten von: Huestis MA, Henningfield JE, Cone EJ. Blood cannabinoids. I. Absorption of THC and formation of 11-OH-THC and THCCOOH during and after smoking marijuana. Journal of Analytical Toxicology 1992; 16(5): 276-82.

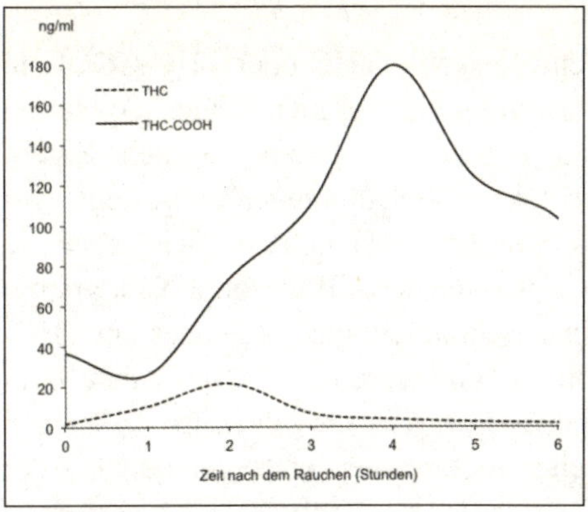

Mittlere Urinkonzentrationen von THC und THC-COOH nach dem Rauchen einer Cannabiszigarette mit 27 mg THC durch acht Probanden mit gelegentlichem Cannabiskonsum. Einer der Probanden, der später zugab, ein gewohnheitsmässiger Konsument zu sein, wies bereits zu Beginn der Untersuchung eine hohe Konzentration von THC-COOH auf. Gezeichnet nach Daten von: Manno JE, Manno BR, Kemp PM, Alford DD, Abukhalaf IK, McWilliams ME, Hagaman FN, Fitzgerald MJ. Temporal indication of marijuana use can be estimated from plasma and urine concentrations of 9-tetrahydrocannabinol, 11-hydroxy-D9-tetrahydrocannabinol, and 11-nor-D9 -tetrahydrocannabinol-9-carboxylic acid. J Anal Toxicol 2001;25(7):538-549.

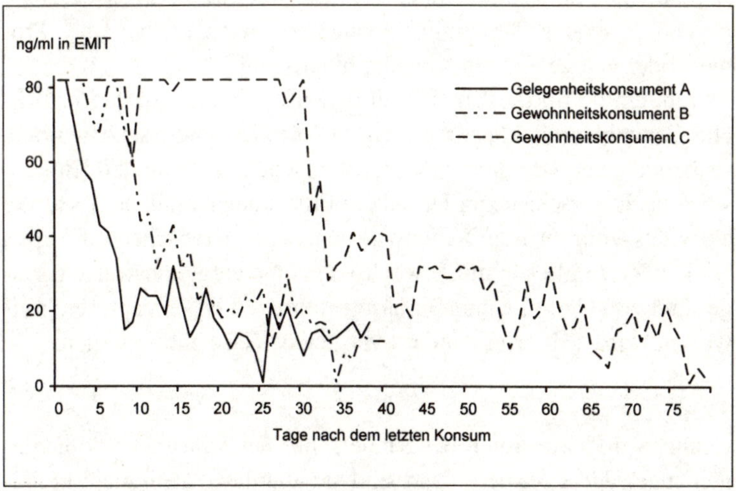

Verlauf der Urinkonzentration von THC-COOH bei einem Gelegenheitskonsumenten und zwei Gewohnheitskonsumenten, die am Tag 0 ihren Konsum einstellen. Die Konzentrationen wurden mit einem Screening-Test (EMIT) bestimmt. Solche Screening-Tests sind nicht sehr genau. Im Allgemeinen wird bei einem Wert über 20 ng/ml von einem positiven Befund gesprochen, was heisst, dass ein Cannabiskonsum erwiesen ist. Manchmal wird auch ein Schwellenwert von 50 ng/ml als Grenze verwendet. Gezeichnet nach Daten von: Ellis GM Jr, Mann MA, Judson BA, Schramm NT, Tashchian A. Excretion patterns of cannabinoid metabolites after last use in a group of chronic users. Clin Pharmacol Ther 1985; 38(5): 572-8.

Tipp:
Die Interpretation des Nachweises von THC oder THC-COOH in Körperflüssigkeiten und Haaren ist nicht immer einfach. Auch von Rechtsmedizinischen Instituten der Universitäten, die solche Ergebnisse befunden, werden oft falsche Behauptungen aufgestellt, was sich durch veröffentlichte Studien belegen lässt. Beispielsweise wird behauptet, bei einem THC-Gehalt im Blut von 2 Nanogramm pro Milliliter läge eine akute Beeinträchtigung vor oder ein THC-COOH-Gehalt im Urin von 70 Nanogramm pro Milliliter im Urin lasse auf einen gewohnheitsmässigen Konsum schliessen. In solchen Fällen sollte man sich weiteren Rat holen und eventuell bei der ACM anrufen.

9.11 Cannabisprodukte bei Kindern

Die medizinische Verwendung von Cannabisprodukten bei Kindern und Jugendlichen muss deutlich vom Freizeit-Cannabiskonsum von Jugendlichen unterschieden werden. Letzterer ist aus entwicklungspsychologischer Sicht deutlich abzulehnen, wenn er über einen Probier- oder gelegentlichen Konsum hinausgeht.
Es gibt einige Erkrankungen, bei denen Cannabinoide und natürliche Cannabisprodukte mit Erfolg bei Kindern eingesetzt wurden. Es handelt sich vor allem um neurologische Erkrankungen (Epilepsie, Spastik verschiedener Ursachen, Ertrinkungsunfall, etc.), Hyperaktivitätssyndrom und Nebenwirkungen der Krebschemotherapie. Da Kinder verglichen mit Erwachsenen eine vergleichsweise geringe Zahl von Gehirn-Cannabinoidrezeptoren (CB1-Rezeptoren) aufweisen, wird THC von Kindern vergleichsweise gut vertragen.

Tipp:
Cannabisprodukte sollen bei Kindern nur bei schweren Erkrankungen angewendet werden, dann sind sie allerdings auch nicht grundsätzlich kontraindiziert. Die Dosierung kann nach dem Gewicht erfolgen. Ein deutscher Kinderarzt, Dr. Rüdiger Lorenz, hat bei acht Patienten im Alter zwischen 3 und 14 Jahren eine Dosis von 0,04 bis 0,14 mg pro Kilogramm Körpergewicht als wirksame und tolerierte Dosis ermittelt. Für ein 20 Kilogramm schweres Kind wären dies also etwa 1 bis 2 mg. Die Kinder litten zum Beispiel an Epilepsie, Querschnittslähmung oder Spastik und Muskelspasmen unklarer Ursache.

9.12 Anbau von Cannabis

Mittlerweile sind Pflanzen gezüchtet worden, die in gemässigten Breiten selbst beim Aussenanbau einen THC-Trockenanteil von 10 Prozent produzieren. Der Kauf und Verkauf von Hanfsamen zur Drogenproduktion sowie der Anbau ist in den meisten Ländern illegal. Im Folgenden werden einige Prinzipien des nicht besonders schwierigen Cannabisanbaus vorgestellt.

Der Samen wird zunächst 24 Stunden in Wasser eingeweicht und dann in gut durchfeuchtete Erde eines kleinen Aufzucht-Topfes gesetzt. Es sollte darauf geachtet werden, dass der Samen nicht austrocknet, aber auch nicht im Wasser schwimmt.

Die Pflanzen benötigen täglich 15 bis 18 Stunden natürliches oder künstliches Licht. Ein sonniger Balkon oder (Pflanzen-) Leuchtstoffröhren, die unmittelbar über den Pflanzen hängen, sind geeignet. Sobald die Pflanzen einige Zentimeter gross sind, wird umgetopft, das heisst, der gesamte Inhalt des Aufzucht-Topfes wird in einen etwa 20 Liter fassenden Blumentopf gesetzt, die Erde leicht angedrückt. Nach dem Umtopfen wird gut gewässert.

Besitzt die Pflanze 6 bis 7 Blattpaare (nach etwa 4 Wochen), so werden die obersten zwei Paare dicht über dem Ansatz des nächsten abgeschnitten. So wird ein buschiger Wuchs mit mehr weiblichen Blütenständen erzielt. Eventuell kann bei schnellem Wuchs später ein zweites Mal beschnitten werden. Die Blüte beginnt je nach Sorte und äusseren Wachstumsbedingungen nach 2 bis 4 Monaten. Auslöser sind bei den meisten Sorten kürzer werdende Tage mit Beleuchtungszeiten von 12 Stunden und weniger.

Tipps:

Erfahrene Cannabisanbauer haben mir gesagt, dass Anfänger die meisten Fehler beim Giessen machen. Sie giessen zu viel. Grundsätzlich gilt: Die Erde sollte feucht, aber nicht nass sein. Gegossen wird immer, wenn die oberste Erdschicht trocken ist, maximal so viel, dass die Blumentopferde nach einigen Minuten überschüssiges Wasser aus dem Untersetzer aufgesogen hat.

Es gibt beim Hanf männliche und weibliche Pflanzen, selten auch Zwitter. Die weiblichen Pflanzen bilden viel mehr THC als die männlichen Pflanzen, daher werden nur die weiblichen Pflanzen für die Drogenproduktion verwendet. Man kann diese zu einer verstärkten THC-Produktion anregen, wenn man verhindert, dass sie von den männlichen Pflanzen bestäubt werden. Sobald die Blütenbildung beginnt und sich damit das Geschlecht der Pflanzen bestimmen lässt, werden die männlichen Pflanzen entsorgt. Man bezeichnet dieses Verfahren als Sinsemilla-Verfahren, aus dem Spanischen für „*ohne Samen*" (*sin semilla*). Der THC-Gehalt der Blüten und Blätter der weiblichen Pflanzen lässt sich so verdoppeln.

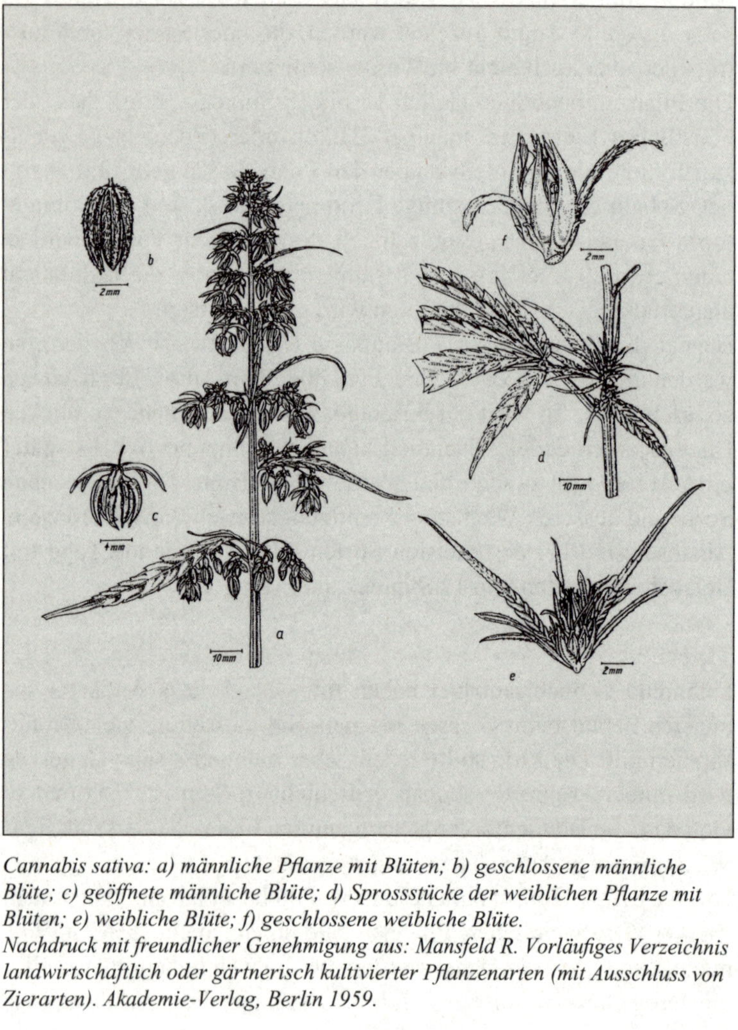

Cannabis sativa: a) männliche Pflanze mit Blüten; b) geschlossene männliche Blüte; c) geöffnete männliche Blüte; d) Sprossstücke der weiblichen Pflanze mit Blüten; e) weibliche Blüte; f) geschlossene weibliche Blüte.
Nachdruck mit freundlicher Genehmigung aus: Mansfeld R. Vorläufiges Verzeichnis landwirtschaftlich oder gärtnerisch kultivierter Pflanzenarten (mit Ausschluss von Zierarten). Akademie-Verlag, Berlin 1959.

9.13 Trocknen von Cannabis

Nach der Ernte sollte das Kraut an einem trockenen und gut belüfteten Ort getrocknet werden. Staut sich die Luft oder ist die Luftfeuchtigkeit zu gross, so kann die Pflanze von Schimmel befallen werden und sollte nicht mehr konsumiert werden.

Bereits die Lagerung der geernteten Hanfpflanzen von einigen Tagen bei Raumtemperatur (20-22 Grad) führt zu einer durch Wasserverlust bedingten Gewichtsverminderung um etwa 70 Prozent und resultiert schliesslich in einem spröden, leicht zu zerbröselnden Material. In den folgenden Tagen ist keine weitere relevante Zunahme des Trocknungsgrades zu erwarten. Es verbleibt eine Restfeuchte von 8 bis 9 Prozent.

Tipp:

Zum Trocknen kann man eine Maschine verwenden, die ursprünglich der Herstellung von Dörrobst dient und in Bioläden erhältlich ist. Ein warmer Luftstrom sorgt dafür, dass der Pflanze das meiste Wasser entzogen wird. Hierbei wird über einen ständigen warmen Luftstrom in kürzester Zeit alles Wasser entzogen. Da aber bei einer schnellen Trocknung kein Chlorophyll abgebaut wird, kratzt das Kraut beim Rauchen stärker als normal. Das Chlorophyll kann durch eine anschliessende Fermentierung zerstört werden, was aber nicht ganz einfach ist. Besser ist die Trocknung in einem luftigen Dachboden, Keller oder Abstellraum, indem die Ernte innerhalb von zwei Wochen gut durchtrocknet.

9.14 Lagern von Cannabis

Cannabinoide werden insbesondere bei Lagerung über Raumtemperatur und bei erhöhter Lichteinstrahlung zu unwirksamen Verbindungen abgebaut. UV-Bestrahlung beschleunigt den Abbau der Cannabinoide. Cannabisprodukte werden daher langfristig am besten im Dunkeln und nicht über Raumtemperatur gelagert.

In einer umfangreichen Untersuchung in den siebziger Jahren wurde bei der Lagerung von geernteten Hanfblättern im Trockenen und Dunkeln bei einer Temperatur von 5 Grad Celsius innerhalb von 47 Wochen eine Abnahme des THC-Gehaltes von nur 7 Prozent ermittelt. Bei einer Lagerung bei Raumtemperatur (20 Grad Celsius) stieg diese Quote auf 13 Prozent. Bei zusätzlichem Licht-

einfall vergrösserte sich der Verlust um nahezu das Dreifache auf 36 Prozent.
In fein pulverisiertem Material werden die Cannabinoide schneller abgebaut als in grob gerebeltem. Dies wird bei fein pulverisiertem Material auf die Zerstörung der Drüsenkammern zurückgeführt, in denen sich die Cannabinoide befinden und als natürlicher Schutz wirken. Als unversehrtes Kraut (Blüten) hält sich Cannabis sehr gut, da die Drüsenkammern noch intakt sind.

Tipp:
Cannabisprodukte in einem dicht verschlossenen Gefäss im Kühlschrank oder Gefrierfach aufbewahren. Haschisch sollte in Silberpapier/Alufolie eingewickelt werden, damit die Oberfläche von der Luft abgeschlossen ist und der THC-Abbau verlangsamt wird.

10 Hanfsamen und Hanföl

Wenn von der medizinischen Verwendung von Cannabisprodukten die Rede ist, sind im Regelfall die Bestandteile der Cannabispflanze gemeint, die einen hohen Anteil an Cannabinoiden enthalten, also Blätter und Blüten, oder einzelne Cannabinoide. Hanfsamen und das aus ihnen gewonnen Speiseöl enthalten nur minimale THC-Mengen, die nicht die typischen THC-Wirkungen hervorrufen können. Die proteinhaltige Nuss der Hanfsamen enthält nur Spuren an THC, so dass lange Zeit unklar war, ob Samen überhaupt THC enthalten. Zudem können den Samen Reste der THC-haltigen Hüllblätter anhaften, die allerdings bei der Verarbeitung und Reinigung nahezu vollständig entfernt werden, so dass der THC-Gehalt von kommerziell in Bioläden oder Reformhäusern erhältlichen Hanfsamen und Hanföl sehr gering ist und selbst beim Konsum grosser Mengen keine pharmakologischen Wirkungen hervorruft.
Hanfsamen lassen sich roh oder geröstet knabbern wie Erdnüsse, aber auch als Mehl für Brot, Brötchen und Kuchen verwenden oder ins Müsli geben. Sie können zu schmackhafter Hanf-Milch, sowie aus dieser weiter zu Hanf-Tofu verarbeitet werden, woraus sich wiederum in einer Pfanne knuspriges Gebäck herstellen lässt. Auch der Hanfpresskuchen ist ein hochwertiges Nahrungsmittel. Der Presskuchen ist das, was von Hanfsamen übrig bleibt, wenn daraus Hanfsamenöl gepresst wird. Presskuchen enthält nur noch wenig Fett, aber einen hohen Anteil an Eiweiss. Er eignet sich, ebenso wie Hanfsamenmehl, gut zum Backen. Hanfsamenöl ist ein hochwertiges Speiseöl, vergleichbar mit Delikatessölen wie Walnuss- oder Haselnussöl.

10.1 Grundsätzliches

Botanisch gesehen sind Hanfsamen kleine Nüsse mit einem Durchmesser von normalerweise ein paar Millimetern. Sie sind etwas kürzer und dicker als Sonnenblumenkerne. Eine dünne, knackige, aber essbare Schale schützt ihren weichen, hellen Kern. Dieser fleischige Kern, welcher durch vorsichtiges Schälen entnommen werden kann, enthält durchschnittlich 28 bis 35 Prozent Fett und 20 bis 24 Prozent Protein.

Ein grosser Teil des heutigen Interesses an Hanfsamen gilt der Verwendung ihres Öls als Lebensmittel und Körperpflegeprodukt. Daher informieren die meisten analytischen Daten, die zu Hanfsamenprodukten erhältlich sind, über das Fettsäurespektrum des Hanföls. Obwohl dieses Spektrum stark von der Hanfsorte oder der Kultur abhängt, kann man einige grundsätzliche Charakteristika des Hanföls nennen. Danach machen die essenziellen Fettsäuren Linolsäure und Alpha-Linolensäure im Hanföl 75 bis 85 Prozent der Fettsäuren aus.

Wichtige Pflanzenöle und ihr Gehalt an den wichtigsten ungesättigten Fettsäuren

Pflanzenöl	**Ölsäure**	**Linolsäure (Omega-6)**	**Alpha-Linolensäure (Omega-3)**	**Gamma-Linolensäure (Omega-6)**
Hanf	10–16	50–70	15–25	2–4
Lein	13–23	17–31	44–54	-
Oliven	64–86	4–15	1	-
Raps	54–60	24–28	9–11	-
Sonnenblume	30–40	50–64	Spuren	-
Soja	20–34	49–55	4–12	-
Nachtkerze	12–20	55–65	-	6–14
Borretsch	14–18	25–40	> 1	21–25

Essenzielle Fettsäuren können von unserem Körper nicht synthetisiert werden und müssen daher in der Nahrung vorhanden sein. Die dreifach ungesättigte Alpha-Linolensäure macht einen grossen Anteil, typischerweise 15 bis 25 Prozent, der gesamten Hanf-Fettsäuren aus. Hanföl enthält verschiedene *„höhere Fettsäuren"*, das heisst solche, die der menschliche Körper jeweils aus den zwei essenziellen Fettsäuren bildet. Am wichtigsten sind die Gamma-Linolensäure und Stearidonsäure.

Die meisten im Alltag verwendeten Öle (z.B. Sonnenblumen, Soja, Raps und Mais) enthalten genug Linolsäure. Allerdings liefern nur Soja- und Rapssamenöl auch kleine Mengen der Alpha-Linolensäure, einer so genannten Omega-3-Fettsäure. Der an Alpha-Linolensäure reiche Leinsamen ist wegen seiner Fettsäuren und der Bitterstoffe seines Öls nicht zum Kochen geeignet. Da Fleisch und

Getreide ebenfalls keine wichtigen Quellen für Alpha-Linolensäure oder höhere Omega-3-Fettsäuren darstellen, mangelt es den westlichen Ländern häufig an Omega-3-Fettsäuren in der täglichen Ernährung. Es gibt Hinweise darauf, dass ein Mangel an Omega-3-Fettsäuren zu verschiedenen weit verbreiteten akuten und chronischen Erkrankungen beiträgt. Das typische Verhältnis von Linolsäure zu Alpha-Linolensäure im Hanföl liegt mit ca. 3:1 nah bei einem Verhältnis von 4:1 bis 6:1, welches von Ernährungswissenschaftlern als optimal für den menschlichen Organismus angesehen wird. Dieses Verhältnis ist wesentlich optimaler, als bei allen anderen herkömmlich zum Kochen verwendeten Pflanzenölen – mit Ausnahme von Rapsöl, welches ähnlich optimale Verhältnisse aufweist. Schliesslich enthält Hanföl mittlere bis hohe Konzentrationen an Antioxidanzien des Vitamin-E-Komplexes (100-150 mg pro 100 Gramm Öl, hauptsächlich Gamma-Tokopherol) und kleinere Mengen an verschiedenen anderen nützlichen oder essenziellen Bestandteilen (Phytosterole, Phospholipide, Karotin und mehrere Mineralien).

10.2 Gamma-Linolensäure

Das Vorkommen an Gamma-Linolensäure und Stearidonsäure im Hanföl bietet über die günstige Zusammensetzung der Fettsäuren Linolsäure und Alpha-Linolensäure hinaus einen zusätzlichen Nutzen für Personen, bei denen die Umwandlung der beiden essenziellen Fettsäuren zu diesen höheren Fettsäuren durch genetische, ernährungsbedingte oder andere Lebensumstände nicht oder nicht in ausreichendem Umfang über den Stoffwechsel erfolgt.

Normalerweise benötigt der gesunde Organismus keine Gamma-Linolensäure, da diese durch ein Enzym, die Delta-6-Desaturase aus Linolsäure gebildet wird. Um aber vollständig vom Körper genutzt werden zu können, muss die Linolsäure in eine Anzahl anderer Substanzen metabolisiert werden. Dabei besteht der erste Schritt in der durch Delta-6-Desaturase geförderten Umwandlung in Gamma-Linolensäure. Dieser Schritt geschieht langsam und stellt beim Menschen den limitierenden Schritt dar. Wenn die Delta-6-Desaturase-Aktivität aus irgendeinem Grund vermindert ist, dann können gesundheitliche Störungen auftreten. Die direkte Zuführung der Gamma-Linolensäure kann dann eine adäquate Massnahme sein, um wieder eine normale Funktion zu gewährleisten.

Der Vergleich der Zusammensetzung des Hanföls mit anderen Ölen zeigt, dass der Anteil an Gamma-Linolensäure im Hanföl nicht besonders hoch ist. So enthalten zum Beispiel Borretsch- und Nachtkerzenöl jeweils höhere Konzentrationen an Gamma-Linolensäure. Doch ihre Instabilität, der unangenehme Geschmack, aber auch die höheren Kosten machen diese Öle als Speiseöle ungeeignet – sie werden am Markt vor allem in Form von Kapseln angeboten.
Aus Hanfsamen dagegen lässt sich bei vorsichtiger Behandlung und kalter Pressung ein schmackhaftes Öl erzeugen. Es eignet sich für die Zubereitung von Salaten, Dipps, Saucen, Suppen und zum Anrösten, aber nicht zum Braten und Frittieren. Daher besteht der Wert des Hanföls in der einzigartigen Kombination eines nahezu idealen Fettsäurespektrums (Omega-6 zu Omega-3 etwa 3 zu 1) mit vielseitigen ernährungsphysiologischen Eigenschaften, dem Gehalt an Gamma-Linolensäure (2 bis 4 Prozent) und einem interessanten, nussigen Geschmack. Diese gemeinsamen Attribute machen das Hanföl zu einem viel versprechenden Substitut in der Palette moderner *funktionaler Lebensmittel.*
Zusätzlich eignet sich Hanföl wegen seiner günstigen Fettsäuren-Verhältnisse zur Verwendung in kosmetischen Hautpflegemitteln (Salben, Hautöle). Andere Gamma-Linolensäure-haltige Pflanzenöle wie Nachtkerzen- oder Borretschöl haben ein ungünstiges Omega-6 zu Omega-3-Verhältnis von etwa 30 zu 1, das nicht dem Fettsäurespektrum der menschlichen Haut entspricht (4 zu 1).

10.3 Der therapeutische Nutzen von Gamma-Linolensäure und Hanföl

Neurodermitis

Forschungen aus den 30er bis 50er Jahren haben nachgewiesen, dass ein Defizit an essenziellen Omega-6-Fettsäuren bei Tier und Mensch zu entzündlichen Hautveränderungen führt. Es stellte sich später heraus, dass die Linolsäure-Konzentration in Blut und Fettgewebe bei Personen mit Neurodermitis tendenziell erhöht, jedoch die Konzentration von Linolsäuremetaboliten verringert war. Zudem wurde eine Störung der Fettsäurezusammensetzung in roten Blutkörperchen und mononukleären Zellen gefunden. Bei einigen Patienten mit Neurodermitis wird eine verminderte Umwandlung von

Linolsäure zu Gamma-Linolensäure aufgrund einer verminderten Aktivität des Enzyms Delta-6-Desaturase vermutet. Es könnte sein, dass der Neurodermitis zumindest in einigen Fällen eine angeborene Störung des Fettsäuremetabolismus zugrunde liegt.
Die Gabe von Gamma-Linolensäure führte zu einer Optimierung des Verhältnisses von ungesättigten zu gesättigten Fettsäuren in den Hautzellen von Patienten mit Neurodermitis (Schafer 1991). Melnik betitelte einen Beitrag zum möglichen Nutzen von Gamma-Linolensäure mit *„Eine Chance zur Prävention atopischer Erkrankungen“* (Melnik 1990).
In den meisten klinischen Studien (Andreassi 1997, Biagi 1994, Fiocchi 1994, Bordoni 1988, Biagi 1988), allerdings nicht in allen (Henz 1999, Borrek 1997) hat die *innere* Gabe von Gamma-Linolensäure tatsächlich die klinisch beurteilten Hautveränderungen, die objektiv beurteilte Trockenheit der Haut sowie die erhöhten Katecholaminspiegel bei Patienten mit Neurodermitis signifikant verbessert. In der Negativstudie von Borrek und seinen Kollegen (1997) profitierten immerhin 10 von 24 Patienten. Die täglich benötigte orale Dosis an Gamma-Linolensäure, die in diesen Studien verwendet wurde, lässt sich im Allgemeinen gut mit einigen Teelöffeln Hanföl erreichen.
Es wurde auch eine doppelblinde kleine Studie durchgeführt, die die Wirkung einer *externen* Behandlung mit einer Gamma-Linolensäure-haltigen Creme an 12 Patienten mit Neurodermitis untersuchte, (Anstey 1990). Am Ende der zweiwöchigen Behandlungsphase beurteilten die Patienten eine Nachtkerzenöl enthaltende Creme als wirksamer im Vergleich zur Placebo-Creme.

Hanföl zur Hautpflege

Zusätzlich zur Verwendung als Lebensmittel ist Hanföl auch zunehmend in kosmetischen Körperpflegeprodukten wie Seife, Körpercreme, Lotion, Shampoo und Duschgel zu finden. Hier bieten die hohen Anteile der mehrfach ungesättigten Fettsäuren ausgezeichnete Eigenschaften hinsichtlich Geschmeidigkeit und Ergiebigkeit der Produkte. Bei externer Applikation lindern mehrfach ungesättigte Fettsäuren auch Probleme mit trockener Haut und kompensieren den Alterungsprozess der Haut (Leson 2004).

Gamma-Linolensäure bei anderen Erkrankungen
In jüngerer Zeit haben zahlreiche Studien den Einfluss der Fettsäureaufnahme auf die Verbreitung einiger in westlichen Staaten häufig auftretende Krankheiten überprüft. Zusammenfassend deuten die Ergebnisse an, dass ein Ungleichgewicht der Omega-3- und Omega-6-Fettsäureaufnahme und das dadurch verursachte Ungleichgewicht ihrer Stoffwechselprodukte, der Prostaglandine, häufig ein Co-Faktor bei der Entstehung dieser Krankheiten ist.
Neben der Neurodermitis gibt es daher eine Anzahl weiterer möglicher Indikationen für eine Einnahme von Hanföl, beziehungsweise der in Hanföl vorkommenden mehrfach ungesättigten Fettsäuren, insbesondere Alpha- und Gamma-Linolensäure. Einige mögliche therapeutische Anwendungsbereiche sollen hier genannt werden.
Herzkreislauf-Erkrankungen: Die diätetische Behandlung von Patienten mit Alpha-Linolensäure und Gamma-Linolensäure zeigte eine schnelle Abnahme sowohl der erhöhten LDL- als auch aller anderen Cholesterinblutwerte (Guivernau 1994). Eine andere Studie zeigte, dass die Einnahme von Omega-3-Fettsäuren signifikant das Risiko eines plötzlichen Herztodes bei Überlebenden eines Herzinfarktes senkte (Sellmeyer 1998). Allerdings wurden in Studien mit Omega-3-Fettsäuren bei Herzkreislauferkrankungen langkettige Omega-3 Fettsäuren verwendet, wie sie in Fischöl reichlich vorkommen. Die kurzkettige Alpha-Linolensäure wird im menschlichen Körper nur zu einem Teil in die wertvollen langkettigen Omega-3-Fettsäuren umgewandelt.
Rheumatoide Arthritis und andere Entzündungen: Gamma-Linolensäure und seine mit ihm verwandten Prostaglandine weisen entzündungshemmende Eigenschaften auf. Man fand heraus, dass die tägliche Gabe von 1,2 bis 1,4 Gramm Gamma-Linolensäure über eine Zeitspanne von 12 bis 24 Wochen die Symptome der rheumatoiden Arthritis deutlich reduzierte, ohne Nebenwirkungen zu verursachen (Leventhal 1993, Pullman-Mooar 1990). In einer Studie des Ernährungsinstituts der Universität Jena führte die Gabe von Omega-3-Fettsäuren und Gamma-Linolensäure an 60 Patienten mit rheumatoider Arthritis beziehungsweise psoriatischer Arthritis zu einer günstigen Veränderung von Zytokinvorstufen im Sinne einer Reduzierung des entzündlichen Zustandes des Organismus (Dawczynski et al. 2011).

Prämenstruelles Syndrom: Das prämenstruelle Syndrom tritt bei vielen Frauen vor der monatlichen Regelblutung auf. Studien haben gezeigt, dass Frauen mit PMS an einer Störung des Fettsäuremetabolismus leiden, die auch die Konversion von Linolsäure zu Gamma-Linolensäure und zu den jeweiligen Prostaglandinen verlangsamt. In einer klinischen Studie führte eine tägliche Dosis von 150 bis 200 mg Gamma-Linolensäure über einen Zeitraum von zwölf Wochen zu einer deutlichen Symptombesserung (Horrobin und Manku 1989).

Anhang

Definitionen und Erläuterungen

Cannabinoide sind die mehr als 100 spezifischen Inhaltsstoffe der Hanfpflanze. Das pharmakologisch wichtigste Cannabinoid im Hanf ist das THC (Delta-9-Tetrahydrocannabinol), beziehungsweise das **Dronabinol**.

Cannabinoidrezeptoren sind spezifische Bindestellen auf vielen Körperzellen, zum Beispiel Nervenzellen und weissen Blutkörperchen, an die Endocannabinoide und pflanzliche Cannabinoide andocken und dadurch bestimmte Reaktionen auslösen können.

Cannabis sativa L., kurz Cannabis, ist der lateinische Gattungsname für die Hanfpflanze. Zusammen mit der Gattung Hopfen gehört Cannabis zur Familie der Cannabidaceae (Cannabisartigen).

Delta-9-Tetrahydrocannabinol ist der pharmakologisch wichtigste Cannabisinhaltsstoff, kurz: THC oder Delta-9-THC. Er ist sowohl für den charakteristischen Cannabisrausch („*High*") verantwortlich, als auch im Wesentlichen für die meisten medizinischen Wirkungen. Ein anderer Name ist **Dronabinol**.

Dronabinol ist ein anderer Name für das natürlich in der Hanfpflanze vorkommende THC. Dronabinol darf in Deutschland und Österreich auf einem Betäubungsmittelrezept verschrieben werden.

Endocannabinoide sind Substanzen, die vom Organismus selbst gebildet werden. Sie sind natürliche Botenstoffe des Körpers. Ihre Wirkung beruht unter anderem auf der Bindung an Cannabinoidrezeptoren.

Hanf ist eine grüne, zweigeschlechtliche, üblicherweise einjährige Pflanze (lateinisch: Cannabis sativa L.). THC-arme Hanfsorten werden als Faserhanf oder Industriehanf auch in Deutschland angebaut. THC-reiche Hanfsorten werden als Medizinalhanf beziehungsweise

Drogenhanf bezeichnet. Aus diesem wird Marihuana (Cannabisblüten) und Haschisch (Cannabisharz) gewonnen.

Haschisch (= Cannabisharz) wird das von entsprechenden Drüsen abgegebene Harz der Hanfpflanze genannt. Es ist besonders reich an THC mit Konzentrationen von 3 bis 25 Prozent. Haschisch wird meistens in Form kleiner Platten verkauft. Minderwertige Ware kann gestreckt sein, beispielsweise mit Fett oder Hennapulver.

Marihuana (= Cannabiskraut) sind getrocknete Blüten und Blätter des Drogenhanfes. Die Trocknung erfordert einen Zeitraum von 10 bis 14 Tagen sowie einen trockenen und luftigen Ort (z. B. in Büscheln hängend auf dem Dachboden). Da weibliche Hanfpflanzen wesentlich THC-reicher sind als die männlichen, werden meist auch nur die weiblichen Pflanzen zur Gewinnung von Marihuana verwendet (THC-Gehalt: 1–25 %). Die Blüten enthalten mehr THC als die Blätter.

Marinol ist ein synthetisches Dronabinol-Präparat in Kapselform von Solvay Pharmaceuticals.

Nabilon ist ein synthetischer Abkömmling von THC (Dronabinol), der in Deutschland rezeptierfähig ist. 1 mg Nabilon wirkt etwa so stark wie 7-8 mg Dronabinol. Nabilon kann durch entsprechende Auslandsapotheken aus dem Ausland importiert werden.

Sativex ist ein Cannabisextrakt, der in Deutschland für die Behandlung der Multiplen Sklerose zugelassen ist. Die Krankenkassen erstatten die Kosten bei einer Verschreibung für diese Indikation. Er enthält gleiche Anteile an CBD und THC.

THC ist die Abkürzung für Tetrahydrocannabinol, wobei meistens das in der Pflanze natürlich vorkommende (-)-trans-Isomer des Delta-9-THC gemeint ist, auch Dronabinol genannt.

Literatur

In diesem Abschnitt sind einige Veröffentlichungen in wissenschaftlichen Fachzeitschriften aufgelistet, die zum Teil in den entsprechenden Kapiteln zitiert wurden.

Geschichte der medizinischen Hanfanwendung

Allentuck, S. Medical aspects. In: Cattell, J (ed.) The Marijuana Problem in the City of New York. Ronald Press, New York 1944, 35-64. Reprint in: Mikuriya, TH (ed.): Marjuana: Medical Papers 1839-1972. Medi-Comp Press, Oakland 1973.

Fronmüller B. Klinische Studien über die schlafmachende Wirkung der narkotischen Arzneimittel. Erlangen 1869.

O'Shaugnessy WB. On the preparations of the Indian hemp, or Gunjah, Transactions of the Medical and Physical Society of Bengal (1838–40), 421–461. Reprint in: Mikuriya TH, (ed.) Marijuana: Medical papers 1839–1972. Oakland: Medi-Comp Press, 1973.

See G. Anwendung der Cannabis indica in der Behandlung der Neurosen und gastrischen Dyspepsieen. Deutsche Medizinische Wochenschrift 1890;60(31–34):679–682, 727–730, 748–754, 771–774.

Krankheiten, bei denen Cannabisprodukte helfen können

Psychische Erkrankungen

Abel EL. Marihuana and sex. A critical survey. Drug and Alcohol Dependence 1981;8:1–22.

Babor TF, Mendelson JH, Kuehnle J. Marihuana and human physical activity. Psychopharmacology (Berl) 1976;50(1):11–9

Cohen S. Cannabis and sex: Multifaceted paradoxes. Journal of Psychoactive Drugs 1982;14:55–58.

Grinspoon L, Bakalar JB. Marihuana - Die verbotene Medizin. Frankfurt am Main: Zweitausendeins, 1994.

Grinspoon L, Bakalar JB. The use of cannabis as a mood stabilizer in bipolar disorder: anecdotal evidence and the need for clinical research. Journal of Psychoactive Drugs 1998;30(2):171–7.

Koff WC. Marijuana and sexual activity. Journal of Sex Research 1974;10:194–204.

Mikuriya TH. Cannabis substitution. An adjunctive therapeutic tool in the treatment of alcoholism. Medical Times 1970;98(4):187–91.

Milton NG. Anandamide and noladin ether prevent neurotoxicity of the human amyloid-beta peptide. Neurosci Lett 2002;332(2):127–30

Musty RE, Rossi I. Effects of smoked cannabis and oral Δ9-tetrahydrocannabinol on nausea and emesis after cancer chemotherapy: A review of state clinical trials. Journal of Cannabis Therapeutics 2001;1(1):29–42.

Passie T, Emrich HM, Karst M, Brandt SD, Halpern JH. Mitigation of post-traumatic stress symptoms by Cannabis resin: A review of the clinical and neurobiological evidence. Drug Test Anal 2012;4(7–8):649–59.

Passie T, Emrich HM, Karst M, Brandt SD, Halpern JH. Mitigation of post-traumatic stress symptoms by Cannabis resin: A review of the clinical and neurobiological evidence. Drug Test Anal 2012 ;4(7–8):649–59.

Rabinak CA, Angstadt M, Sripada CS, Abelson JL, Liberzon I, Milad MR, Phan KL. Cannabinoid facilitation of fear extinction memory recall in humans. Neuropharmacology 2013;64:396–402.

Reznik I. Medical cannabis use in post-traumatic stress disorder: a naturalistic observational study. Abstract presented at the Cannabinoid Conference 2011, 8–10 September, Bonn, Germany.

Schwarcz G, Karajgi B. Improvement in refractory psychosis with dronabinol: four case reports. J Clin Psychiatry 2010;71(11):1552–3.

Tramer MR, Carroll D, Campbell FA, Reynolds DJ, Moore RA, McQuay HJ. Cannabinoids for control of chemotherapy induced nausea and vomiting: quantitative systematic review. BMJ 2001;323(7303):16–21

Volicer L, Stelly M, Morris J, McLaughlin J, Volicer BJ. Effects of dronabinol on anorexia and disturbed behavior in patients with Alzheimer's disease. International Journal of Geriatric Psychiatry 1997;12:913–919.

Walther S, Mahlberg R, Eichmann U, Kunz D. Delta-9-tetrahydrocannabinol for nighttime agitation in severe dementia. Psychopharmacology (Berl) 2006 May;185(4):524–8.

Walton RP. Description of the hashish experience. In: Marihuana: America`s New Drug Problem. Philadelphia: JB Lippincott, 1938.

Woodward MR, Harper DG, Stolyar A, Forester BP, Ellison JM. Dronabinol for the Treatment of Agitation and Aggressive Behavior in Acutely Hospitalized Severely Demented Patients with Noncognitive Behavioral Symptoms. Am J Geriatr Psychiatry, 15. April 2013. [im Druck]

Zuardi AW, Morais SL, Guimarães FS, Mechoulam R. Antipsychotic effect of cannabidiol. Journal of Clinical Psychiatry 1995;56:485–486.

Neuropsychiatrische Erkrankungen

Grant JE, Odlaug BL, Chamberlain SR, Kim SW. Dronabinol, a cannabinoid agonist, reduces hair pulling in trichotillomania: a pilot study. Psychopharmacology (Berl) 2011;218(3):493–502

Schindler F, Anghelescu I, Regen F, Jockers-Scherubl M. Improvement in refractory obsessive compulsive disorder with dronabinol. Am J Psychiatry 2008;165(4):536–7.

Strohbeck-Kuehner P, Skopp G, Mattern R. Fahrtüchtigkeit trotz (wegen) THC. Arch Kriminol 2007;220(1–2):11–9.

Neurologische Erkrankungen

Ames FR, Cridland S. Anticonvulsant effect of cannabidiol [letter]. South African Medical Journal 1986;69:14.

Beckmann Y, Seçil Y, Güngör B, Yigit T. Tardive Dystonia and the Use of Cannabis. Turk Psikiyatri Derg 2010;21(1):90–91.

Brenneisen R, Egli A, Elsohly MA, Henn V, Spiess Y. The effect of orally and rectally administered delta-9-tetrahydrocannabinol on spasticity: a pilot study with 2 patients. International Journal of Clinical Pharmacology and Therapeutics 1996;34:446–452.

Consroe P, Sandyk R, Snider SR. Open label evaluation of cannabidiol in dystonic movement disorders. International Journal of Neuroscience 1986;30:277–282.

Consroe P, Tillery W, Rein J, Musty RE. Reported Marijuana effects in patients with spinal cord injury. 1998 Symposium on the Cannabinoids. Burlington: International Cannabinoid Research Society, 1998, p. 64.

Consroe PF, Wood GC, Buchsbaum H. Anticonvulsant nature of marihuana smoking. JAMA 1975;234(3):306–7.

Cunha JM, Carlini EA, Pereira AE, Ramos OL, Pimentel C, Gagliardi R, Sanvito WL, Lander N, Mechoulam R. Chronic administration of cannabidiol to healthy volunteers and epileptic patients. Pharmacology 1980;21(3):175–85.

Dunn M, Davis R. The perceived effects of marijuana on spinal cord injured males. Paraplegia 1974;12:175.

Farooq MU, Ducommun E, Goudreau J. Treatment of a hyperkinetic movement disorder during pregnancy with dronabinol. Parkinsonism Relat Disord 2009;15(3):249–51.

Firsching R, Piek J, Skalej M, Rohde V, Schmidt U, Striggow F; the KN38-7271 Study Group. Early Survival of Comatose Patients after Severe Traumatic Brain Injury with the Dual Cannabinoid CB1/CB2 Receptor Agonist KN38-7271: A Randomized, Double-Blind, Placebo-Controlled Phase II Trial. J Neurol Surg A Cent EUR Neurosurg 2012;73(4):204–16.

Fox SH, Kellett M, Moore AP, Crossman AR, Brotchie JM. Randomised, double-blind, placebo-controlled trial to assess the potential of cannabinoid receptor stimulation in the treatment of dystonia. Movement Disorders 2002;17(1):145–149.

Frankel JP, Hughes A, Lees AJ, Stern GM. Marijuana for Parkinsonian tremor. Journal of Neurology, Neurosurgery and Psychiatry 1990;53:436.

Freeman RM, Adekanmi O, Waterfield MR, Waterfield AE, Wright D, Zajicek J. The effect of cannabis on urge incontinence in patients with multiple sclerosis: a multicentre, randomised placebo-controlled trial (CAMS-LUTS). Int Urogynecol J Pelvic Floor Dysfunct 2006;17(6):636-41.

Hagenbach U, Luz S, Brenneisen R, Mäder M. The treatment of spasticity with Δ^9-tetrahydrocannabinol (Δ^9-THC) in patients with spinal cord injury. IACM 2nd Conference on Cannabinoids in Medicine, Cologne, 12–13 September 2003, International Association for Cannabis as Medicine.

Hampson A. Cannabinoide als Neuroprotektiva gegen Ischämie. In: Grotenhermen F. (Hrsg.). Cannabis und Cannabinoide. Pharmakologie, Toxikologie und therapeutisches Potenzial. Bern: Huber, 2001.

Hanigan WC, Destree R, Truong XT. The effect of Δ^9-THC on human spasticity. Clinical Pharmacology and Therapeutics 1986;39:198.

Hegde M, Santos-Sanchez C, Hess CP, Kabir AA, Garcia PA. Seizure exacerbation in two patients with focal epilepsy following marijuana cessation. Epilepsy Behav 2012;25(4):563–566.

Hemming M, Yellowlees PM. Effective treatment of Tourette's syndrome with marijuana. J Psychopharmacol 1993; 7: 389–91.

Kavia RBC, De Ridder D, Constantinescu CS, Stott CG, Fowler CJ. Randomized controlled trial of Sativex to treat detrusor overactivity in multiple sclerosis. Mult Scler 2010;16(11):1349–59.

Killestein J, Hoogervorst EL, Reif M, Kalkers NF, Van Loenen AC, Staats PG, Gorter RW, Uitdehaag BM, Polman CH. Safety, tolerability, and efficacy of orally administered cannabinoids in MS. Neurology 2002;58(9):1404–7.

Kogel RW, Johnson PB, Chintam R, Robinson CJ, Nemchausky BA. Treatment of spasticity in spinal cord injury with dronabinol, a tetrahydrocannabinol derivative. American Journal of Therapeutics 1995;2(10):799–805.

Malec J, Harvey RF, Cayner JJ. Cannabis effect on spasticity in spinal cord injury. Archives of Physical Medicine and Rehabilitation 1982;63:116–118.

Martyn CN, Illis LS, Thom J. Nabilone in the treatment of multiple sclerosis. Lancet 1995;345:579.

Maurer M, Henn V, Dittrich A, Hofmann A. Delta-9-tetrahydrocannabinol shows antispastic and analgesic effects in a single case double-blind trial. European Archives of Psychiatry and Clinical Neuroscience 1990;240:1–4.

Meinck HM, Schönle PWA, Conrad B. Effect of cannabinoids on spasticity and ataxia in multiple sclerosis. Journal of Neurology 1989;236:120–122.

Müller-Vahl KR, Kolbe H, Schneider U, Emrich HM. Cannabinoids: Possible role in pathophysiology of Gilles de la Tourette-syndrome. Acta Psychiatrica Scandinavica 1998;97:1–5.

Müller-Vahl KR, Schneider U, Koblenz A, Jobges M, Kolbe H, Daldrup T, Emrich HM. Treatment of Tourette's syndrome with Delta 9-tetrahydrocannabinol (THC): a randomized crossover trial. Pharmacopsychiatry 2002;35(2):57–61.

Müller-Vahl KR, Schneider U, Prevedel H, Theloe K, Kolbe H, Daldrup T, Emrich HM. Delta 9-tetrahydrocannabinol (THC) is effective in the treatment of tics in Tourette syndrome: a 6-week randomized trial. Journal of Clinical Psychiatry. 2003;64(4):459–65.

Novotna A, Mares J, Ratcliffe S, Novakova I, Vachova M, Zapletalova O, Gasperini C, Pozzilli C, Cefaro L, Comi G, Rossi P, Ambler Z, Stelmasiak Z, Erdmann A, Montalban X, Klimek A, Davies P; the Sativex Spasticity Study Group. A randomized, double-blind, placebo-controlled, parallel-group, enriched-design study of nabiximols* (Sativex®), as add-on therapy, in subjects with refractory spasticity caused by multiple sclerosis. EUR J Neurol 2011;18(9):1122–31.

Randall RC, ed. Muscle Spasm, Pain & Marijuana Therapy. Washington, DC: Galen Press, 1991.

Sandyk R, Awerbuch G. Marijuana and Tourette's Syndrome. Journal of Clinical Psychopharmacology 1988;8:444–445.

Sandyk R, Snider SR, Consroe P, Elias SM. Cannabidiol in dystonic movement disorders. Psychiatry Research 1986;18:291.

Sieradzan KA, Fox SH, Dick J, Brotchie JM. The effects of the cannabinoid receptor agonist nabilone on L-DOPA induced dyskinesia in patients with idiopathic Parkinson's disease (PD). Movement Disorders 1998;13(Suppl 2):29.

Snider SR, Consroe P. Beneficial and adverse effects of cannabidiol in a Parkinson patient with sinemet-induced dystonic dyskinesia. *Neurology* 1985;35(Suppl):201.

Snider SR, Consroe P. Treatment of Meige's syndrome with cannabidiol. Neurology 1984;34(Suppl):147.

Trembly B, Sherman M. Double-blind clinical study of cannabidiol as a secondary anticonvulsant. Conference on Cannabis and Cannabinoids, Kolympari/Crete, July 1990, cited according to: Consroe P, Sandyk R. Potential role of cannabinoids for therapy of neurological disorders. In: Murphy L, Bartke A, eds. Marijuana/ Cannabinoids, Neurobiology and Neurophysiology. Boca Raton: CRC Press 1992, 459–524.

Ungerleider JT, Andyrsiak T, Fairbanks L, Ellison GW, Myers LW. Δ^9-THC in the treatment of spasticity associated with multiple sclerosis. Advances in Alcohol and Substance Abuse 1987;7:39–50.

Vaney C. A clinical study with a standardized cannabis extract in multiple sclerosis. Paper presented at 2001 Conference of the International Association for Cannabis as Medicine in Berlin, October 26–27, 2001.

Wade DT, Robson P, House H, Makela P, Aram J. A preliminary controlled study to determine whether whole-plant cannabis extracts can improve intractable neurogenic symptoms. Clinical Rehabilition 2003;17:18–26.

Zajicek JP, Hobart JC, Slade A, Barnes D, Mattison PG; on behalf of the MUSEC Research Group. MUltiple Sclerosis and Extract of Cannabis: results of the MUSEC trial. J Neurol Neurosurg Psychiatry 2012;83(11):1125–32.

Schmerzerkrankungen

Abrams DI, Couey P, Shade SB, Kelly ME, Benowitz NL. Cannabinoid-Opioid Interaction in Chronic Pain. Clin Pharmacol Ther 2011;90(6):844–51.

Abrams DI, Jay CA, Shade SB, Vizoso H, Reda H, Press S, Kelly ME, Rowbotham MC, Petersen KL. Cannabis in painful HIV-associated sensory neuropathy: A randomized placebo-controlled trial. Neurology 2007;68(7):515–21.

Blake DR, Robson P, Ho M, Jubb RW, McCabe CS. Preliminary assessment of the efficacy, tolerability and safety of a cannabis-based medicine (Sativex) in the treatment of pain caused by rheumatoid arthritis. Rheumatology 2006;45(1):50–2.

Butler JR Peek LA Regelson W Moore MM Lubin LA. Treatment effects of delta-9-THC in an advanced cancer population. In: Cohen S, Stillman RC, eds. The therapeutic potential of marihuana. Plenum Medical Book, New York 1976.

Chatterjee A, Almahrezi A, Ware M, Fitzcharles MA. A dramatic response to inhaled cannabis in a woman with central thalamic pain and dystonia. J Pain Symptom Manage 2002 Jul;24(1):4–6.

Clermont-Gnamien S, Atlani S, Attal N, Le Mercier F, Guirimand F, Brasseur L. [The therapeutic use of D9-tetrahydrocannabinol (dronabinol) in refractory neuropathic pain] [Artikel in französisch]. Presse Med 2002;31(39 Pt 1):1840–5.

Consroe P, Musty R, Rein J, Tillery W, Pertwee R. The perceived effects of smoked cannabis on patients with multiple sclerosis. European Neurology 1997;38:44–48.

Dunn M, Davis R. The perceived effects of marijuana on spinal cord injured males. Paraplegia 1974;12:175.

Elsner F, Radbruch L, Sabatowski R. Tetrahydrocannabinol zur Therapie chronischer Schmerzen Tetrahydrocannabinol for treatment of chronic pain. Schmerz 2001;15(3):200–4.

Finnegan-Ling D, Musty RE. Marinol and phantom limb pain; a case study. In: 1994 Symposium on the Cannabinoids. Burlington, Vermont: International Cannabinoid Research Society, p. 53.

Fiz J, Durán M, Capellà D, Carbonell J, Farré M. Cannabis use in patients with fibromyalgia: effect on symptoms relief and health-related quality of life. PLoS One 2011;6(4):e18440

Gieringer D. Medizinische Verwendung von Marihuana: Erfahrungen aus Kalifornien. In: Grotenhermen F. (Hrsg.). Cannabis und Cannabinoide. Pharmakologie, Toxikologie und therapeutisches Potenzial. Huber, Bern 2001.

Hare HA. Practical Therapeutics. Philadelphia: Blakiston 1922.

Hesselink JM, Kopsky DJ. Intractable neuropathic pain due to ulnar nerve entrapment treated with cannabis and ketamine 10 % J Clin Anesth 2012;24(1):78–9.

Jain AK, Ryan JR, McMahon FG, Smith G. Evaluation of intramuscular levonantradol and placebo in acute postoperative pain. Journal of Clinical Pharmacology 1981;21(suppl 8-9):S320–S326.

Jochimsen PR, Lawton RL, VerSteeg K, Noyes Jr R. Effect of benzopyranoperidine, a delta-9-THC congener, on pain. Clinical Pharmacology and Therapeutics 1978;24:223–7.

Kantor TG, Hopper M. A study of levonantradol, a cannabinol derivative, for analgesia in post operative pain. Pain 1981; (suppl): S37.

Leroux E, Taifas I, Valade D, Donnet A, Chagnon M, Ducros A. Use of cannabis among 139 cluster headache sufferers. Cephalalgia 2013;33(3):208–13.

Lindstrom P, Lindblom U, Boreus L. Lack of effect of cannabidiol in sustained neuropathia. Paper presented at '87 International Conference on Cannabis, Melbourne, September 2-4, 1987. Cited from: Consroe P, Sandyk R. Potential role of cannabinoids for therapy of neurological disorders. In: Murphy L, Bartke A, eds. Marijuana/Cannabinoids. Neurobiology and Neurophysiology. Boca Raton, CRC Press, 1992:459–524.

Lynch ME, Clark AJ. Cannabis reduces opioid dose in the treatment of chronic non-cancer pain. J Pain Symptom Manage 2003;25(6):496–8.

Maurer M, Henn V, Dittrich A, Hofmann A. Delta-9-THC shows antispastic and analgesic effects in a single case double blind trial. European Archives of Psychiatry and Clinical Neuroscience 1990;240:1–4.

Noyes R, Baram DA. Cannabis analgesia. Comprehensive Psychiatry 1974:15:531-535.
Noyes R, Brunk SF, Baram DA, Canter A. Analgesic effects of delta-9-THC. Journal of Clinical Pharmacology 1975;15:139–143.
Noyes R, Brunk ST, Avery DH, Canter A. The analgesic properties of delta-9-tetrahydrocannabinol and codeine. Clinical Pharmacology and Therapeutics 1975;18:84–89.
Portenoy RK, Ganae-Motan ED, Allende S, Yanagihara R, Shaiova L, Weinstein S, McQuade R, Wright S, Fallon MT. Nabiximols for Opioid-Treated Cancer Patients With Poorly-Controlled Chronic Pain: A Randomized, Placebo-Controlled, Graded-Dose Trial. J Pain 2012;13(5):438–49.
Raft D, Gregg J, Ghia J, Harris L. Effects of intravenous tetrahydrocannabinol on experimental and surgical pain: psychological correlates of the analgesic response. Clinical Pharmacology and Therapeutics 1977;21:26–33.
Robbins MS, Tarshish S, Solomon S, Grosberg BM. Cluster Attacks Responsive to Recreational Cannabis and Dronabinol. Headache 2009;49(6):914–6.
Skrabek RQ, Galimova L, Ethansand Daryl K. Nabilone for the Treatment of Pain in Fibromyalgia. J Pain 2008;9(2):164–73.
Staquet M, Gantt C, Machin D. Effect of a nitrogen analog of tetrahydrocannabinol on cancer pain. Clinical Pharmacology and Therapeutics 1978;23:397–401.
Toth C, Mawani S, Brady S, Chan C, Liu C, Mehina E, Garven A, Bestard J, Korngut L. An enriched-enrolment, randomized withdrawal, flexible-dose, double-blind, placebo-controlled, parallel assignment efficacy study of nabilone as adjuvant in the treatment of diabetic peripheral neuropathic pain. Pain 2012;153(10):2073–82.
Wade DT, Robson P, House H, Makela P, Aram J. A preliminary controlled study to determine whether whole-plant cannabis extracts can improve intractable neurogenic symptoms. Clinical Rehabilitation 2003;17:18–26.
Ware MA, Doyle CR, Woods R, Lynch ME, Clark AJ. Cannabis use for chronic non-cancer pain: results of a prospective survey. Pain 2003;102(1–2):211–6.
Wilsey B, Marcotte T, Deutsch R, Gouaux B, Sakai S, Donaghe H. Low-Dose Vaporized Cannabis Significantly Improves Neuropathic Pain. J Pain 2013;14(2):136–48.

Magen-Darm-Erkrankungen

Esfandyari T, Camilleri M, Busciglio I, Burton D, Baxter K, Zinsmeister AR. Effects of a cannabinoid receptor agonist on colonic motor and sensory functions in humans: a randomized, placebo-controlled study. Am J Physiol Gastrointest Liver Physiol 2007;293(1):G137–45.
Izzo AA, Fezza F, Capasso R, Bisogno T, Pinto L, Iuvone T, Esposito G, Mascolo N, Di Marzo V, Capasso F. Cannabinoid CB1-receptor mediated regulation of gastrointestinal motility in mice in a model of intestinal inflammation. British Journal of Pharmacology 2001;134(3):563–70.
Kinsey SG, Cole EC. Acute (9)-tetrahydrocannabinol blocks gastric hemorrhages induced by the nonsteroidal anti-inflammatory drug diclofenac sodium in mice. Eur J Pharmacol, 13. Juni 2013 [Im Druck]
Lahat A, Lang A, Ben-Horin S. Impact of Cannabis Treatment on the Quality of Life, Weight and Clinical Disease Activity in Inflammatory Bowel Disease Patients: A Pilot Prospective Study. Digestion. 2011;85(1):1–8.
Lal S, Prasad N, Ryan M, Tangri S, Silverberg MS, Gordon A, Steinhart H. Cannabis use amongst patients with inflammatory bowel disease. EUR J Gastroenterol Hepatol 2011 Oct;23(10):891–6.
Naftali T, Bar Lev L, Dotan I, Lansky EP, Sklerovsky BF, Konikoff FM. Cannabis Induces a Clinical Response in Patients with Crohn's Disease: a Prospective Placebo-Controlled Study. Clin Gastroenterol Hepatol, 3. Mai 2013 [im Druck].

Shook JE, Burks TF. Psychoactive cannabinoids reduce gastrointestinal propulsion and motility in rodents. J Pharmacol Exp Ther 1989; 249(2): 444–9.
Wong BS, Camilleri M, Busciglio I, Carlson P, Szarka LA, Burton D, Zinsmeister AR. Pharmacogenetic Trial of a Cannabinoid Agonist Shows Reduced Fasting Colonic Motility in Patients with Non-Constipated Irritable Bowel Syndrome. Gastroenterology 2011;141(5):1638–47.e1–7.

Übelkeit und Erbrechen

Abrahamov A, Abrahamov A, Mechoulam R. An efficient new cannabinoid antiemetic in pediatric oncology. Life Sciences 1995;56:2097–2102.
Artim R, DiBella N. Tetrahydrocannabinol (THC) plus prochlorperazine (PCZ) for refractory nausea and vomiting (N/V). Proceedings of the American Society for Clinical Oncology 1983;2:84.
Chang AE, Shiling DJ, Stillman RC, Goldberg NH, Seipp CA, Barofsky I. Delta-9-tetrahydrocannabinol as an antiemetics in cancer patients receiving high-dose methotrexate. Annals of Internal Medicine 1979;91:819–824.
Chang AE, Shiling DJ, Stillman RC, Goldberg NH, Seipp CA, Barofsky I, Rosenberg SA. A prospective evaluation of delta-9-tetrahydrocannabinol as an antiemetic in patients receiving adriamycin and cytoxan chemotherapy. Cancer 1981; 47: 1746–1751.
Colls BM, Ferry DG, Gray AJ, Harvey VJ, McQueen EG. The antiemetic activity of tetrahydrocanabinol versus metoclopramide and thiethylperazine in patients undergoing cancer chemotherapy. New Zealand Medical Journal 1980; 91:449–451.
Costiniuk CT, Mills E, Cooper CL. Evaluation of oral cannabinoid-containing medications for the management of interferon and ribavirin-induced anorexia, nausea and weight loss in patients treated for chronic hepatitis C virus. Can J Gastroenterol 2008;22(4):376–80.
De Jong BC, et al. J Acquir Immune Defic Syndr 2005;38(1):43–46.
Doblin RE, Kleiman MA. Marijuana as antiemetic medicine: a survey of oncologists' experiences and attitudes. American Journal of Clinical Oncology 1991; 9: 1314–1319
Duran M, Pérez E, Abanades S, Vidal X, Saura C, Majem M, Arriola E, Rabanal M, Pastor A, Farré M, Rams N, Laporte JR, Capellà D. Preliminary efficacy and safety of an oromucosal standardized cannabis extract in chemotherapyinduced nausea and vomiting. Br J Clin Pharmacol 2010;70(5):656–63.
Ekert H, Waters KD, Jurk KH, Mobilia J, Loughnan P. Ameriloration of cancer chemotherapy-induced nausea and vomiting by delta-9-tetrahydrocannabinol. Medical Journal of Australia 1979;2:657–659.
Frytak S, Moertel CG, O'Fallon JR, Rubin J, Creagan ET, O'Connnell MJ. Delta-9-tetrahydrocannabinol as an antiemetics for patients receiving cancer chemotherapy. A comparison with prochlorperazine and a placebo. Annals of Internal Medicine 1979;91:825–830.
Gonzalez-Rosales F, Walsh D. Intractable nausea and vomiting due to gastrointestinal mucosal metastases relieved by tetrahydrocannabinol (dronabinol). Journal of Pain and Symptom Management 1997;14(5):311–314.
Gralla RJ, Tyson LB, Bordin LA, Clark RA, Kelsen DP, Kris MG. Antiemetic therapy: a review of recent studies and a report of a random assignment trial comparing metoclopramide with delta-9-tetrahydrocannabinol. Cancer Treatment Report 1984;68:163–172.
Kluin-Nelemans JC, Nelemans FA, Meuwissen OJATh, Maes RAA. Δ^9-tetrahydrocannabinol (THC) as an antiemetic in patients treated with cancer chemotherapy;

a double-blind cross-over trial against placebo. Veterinary and Human Toxicology 1979;21:338–340.
Lane M, Vogel CL, Ferguson J, Krasnow S, Saiers JL, Hamm J. Dronabinol and prochlorperazine in combination for treatment of cancer chemotherapy-induced nausea and vomiting. Journal of Pain and Symptom Management 1991; 6:352–359.
Levitt M, Faiman C, Hawks R, Wilson A. Randomized double blind comparison of delta-9-tetrahydroicannabinol (THC) and marijuana as chemotherapy antiemetics. Proceedings of the American Society for Clinical Oncology 1984;3:91.
Levitt M, Faiman C, Hawks R, Wilson A. Randomized double blind comparison of delta-9-tetrahydrocannabinol (THC) and marijuana as chemotherapy antiemetics. Proceedings of the American Society for Clinical Oncology 1984;3:91.
Levitt M, Wilson A, Bowman D, Faiman C, Kemel S, Krepart G. Dose vs response of tetrahydrocannabinol (THC) vs prochlorperazine as chemotherapy antiemetics. Proceedings of the American Society for Clinical Oncology 1981;22:422.
McCabe M, Smith FP, Goldberg D, Macdonald J, Woolley PV, Warren R. Efficacy of tetrahydrocannabinol in patients refractory to standard anti-emetic therapy. Investigational New Drugs 1988;6:243–246.
Merriman AR, Oliak DA. Use of medical marijuana for treatment of severe intractable nausea after laparoscopic Roux-en-Y gastric bypass surgery: case report. Surg Obes Relat Dis 2008;4(4):550–1.
Musty RE, Rossi I. Effects of smoked cannabis and oral Δ9-tetrahydrocannabinol on nausea and emesis after cancer chemotherapy: A review of state clinical trials. Journal of Cannabis Therapeutics 2001;1(1):29–42.
Neidhart JA, Gagen MM, Wilson HE, Young DC. Comparative trial of the antiemetic effects of THC and haloperidol. International Journal of Clinical Pharmacology Research 1981; 21: 38–42S
Orr LE, McKernan JF, Bloome B. Antiemetic effect of tetrahydrocannabinol. Compared with placebo and prochlorperazine in chemotherapy-associated nausea and emesis. Archives of Internal Medicine 1980;140:1431–433.
Parker LA, Mechoulam R, Schlievert C. Cannabidiol, a non-psychoactive component of cannabis and its synthetic dimethylheptyl homolog suppress nausea in an experimental model with rats. Neuroreport 2002; 13(5):567–70.
Sallan SE, Cronin C, Zelen M, Zinberg NE. Antiemetics in patients receiving chemotherapy for cancer. A randomized comparison of delta-9-tetrahydrocannabinol and prochlorperazine. New England Journal of Medicine 1980;302:135–138.
Sallan SE, Zinberg NE, Frei E. Antiemetic effect of delta-9-tetrahydrocannabinol in patients receiving cancer chemotherapy. New England Journal of Medicine 1975;293:795–797.
Schwartz RH, Voth EA, Sheridan MJ. Marijuana to prevent nausea and vomiting in cancer patients: a survey of clinical oncologists. Schwartz RH, Voth EA, Sheridan MJ.
Soderpalm AH, Schuster A, de Wit H. Antiemetic efficacy of smoked marijuana: subjective and behavioral effects on nausea induced by syrup of ipecac. Pharmacology, Biochemistry and Behavior 2001;69(3–4):343–50.
Ungerleider JT, Andrysiak T, Fairbanks L, Goodnight J, Sarna G, Jamison K. Cannabis and cancer chemotherapy. A comparison of oral delta-9-THC and prochlorperazine. Cancer 1982;50:636–645.
Ungerleider JT, Sarna G, Fairbanks LA, Goodnight J, Andrysiak T, Jamison K. THC or compazine for the cancer chemotherapy patient - the UCLA study. Part II: patient drug preference. American Journal of Clinical Oncology 1985; 8:142–147.
Vinciguerra V, Moore T, Brennan E. Inhalation marijuana as an antiemetic for cancer chemotherapy. New York State Journal of Medicine 1988;88:525–527.

Westfall RE, et al. Complement Ther Clin Pract 2006;12(1):27–33.
Zutt M, Hanssle H, Emmert S, Neumann C, Kretschmer L. Dronabinol zur supportiven Therapie metastasierter maligner Melanome mit Lebermetastasen. Hautarzt 2006;57(5):423–7.

Appetitlosigkeit und Gewichtsverlust

Beal JE, Olson R, Laubenstein L, Morales JP, Bellman P, Yangco B, Lefkowitz L, Plasse TF, Shepard KV. Dronabinol as a treatment for anorexia associated with weight loss in patients with AIDS. Journal of Pain and Symptom Management 1995;10(2):89–97.
Beal JE, Olson R, Lefkowitz L, Laubenstein L, Bellman P, Yangco B, Morales JO, Murphy R, Powderly W, Plasse TF, Mosdell KW, Shepard KV. Long-term efficacy and safety of dronabinol for acquired immunodeficiency syndrome-associated anorexia. Journal of Pain and Symptom Management 1997;14(1):7–14.
Bergmann KC. Dronabinol – eine mögliche neue Therapieoption bei COPD-Patienten mit pulmonaler Kachexie. Kongress der Deutschen Gesellschaft für Pneumologie in Berlin, 17. März 2005.
Brisbois TD, de Kock IH, Watanabe SM, Mirhosseini M, Lamoureux DC, Chasen M, Macdonald N, Baracos VE, Wismer WV. Delta-9-tetrahydrocannabinol may palliate altered chemosensory perception in cancer patients: results of a randomized, double-blind, placebo-controlled pilot trial. Ann Oncol 2011;22(9):2086–93.
Foltin RW, Fischman MW, Byrne MF. Effects of smoked marijuana on food intake and body weight of humans living in a residential laboratory. Appetite 1988;11(1):1–14.
Foltin RW, Fishman MW, Brady JV. Behavioral analysis of marijuana effects on food intake in humans. Pharmacology, Biochemistry and Behavior 1986;25:577–582.
Gorter R, Seefried M, Volberding P. Dronabinol effects on weight in patients with HIV infection. AIDS 1992;6:127.
Gross H, Ebert MH, Faden VB, Goldberg SC, Kaye WH, Caine ED, Hawks R, Zinberg N. A double-blind trial of delta 9-tetrahydrocannabinol in primary anorexia nervosa. Journal of Clinical Psychopharmacology 1983;3(3):165–171.
Jatoi A, Windschitl HE, Loprinzi CL, Sloan JA, Dakhil SR, Mailliard JA, Pundaleeka S, Kardinal CG, Fitch TR, Krook JE, Novotny PJ, Christensen B. Dronabinol versus megestrol acetate versus combination therapy for cancer-associated anorexia: a North Central Cancer Treatment Group study. Journal of Clinical Oncology 2002;20(2):567–573.
Nelson K, Walsh D, Deeter P, Sheehan F. A phase II study of delta-9-tetrahydrocannabinol for appetite stimulation in cancer-associated anorexia. Journal of Palliative Care 1994;10:14–18.
Plasse T, Conant M, Gorter R, Shepard KV. Dronabinol stimulates appetite and causes weight gain in HIV patients. International Conference on AIDS 1992;8(3):122.
Plasse TF, Gorter RW, Krasnow SH, Lane M, Shepard KV, Wadleigh RG. Recent clinical experience with dronabinol. Pharmacology, Biochemistry and Behavior 1991;40:695–700.
Plasse TF, Gorter RW, Krasnow SH, Lane M, Shepard KV, Wadleigh RG. Recent clinical experience with dronabinol. Pharmacology, Biochemistry and Behavior 1991;40:695–700.
Regelson W, Butler JR, Schulz J, Kirk T, Peek L, Green ML, Zalis MO. Tetrahydrocannbinol as an effective antidepressant and appetite-stimulating agent in advanced cancer patients. In: Braude MC, Szara S, eds. The pharmacology of marihuana. Raven Press: New York: 1976;763–776.
Riggs PK, Vaida F, Rossi SS, Sorkin LS, Gouaux B, Grant I, Ellis RJ. A pilot study of the effects of cannabis on appetite hormones in HIV-infected adult men. Brain Res 2012;1431:46–52.

Struwe M, Kaempfer SH, Geiger CJ, Pavia AT, Plasse TF, Shepard KV, Ries K, Evans TG. Effect of dronabinol on nutritional status in HIV infection. Annals of Pharmacotherapy 1993;27:827–831.

Timpone JG, Wright DJ, Li N, Egorin MJ, Enama ME, Mayers J, Galetto G, and the DATRI 004 Study Group. The safety and pharmacokinetics of single-agent and combination therapy with megestrol acetate and dronabinol for the treatment of HIV wasting syndrome. AIDS Research and Human Retroviruses 1997;13:305–315.

Volicer L, Stelly M, Morris J, McLaughlin J, Volicer BJ. Effects of dronabinol on anorexia and disturbed behavior in patients with Alzheimer's disease. International Journal of Geriatric Psychiatry 1997;12:913–919.

Wadleigh R, Spaulding GM, Lumbersky B, Zimmer M, Shepard K, Plasse T. Dronabinol enhancement of appetite in cancer patients. Proc Am Soc Oncology 1990; 9: 331.

Wilson MM, Philpot C, Morley JE. Anorexia of aging in long term care: is dronabinol an effective appetite stimulant? - a pilot study. J Nutr Health Aging 2007;11(2):195–8.

Entzündungen und Allergien

Jan TR, Farraj AK, Harkema JR, Kaminski NE. Attenuation of the ovalbumininduced allergic airway response by cannabinoid treatment in A/J mice. Toxicol Appl Pharmacol 2003;188(1):24–35.

Karsak M, Gaffal E, Date R, Wang-Eckhardt L, Rehnelt J, Petrosino S, Starowicz K, Steuder R, Schlicker E, Cravatt B, Mechoulam R, Buettner R, Werner S, Di Marzo V, Tüting T, Zimmer A. Attenuation of allergic contact dermatitis through the endocannabinoid system. Science 2007;316(5830):1494–7.

Juckreiz

Neff GW, O'Brien CB, Reddy KR, Bergasa NV, Regev A, Molina E, Amaro R, Rodriguez MJ, Chase V, Jeffers L, Schiff E. Preliminary observation with dronabinol in patients with intractable pruritus secondary to cholestatic liver disease. American Journal of Gastroenterology 2002;97(8):2117–9.

Atemwegserkrankungen

Calignano A, Katona I, Desarnaud F, Giuffrida A, La Rana G, Mackie K, Freund TF, Piomelli D. Bidirectional control of airway responsiveness by endogenous cannabinoids. Nature 2000; 408(6808): 96–101

Gong H Jr, Tashkin DP, Calvarese B. Comparison of bronchial effects of nabilone and terbutaline in healthy and asthmatic subjects. Journal of Clinical Pharmacology 1983;23(4):127–133

Gong H Jr, Tashkin DP, Simmons MS, Calvarese B, Shapiro BJ. Acute and subacute bronchial effects of oral cannabinoids. Clinical Pharmacology and Therapeutics 1984;35(1):26–32.

Pickering EE, Semple SJ, Nazir MS, Murphy K, Snow TM, Cummin AR, Moosavi S, Guz A, Holdcroft A. Cannabinoid effects on ventilation and breathlessness: A pilot study of efficacy and safety. Chron Respir Dis 2011;8(2):109–18.

Plange N, Arend KO, Kaup M, Doehmen B, Adams H, Hendricks S, Cordes A, Huth J, Sponsel WE, Remky A. Dronabinol and retinal hemodynamics in humans. Am J Ophthalmol 2007;143(1):173–4.

Tashkin DP, Reiss S, Shapiro BJ, Calvarese B, Olsen JL, Lodge JW. Bronchial effects of aerosolized delta 9-tetrahydrocannabinol in healthy and asthmatic subjects. American Review of Respiratory Disease 1977;115(1):57–65.

Tashkin DP, Shapiro BJ, Frank IM. Acute effects of smoked marijuana and oral delta9-tetrahydrocannabinol on specific airway conductance in asthmatic subjects. American Review for Respiratory Diseases. 1974 Apr;109(4):420–8.

Tashkin DP, Shapiro BJ, Lee YE, Harper CE. Effects of smoked marijuana in experimentally induced asthma. American Review of Respiratory Disease 1975;112(3):377–386.

Vachon L, Mikus P, Morrissey W, FitzGerald M, Gaensler E. Bronchial effect of marihuana smoke in asthma. In: Braude MC, Szara S, eds. The pharmacology of marihuana. Raven Press: New York: 1976;777-784.

Williams SJ, Hartley JP, Graham JD. Bronchodilator effect of delta1-tetrahydrocannabinol administered by aerosol of asthmatic patients. Thorax 1976;31(6):720–723.

Glaukom

Cooler P, Gregg JM. Effect of delta-9-tetrahydrocannabinol on intraocular pressure in humans. Southern Medical Journal 1977;70(8):951–954.

Crawford WJ, Merritt JC. Effects of tetrahydrocannabinol on arterial and intraocular hypertension. International Journal of Clinical Pharmacololgy and Biopharmacy 1979;17(5):191–196.

Flom MC, Adams AJ, Jones RT. Marijuana smoking and reduced intraocular pressure in human eye: Drug action or epiphenomenon? Investigative Ophthalmology 1975;14:52–55.

Hepler R S, Frank I M, Petrus R. Ocular effects of marijuana smoking. In: Braude MC, Szara S, eds. The pharmacology of marihuana. New York: Raven Press, 1976;815–828.

Hepler RS, Frank IM. Marihuana smoking and intraocular pressure. Journal of the American Medical Association 1971;217:1392.

Jones RT, Benowitz N, Herning RI. The clinical relevance of cannabis tolerance and dependence. Journal of Clinical Pharmacology 1981;21:143S–152S.

Levitt M, Wilson A, Bowman D, Kemel S, Krepart G, Marks V, Schipper H, Thomson G, Weinerman B, Weinerman R. Physiologic observations in a controlled clinical trial of the antiemetic effectiveness of 5, 10, and 15 mg of delta 9-tetrahydrocannabinol in cancer chemotherapy. Ophthalmologic implications. J Clin Pharmacol 1981;21(8-9 Suppl):103S–109S.

Merritt JC, Crawford WJ, Alexander PC, Anduze AL, Gelbart SS. Effect of marihuana on intraocular and blood pressure in glaucoma. Ophthalmology 1980;87(3): 222–8.

Merritt JC, Perry DD, Russell DN, Jones BF. Topical delta 9-tetrahydrocannabinol and aqueous dynamics in glaucoma. Journal of Clinical Pharmacololgy 1981;21(8-9 Suppl):467S–471S.

Perez-Reyes M, Wagner D, Wall ME. Davis KH. Intravenous administration of cannabinoids and intraocular pressure. In: Braude MC, Szara S, ed. Pharmacology of marihuana. New York: Raven Press, 1976;829–832.

Diabetes

Penner EA, Buettner H, Mittleman MA. The Impact of Marijuana Use on Glucose, Insulin, and Insulin Resistance among US Adults. Am J Med 2013;126(7): 583–9.

Rajavashisth TB, Shaheen M, Norris KC, Pan D, Sinha SK, Ortega J, Friedman TC. Decreased prevalence of diabetes in marijuana users: cross-sectional data from the National Health and Nutrition Examination Survey (NHANES) III. BMJ Open, 20. Februar 2012;2:e000494.

Schlafapnoe

Prasad B, Radulovacki MG, Carley DW. Proof of concept trial of dronabinol in obstructive sleep apnea. Front Psychiatry 2013;4:1. [im Druck]

Krebs

Galve-Roperh I, Sanchez C, Cortes ML, del Pulgar TG, Izquierdo M, Guzman M. Antitumoral action of cannabinoids: involvement of sustained ceramide accumulation and extracellular signal-regulated kinase activation. Nature Medicine 2000;6(3):313–9.

Guzman M, Duarte MJ, Blazquez C, Ravina J, Rosa MC, Galve-Roperh I, Sanchez C, Velasco G, Gonzalez-Feria L. A pilot clinical study of Delta(9)-tetrahydrocannabinol in patients with recurrent glioblastoma multiforme. Br J Cancer 2006;95(2):197–203.

Scott KA, Dalgleish AG, Liu WM. The combination of cannabidiol and delta-9-tetrahydrocannabinol enhances the anticancer effects of radiation in an orthotopic murine glioma model. Mol Cancer Ther, 14. November 2014 [im Druck]

Verschiedene weitere Erkrankungen

Amtmann D, Weydt P, Johnson KL, Jensen MP, Carter GT. Am J Hosp Palliat Care 2004;21(2):95–104.

Berkley KJ, Dmitrieva N. Influence of synthetic cannabinoid ligands on the rat bladder and uterus: clinical implications. 2001 Congress on Cannabis and the Cannabinoids, Cologne, Germany: International Asociation for Cannabis as Medicine, p. 9.

CostantINo CM, Gupta A, Yewdall AW, Dale BM, Devi LA, Chen BK. CannabINoid Receptor 2-Mediated Attenuation of CXCR4-Tropic HIV INfection IN Primary CD4+T Cells. PLoS One 2012;7(3):e33961.

Gilson I, Busalacchi M. Marijuana for intractable hiccups. Lancet 1998; 351(9098): 267.

Grotenhermen F, Schnelle M. Survey on the medical use of cannabis and THC in Germany. Journal of Cannabis Therapeutics 2003;3(2):17–40.

Habayeb OM, et al. J Clin Endocrinol Metab 2004;89(11):5482–7.

Meyniel C, Ollivier Y, Hamidou M, Péréon Y, Derkinderen P. Dramatic improvement of refractory Isaacs' syndrome after treatment with dronabinol. Clin Neurol Neurosurg 2011;113(4):323–4.

Raby WN, Modica PA, Wolintz RJ, Murtaugh K. Dronabinol reduces signs and symptoms of idiopathic intracranial hypertension: a case report. J Ocul Pharmacol Ther 2006;22(1):68–75.

Russo E, Merzouki A, Mesa JM, Frey K. Cannabis improves night vision: a pilot study of visual threshold and dark adaptometry in kif smokers in the rif region of northern Morocco. 2003 Congress on Cannabinoids in Medicine, Cologne, Germany: International Association for Cannabis as Medicine.

Schnelle M, Grotenhermen F, Reif M, Gorter RW. Ergebnisse einer standardisierten Umfrage zur medizinischen Verwendung von Cannabisprodukten im deutschen Sprachraum, [Results of a standardized survey on the medical use of cannabis products in the German-speaking area]. Forschende Komplementärmedizin, [Research in Complementary Medicine] 1999;(Suppl 3) 28–36.

Schon F, Hart PE, Hodgson TL, Pambakian AL, Ruprah M, Williamson EM, Kennard C. Suppression of pendular nystagmus by smoking cannabis in a patient with multiple sclerosis. Neurology 1999;53(9):2209–10.

Vandrey R, Umbricht A, Strain EC. J Addict Med 2011;5(1):16-20.

Vicente-Valor MI, Garcia-Llopis P, Mejia Andujar L, Antonino de la Camara G, García Del Busto N, Lopez Tinoco M, Quintana Vergara B, Peiro Vilaplana C, Dominguez Moran JA, Sánchez Alcaraz A. Cannabis derivatives therapy for a seronegative stiff-person syndrome: a case report. J Clin Pharm Ther 2013;38(1):71–3.

Nebenwirkungen

Brunnauer A, Segmiller FM, Volkamer T, Laux G, Müller N, Dehning S. Cannabinoids improve driving ability in a Tourette's patient. Psychiatry Res 2011;190(2–3):382.

Budney AJ, Vandrey RG, Hughes JR, Thostenson JD, Bursac Z. Comparison of cannabis and tobacco withdrawal: severity and contribution to relapse. J Subst Abuse Treat 2008;35(4):362–8.

Frost L, Mostofsky E, Rosenbloom JI, Mukamal KJ, Mittleman MA. Marijuana use and long-term mortality among survivors of acute myocardial infarction. Am Heart J 2013;165(2):170–5.

Meier MH, Caspi A, Ambler A, Harrington H, Houts R, Keefe RS, McDonald K, Ward A, Poulton R, Moffitt TE. Persistent cannabis users show neuropsychological decline from childhood to midlife. Proc Natl Acad Sci USA 2012;109(40): E2657–64.

Nutt DJ, King LA, Phillips LD; on behalf of the Independent Scientific Committee on Drugs. Drug harms in the UK: a multicriteria decision analysis. LANCET 2010;376(9752):1558–65.

Rooke SE, Norberg MM, Copeland J, Swift W. Health outcomes associated with long-term regular cannabis and tobacco smoking. Addict Behav 2013;38(6): 2207–2213.

Tashkin DP. Effects of marijuana smoking on the lung. Ann Am Thorac Soc 2013;10(3):239–47.

Kontraindikationen und Vorsichtsmassnahmen

Moore TH, Zammit S, Lingford-Hughes A, et al.: Cannabis use and risk of psychotic or affective mental health outcomes: a systematic review. Lancet 2007; 370(9584): 319–28.

Schwarcz G, Karajgi B, McCarthy R: Synthetic delta-9-tetrahydrocannabinol (dronabinol) can improve the symptoms of schizophrenia. J Clin Psychopharmacol 2009; 29(3–8.): 255.

Schwarcz G, Karajgi B: Improvement in refractory psychosis with dronabinol: four case reports. J Clin Psychiatry. 2010; 71(11): 1552–3.

Die Einnahme von Cannabisprodukten

Stott C, White L, Wright S, Wilbraham D, Guy G. A Phase I, open-label, randomized, crossover study in three parallel groups to evaluate the effect of Rifampicin, Ketoconazole, and Omeprazole on the pharmacokinetics of THC/CBD oromucosal spray in healthy volunteers. Springerplus 2013;2(1):236.

Hanfsamen und Hanföl

Andreassi M, Forleo P, Di Lorio A, Masci S, Abate G, Amerio P. Efficacy of gamma-linolenic acid in the treatment of patients with atopic dermatitis. J Int Med Res 1997;25(5):266–74

Anstey A, Quigley M, Wilkinson JD. Tropical evening primrose oil as treatment for atopic eczema. J Dermatol Treat 1990;1:199–201

Biagi PL, Bordoni A, Hrelia S, Celadon M, Ricci GP, Cannella V, Patrizi A, Specchia F, Masi M. The effect of gamma-linolenic acid on clinical status, red cell fatty acid composition and membrane microviscosity in infants with atopic dermatitis. Drugs Exp Clin Res 1994;20(2):77–84

Biagi PL, Bordoni A, Masi M, Ricci G, Fanelli C, Patrizi A, Ceccolini E. A long-term study on the use of evening primrose oil (Efamol) in atopic children. Drugs Exp Clin Res 1988;14(4):285–90

Bordoni A, Biagi PL, Masi M, Ricci G, Fanelli C, Patrizi A, Ceccolini E. Evening primrose oil (Efamol) in the treatment of children with atopic eczema. Drugs Exp Clin Res 1988;14(4):291–7

Borrek S, Hildebrandt A, Forster J. Gammalinolensäure-reiche Borretschsamenöl-Kapseln bei Kindern mit Atopischer Dermatitis. Eine placebo-kontrollierte Doppelblind-Studie. Klin Padiatr 1997;209(3):100–4.

Dawczynski C, Hackermeier U, Viehweger M, Stange R, Springer M, Jahreis G. Incorporation of n-3 PUFA and -linolenic acid in blood lipids and red blood cell lipids together with their influence on disease activity in patients with chronic inflammatory arthritis – a randomized controlled human intervention trial. Lipids Health Dis 2011;10:130.

Fiocchi A, Sala M, Signoroni P, Banderali G, Agostoni C, Riva E. The efficacy and safety of gamma-linolenic acid in the treatment of infantile atopic dermatitis. J Int Med Res 1994;22(1):24–32

Guivernau M, Meza N, Barja P, Roman O. Clinical and experimental study on the long-term effect of dietary gamma-linolenic acid on plasma lipids, platelet aggregation thromboxane formation, and prostacyclin production. Prostaglandins, Leucotrienes, Essential Fatty Acids. Reviews 1994;51:311–316.

Henz BM, Jablonska S, van de Kerkhof PC, Stingl G, Blaszczyk M, Vandervalk PG, Veenhuizen R, Muggli R, Raederstorff D. Double-blind, multicentre analysis of the efficacy of borage oil in patients with atopic eczema. Br J Dermatol 1999;140(4):685–8

Horrobin DF, Manku MS. Premenstrual syndrome and premenstrual breast pain (Cyclical Mastalgia): Disorders of essential fatty acid (EFA) metabolism. Prostaglandins, Leucotrienes, Essential Fatty Acids. Reviews 1989;37:255–262.

Leson G, Pless P. Hanfsamen und Hanföl. In: Grotenhermen F, Hrsg. Cannabis und Cannabinoide. Pharmakologie, Toxikologie und therapeutisches Potential. 2. vollständig überarbeitete Auflage. Göttingen: Hans Huber Verlag, 2004.

Leventhal LJ, Boyce EG, Zurier RB. Treatment of rheumatoid arthritis with gamma-linolenic acid. Ann Intern Med 1993;19:867–873.

Melnik BC. Eine Chance zur Prävention atopischer Erkrankungen. Monatsschr Kinderheilkd 1990;138(3):162–6.

Pullman-Mooar S, Laposata M, Lem D, Holman RT, Leventhal LJ, DeMarco D, Zurier RB. Alterations of the cellular fatty acid profile on the production of eicosanoids in human monocytes by gamma-linolenic acid. Arthritis Rheum 1990;33:1526–1533.

Schafer L, Kragballe K. Supplementation with evening primrose oil in atopic dermatitis: effect on fatty acids in neutrophils and epidermis. Lipids 1991;26(7):557–60

Sellmeyer A, Witzgall H, Lorenz R, Weber PC. N-3 Fettsäuren: Natürliche Antiarrhythmika? Dt. Ärzteblatt 1996;93:2145–2148.

Weitergehende Informationen und Adressen

Internetseite der ACM und IACM: http://www.cannabis-med.org
Hier finden sich Informationen zu aktuellen politischen und rechtlichen Entwicklungen, neue Studien und Informationen. Es besteht die Möglichkeit, kostenlos die 14-tägig im Internet erscheinenden IACM-Informationen sowie die ACM-Mitteilungen zu abonnieren.

Arbeitsgemeinschaft Cannabis als Medizin e. V. (ACM)
Am Mildenweg 6
59602 Rüthen
Deutschland
Telefon: +49-(0)2952-970 85 72
Telefax: +49-(0)2952-90 26 51
Email: info@cannabis-med.org
Internet: http://www.cannabis-med.org

Die Arbeitsgemeinschaft Cannabis als Medizin hilft bei Fragen im Zusammenhang mit der medizinischen Verwendung von Cannabisprodukten und verwandten Themen. Sie verschickt auf Anfrage Informationsmaterial.

Selbsthilfenetzwerk Cannabis Medizin (SCM)
Internet: http://www.selbsthilfenetzwerk-cannabis-medizin.de
Das SCM ist eine Arbeitsgruppe von Patienten innerhalb der ACM.

International Association for Cannabinoid Medicines (IACM)
Am Mildenweg 6
59602 Rüthen
Deutschland
Telefon: +49-(0)2952-970 85 71
Telefax: +49-(0)2952-90 26 51
Email: info@cannabis-med.org
Internet: http://www.cannabis-med.org

Bundesinstitut für Arzneimittel und Medizinprodukte
- Bundesopiumstelle -
Kurt-Georg-Kiesinger-Allee 3
53175 Bonn
Telefon: 01888 307-0
Telefax: 01888 307-5207
http://www.bfarm.de/

Bei der Bundesopiumstelle können Patienten eine Ausnahmegenehmigung zur medizinischen Verwendung von Cannabis beantragen. Formulare und ein Informationsblatt zur Antragstellung finden sich auf der Internetseite des Bundesinstituts für Arzneimittel und Medizinprodukte.

Fachliteratur in deutsch

Grotenhermen F. (Hrsg.). Cannabis und Cannabinoide. Pharmakologie, Toxikologie und therapeutisches Potenzial. 2. vollständig überarbeitete Auflage. Bern: Huber, 2004.
Zur Geschichte: Fankhauser M. Haschisch als Medikament. Liebefeld: SGGP, Schweiz. Apothekerverein, 2002.

Weitere Bücher

Clarke RC. Hanf: Botanik, Anbau, Vermehrung, Züchtung. AT-Verlag, 1997.
Gebhardt K. Backen mit Hanf. Nachtschatten Verlag, 2011.
Grotenhermen F. Die Behandlung mit Cannabis und THC. Nachtschatten Verlag, 2012.

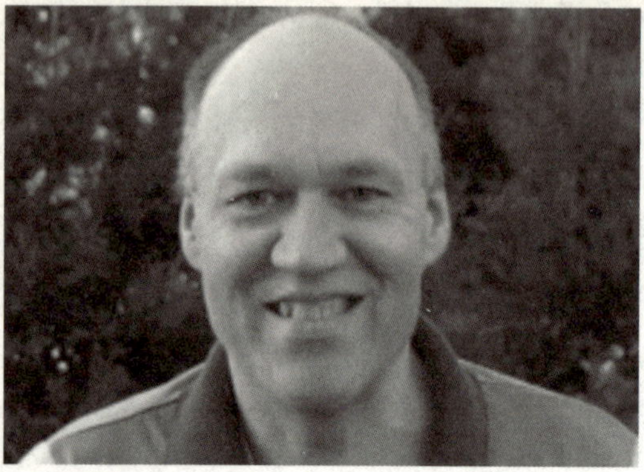

Zum Autor

Dr. med. Franjo Grotenhermen ist Initiator und Vorsitzender der Arbeitsgemeinschaft Cannabis als Medizin (ACM) im Jahre 1997 sowie der Internationalen Arbeitsgemeinschaft für Cannabinoidmedikamente (IACM) im Jahre 2000, deren Geschäftsführer er ist.
Grotenhermen ist Mitarbeiter in der Abteilung nachwachsende Rohstoffe der Hürther nova-Institut GmbH und Autor zahlreicher Artikel und Bücher zum therapeutischen Potenzial der Hanfpflanze sowie der Cannabinoide. Der international bekannte Experte, Berater und Gutachter zu pharmakologischen und toxikologischen Aspekten der Cannabinoide betreibt eine ärztliche Praxis, in der er seine Patienten vor allem mit Cannabis und Cannabinoiden behandelt.

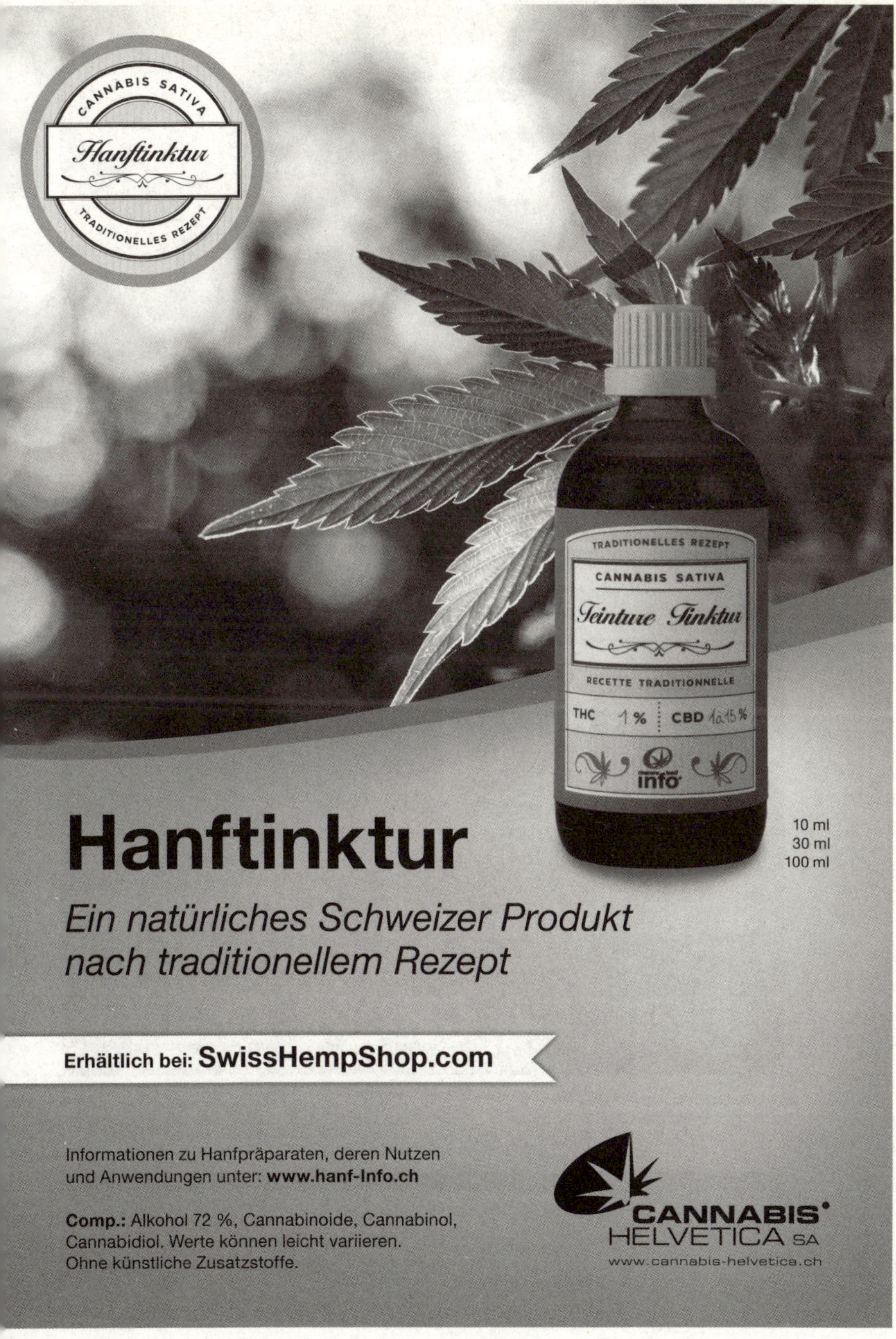

CANNABIS SATIVA
Hanftinktur
TRADITIONELLES REZEPT
TRADITIONELLES REZEPT
CANNABIS SATIVA
Teinture Tinktur
RECETTE TRADITIONNELLE
THC 1 % CBD 1à15 %
info
Hanftinktur
10 ml
30 ml
100 ml
Ein natürliches Schweizer Produkt
nach traditionellem Rezept
Erhältlich bei: SwissHempShop.com
Informationen zu Hanfpräparaten, deren Nutzen
und Anwendungen unter: www.hanf-Info.ch
Comp.: Alkohol 72 %, Cannabinoide, Cannabinol,
Cannabidiol. Werte können leicht variieren.
Ohne künstliche Zusatzstoffe.
CANNABIS®
HELVETICA SA
www.cannabis-helvetica.ch

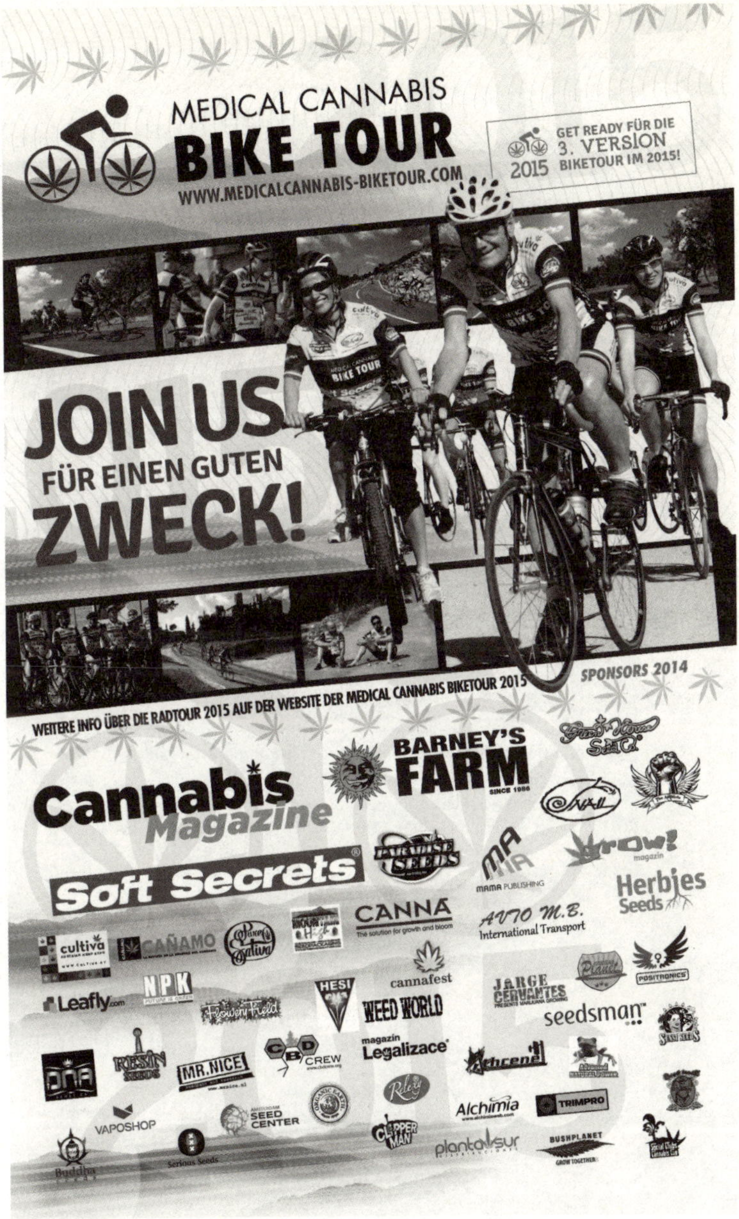

MEDICAL CANNABIS
BIKE TOUR
WWW.MEDICALCANNABIS-BIKETOUR.COM
GET READY FÜR DIE
3. VERSION
BIKETOUR IM 2015!
2015
JOIN US
FÜR EINEN GUTEN
ZWECK!
SPONSORS 2014
WEITERE INFO ÜBER DIE RADTOUR 2015 AUF DER WEBSITE DER MEDICAL CANNABIS BIKETOUR 2015

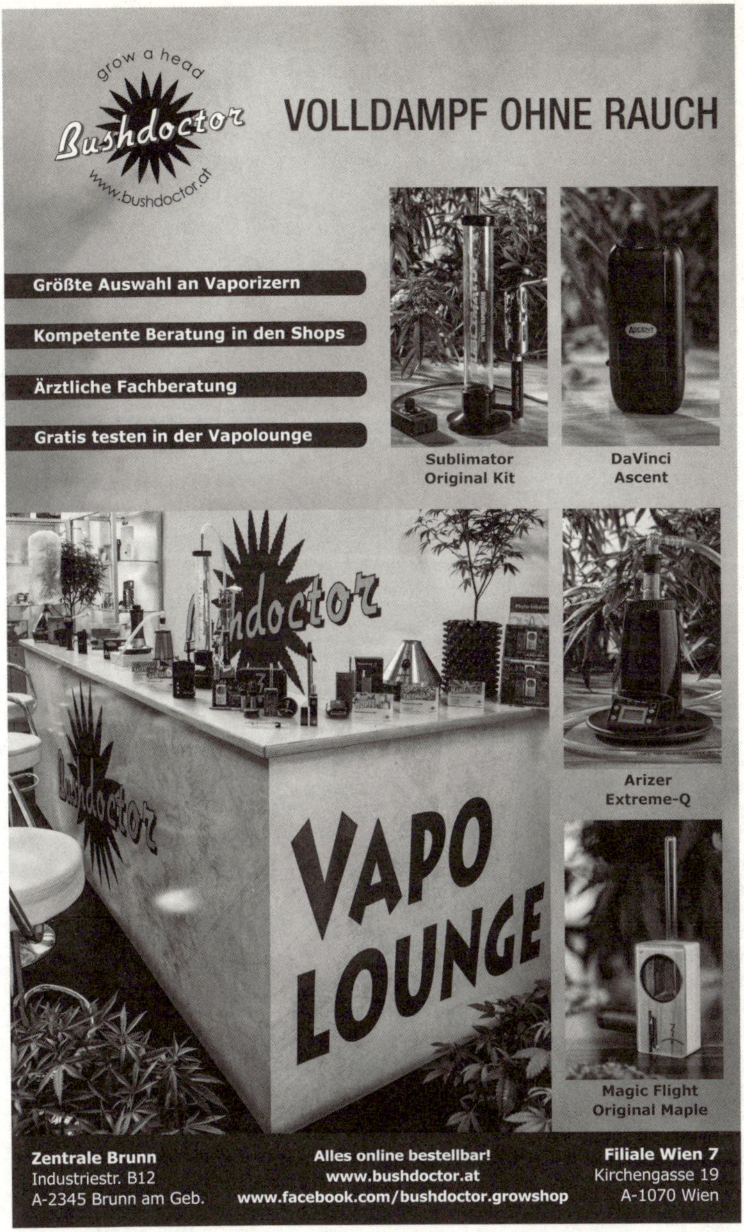

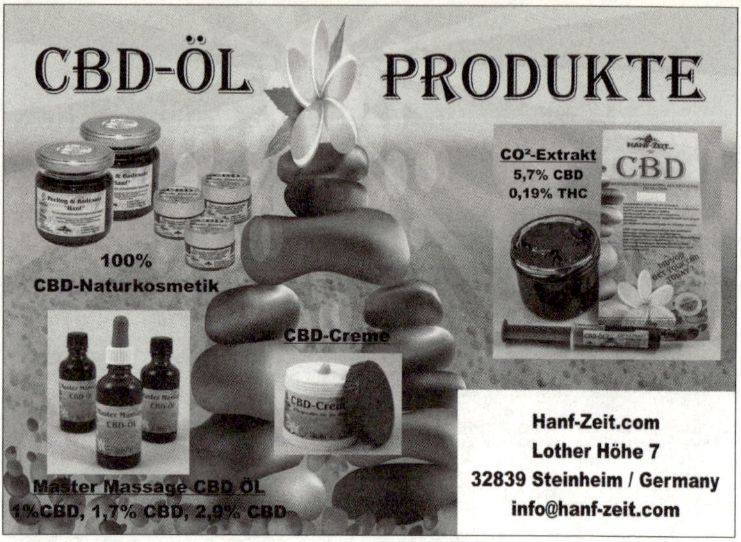
CBD-ÖL PRODUKTE
CO²-Extrakt
5,7% CBD
0,19% THC
CBD
100%
CBD-Naturkosmetik
CBD-Creme
Master Massage CBD ÖL
1%CBD, 1,7% CBD, 2,9% CBD
Hanf-Zeit.com
Lother Höhe 7
32839 Steinheim / Germany
info@hanf-zeit.com

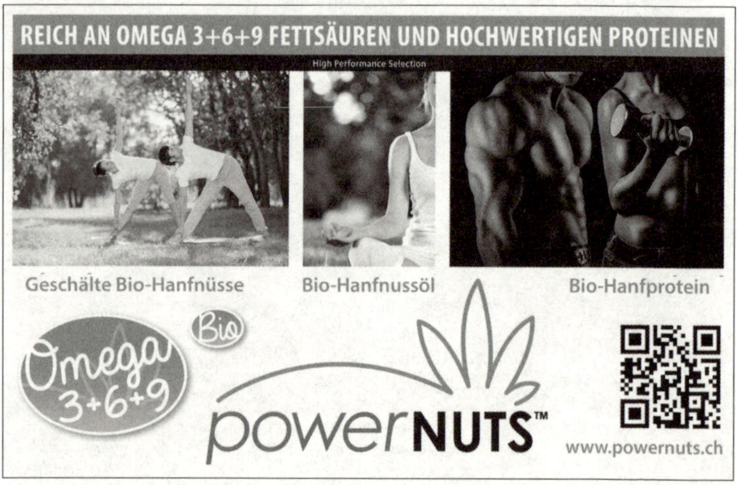
REICH AN OMEGA 3+6+9 FETTSÄUREN UND HOCHWERTIGEN PROTEINEN
High Performance Selection
Geschälte Bio-Hanfnüsse
Bio-Hanfnussöl
Bio-Hanfprotein
Omega 3+6+9
Bio
powerNUTS™
www.powernuts.ch